Geschichte ist nur das,
woran man sich erinnert

Autoren

Privatdozent Dr. med. Matthias David
Charité - Universitätsmedizin Berlin
Klinik für Frauenheilkunde und Geburtshilfe
Campus Virchow-Klinikum
Augustenburger Platz 1, 13353 Berlin

Professor Dr. med. Dr. phil. Dr. h. c. Andreas D. Ebert
Vivantes Humboldt-Klinikum
Klinik für Gynäkologie und Geburtsmedizin
Am Nordgraben 2, 13509 Berlin

Professor Dr. med. Joachim W. Dudenhausen
Charité - Universitätsmedizin Berlin
Klinik für Geburtsmedizin
Campus Virchow-Klinikum, Campus Charité Mitte
und Campus Benjamin Franklin
Augustenburger Platz 1, 13353 Berlin

Dr. med. Dr. phil. Manfred Stürzbecher
Buggestraße 10b, 12163 Berlin

Matthias David und Andreas D. Ebert

BERÜHMTE FRAUENÄRZTE IN BERLIN

mit einem Beitrag von Joachim W. Dudenhausen
und von Manfred Stürzbecher

Im Auftrag der
Gesellschaft für Geburtshilfe
und Gynäkologie in Berlin

Mabuse-Verlag
Frankfurt am Main

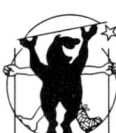

Die Deutsche Bibliothek verzeichnet diese Publikation in der
Deutschen Nationalbibliografie; detaillierte bibliografische Angaben
sind im Internet unter http://dnb.ddb.de abrufbar.

© 2007 Mabuse-Verlag GmbH
Kasseler Str. 1a
60486 Frankfurt am Main
Tel.: 069-70 79 96-13
Fax: 069-70 41 52
verlag@mabuse-verlag.de
www.mabuse-verlag.de

Satz und Umschlaggestaltung: Karin Dienst, Frankfurt am Main
Druck: *Prisma-Verlagsdruckerei*, Frankfurt am Main
ISBN 978-3-938304-45-7
Printed in Germany

INHALT

VORWORT

Andreas D. Ebert und Hans-Karl Weitzel haben unter Mitarbeit von Matthias David und anderer Mitglieder der Gesellschaft für Geburtshilfe und Gynäkologie in Berlin 1994 das Buch: „Die Berliner Gesellschaft für Geburtshilfe und Gynäkologie 1844–1994" herausgegeben.

Dieses Buch hat seitdem alle Sitzungen unserer Gesellschaft begleitet. Es wurde den Vortragenden überreicht und von vielen Mitgliedern unserer Gesellschaft gelesen.

Aufgrund seiner ausgezeichneten Darstellung, seines interessanten Inhaltes und der hervorragenden Bilder hat es viele Leserinnen und Leser begeistert und ihr Interesse an der Historie unserer Gesellschaft und den Biographien der führenden Berliner Gynäkologen und Geburtshelfer des 19. und 20. Jahrhunderts geweckt.

Dieses Buch begann mit der Gründung der Gesellschaft 1844 und endete mit der Chronik der Gesellschaft 1994. Unter dem Motto „Geschichte ist nur das, woran man sich erinnert", wird die Beschreibung der Geschichte unserer Gesellschaft nun fortgeführt, indem wiederum an berühmte Frauenärzte in Berlin, die gleichzeitig in der Gesellschaft für Geburtshilfe und Gynäkologie in Berlin aktiv waren, erinnert wird.

Die Autoren Matthias David und Andreas D. Ebert beginnen erneut 1844 und diskutieren die zwei Gründungsjubiläen unserer wissenschaftlichen Gesellschaft 1844 und 1876. Die Chronik unserer Gesellschaft für Geburtshilfe und Gynäkologie in Berlin wird bis zum Jahre 2006 fortgeführt.

Neben den Porträts berühmter Frauenärzte finden sich in dem Buch nun auch größere Abschnitte zur Bedeutung der jüdischen Ärzte in Berlin sowie ein Kapitel zur besonderen familiären Beziehung zwischen dem Gründungsvater der Gesellschaft, Carl Mayer, und Rudolf Virchow.

Seit dem Erscheinen des ersten Buches 1994 ist die Teilung unserer Stadt und unserer wissenschaftlichen Gesellschaft fast vollständig überwunden worden. Sie bildet kaum noch Diskussionsstoff in unseren Sitzungen. Sowohl der Vorstand als auch die Vortragenden lassen sich nicht mehr in Ost- und Westberliner unterscheiden.

Im Namen des Vorstandes der Berliner Gesellschaft für Geburtshilfe und Gynäkologie bedanke ich mich bei den Autoren dafür, dass sie unseren Auftrag angenommen, in wiederum hervorragender Weise umgesetzt und erneut ein Stück Medizingeschichte Berlins lebendig gemacht haben.

Auch dieses Buch wird ein treuer Begleiter unserer Gesellschaft und unserer wissenschaftlichen Sitzungen sein.

Prof. Dr. med. Jens-Uwe Blohmer
Vorsitzender der Gesellschaft für Geburtshilfe und Gynäkologie

Matthias David

1844 ODER 1876?

Die zwei Gründungsjubiläen der Gesellschaft für
Geburtshilfe und Gynäkologie in Berlin

*„Je mehr es mir zur Ehre gereichen muß, an
diesem hohen Feste – dem Stiftungstage unserer Gesellschaft – vor Ihnen zu sprechen, und
je lebhafter ich daher wünsche, Ihnen einigermaßen Befriedigendes zu bieten, um so größer
ist mein Bedauern, daß ich gerade heute besonders dringend Ihre Nachsicht in Anspruch nehmen muß. Sie selbst wissen
meine Herren, in welchem Maße gegenwärtig unser aller Interesse sich in die
Ferne richtet: Auf jene großen, weltge-
schichtlichen Ereignisse, aus welchen eine
neue Epoche für unser Volk, ja für Europa sich zu entwickeln im Begriff steht.
Ich hoffe daher für die nachfolgenden
Mitteilungen auf eine nicht allzu strenge
Beurteilung rechnen zu dürfen."* – so
Louis Mayer, Sohn des ersten Vorsitzenden der Berliner Geburtshülflichen Gesellschaft, Carl Mayer, am 13. Februar
1871 (Abb. 1). Sein Festvortrag beschäftigte sich mit dem Thema „Menstruation
im Zusammenhange mit psychischen
Störungen".

Im Wohnhaus der Familie Mayer in
der Berliner Neuen Grünstraße Nr. 22
wurde am 13. Februar 1844, dem 23.
Jahrestag von Mayers Promotion, die
Gesellschaft für Geburtshülfe in Berlin
gegründet (Winau 2003). „*Nach*", so
heißt es in dem kurzen Protokoll über
diese Zusammenkunft, „*einer lebhaften
Unterhaltung über geburtshülfliche Ge-*

genstände wurde beschlossen: eine Gesellschaft für Geburtshülfe zu gründen, die sich
alle 4 Wochen und zwar am 2. Dienstag jeden Monats (...) versammeln sollte, um mit
vereinten Kräften und mit rastlosem Eifer zur
Ausbildung und Vervollkommnung der Ge-

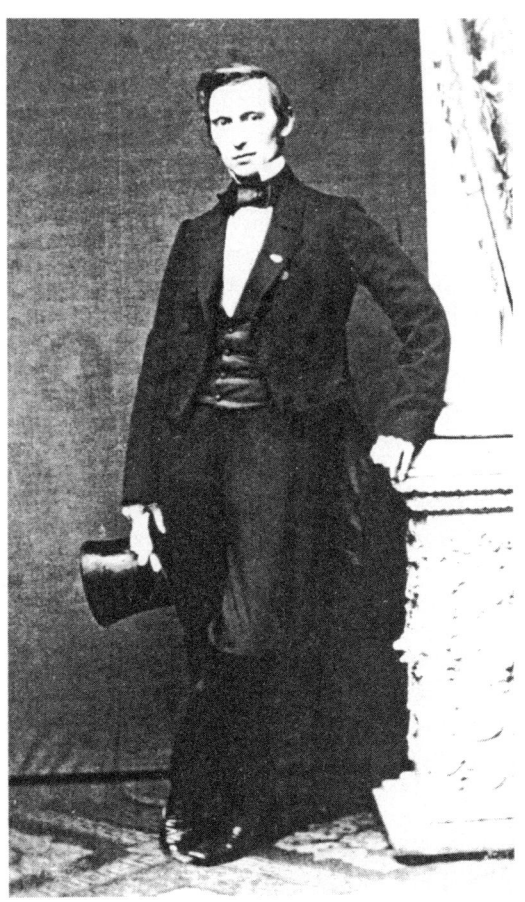

Abb. 1: Louis Mayer, Sohn des Gründers der
Gesellschaft für Geburtshülfe in Berlin Carl Mayer

burtshülfe in ihrem ganzen Umfange beizutragen" *(Göschen 1869).*

Neben Mayer waren neun weitere geburtshilflich tätige Ärzte Mitbegründer der Gesellschaft: Die Herren Schmidt, Bartels, Erbkam, Hammer, Münnich, Nagel, Paetsch, Ruge und Wegscheider (Ebert und David 1991; Abb. 2–5).

Rudolf Virchow, dem Schwiegersohn von Mayer ist es zu verdanken, dass einige dieser Herren heute noch im Bild gezeigt werden können. Er hat nämlich nicht nur durch seine zahlreichen Vorträge die Gesellschaft entscheidend geprägt, er hatte auch im Dezember 1859 angeregt, *„durch Stiftung eines fotographischen Albums der Gesellschaft das Andenken aller Mitglieder, einheimischer wie auswärtiger, lebendig zu halten"* (Göschen 1869).

Die formelle Konstituierung der Gesellschaft erfolgte am 12. März 1844. Man einigte sich über einen vorgelegten Statutenentwurf und der Sanitätsrat Carl Mayer wurde zum Präsidenten gewählt. Die Bedeutung Mayers für die ersten Jahre der Berliner Gesellschaft für Geburtshülfe war, so kann man allen vorhandenen Quellen entnehmen, nicht hoch genug einzuschätzen (Ebert und David 1991). Sein Credo dürfte auch in dem die Hauptziele der Gesellschaft beschreibenden Einleitungsteil des ersten Bandes der „Verhandlungen der Gesellschaft für Geburtshülfe" von 1846 zum Ausdruck kommen: *„Die Kunst der Geburtshülfe ist in praktischer Beziehung noch weit entfernt von dem Standpunkte, welchen sie bei ihrer hohen Wichtigkeit einzunehmen bestimmt ist, – nur wenige Ärzte widmen sich derselben mit voller Liebe, mit wissenschaftlichem Sinn und mit dem nötigen Geschick, während dagegen die Anzahl derjenigen, welche die Geburtshülfe handwerksmäßig und oft genug roh und ungeschickt betreiben, sehr groß ist. Diesem Übelstande zu begegnen, die Geburtshülfe zu heben, sie als Wissenschaft und Kunst im weitesten Sinne des Worts zu befördern und das*

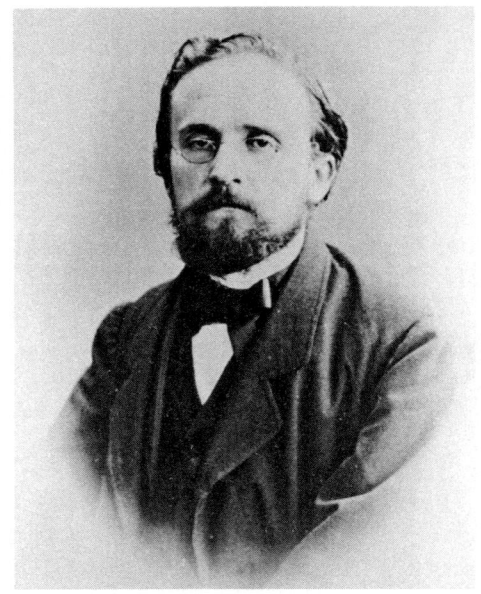

Abb. 2: Dr. August Bartels, Gründungsmitglied der Gesellschaft für Geburtshülfe in Berlin von 1844

kollegialische Verhältnis unter den Sachgenossen zu beleben – war der mit der Stiftung ausgesprochene Zweck der Gesellschaft."

In diesem Verhandlungsband findet sich auch ein Vermerk zum 13. Februar 1845. Da feierte die Gesellschaft ihr erstes Stiftungsfest mit einem Mittagsmahl im Englischen Haus, einem gehobenen Lokal in der Mohrenstraße 49 in Berlins Mitte. Daran nahmen außer sämtlichen Mitgliedern und Ehrenmitgliedern mehr als 25 Gäste teil, *„ bei welcher Gelegenheit man freilich"*, so schreibt Alexander Göschen 1869 in einer Chronik, *„eine sonst übliche hervorragende Eigenschaft der Geburtshelfer, die Galanterie, in so weit verleugnete, als man prinzipiell die Damen von dieser wiederkehrenden Festivität ausschloss."*

Bald siedelte man auch mit den wissenschaftlichen Sitzungen von Mayers Wohnung in das Englische Haus über. Und da nun während der Aussprachen Essen, Rauchen und Trinken verboten waren, führte man „zur Entschädigung" ein nachfolgendes gemeinsames Abendessen ein (Göschen 1869).

Wie wurde der Gründungszweck der Gesellschaft, die *„Beförderung der geburtshülflichen Wissenschaft und Kunst und des kollegialischen Verhältnisses unter den Geburtshelfern"*, nun in den folgenden Jahren in die Tat umgesetzt?

Eduard Martin, der aus Jena kommende Nachfolger von Busch als Ordinarius in Berlin, lobte anlässlich seiner „Rede zum 25jährigen Jubelfeste" 1869 die Gesellschaft für Geburtshülfe dafür, dass sie die *„neue großartige Auffassung des Faches als Gynäkologie ins Leben der Ärzte einführte und zum Gemeingut aller (...) gemacht hat. Die Stifter dieser Gesellschaft wählten (...) für die Bezeichnung des Umfanges ihrer wissenschaftlichen Arbeit das enger begrenzte, aber gangbare Wort Geburtshülfe, während sie erweislich die Förderung des Faches im naturgemäßen weiteren Sinne in Aussicht nahmen."* Die Gynäkologie etablierte sich ja erst in der 2. Hälfte des 19. Jahrhunderts als neue operative Disziplin.

Und zur zweiten, in den Statuten der Gesellschaft gestellte Aufgabe, heißt es bei Martin: *„Die (...) Beförderung der Kollegialität unter den Ärzten, insbesondere den Geburtshelfern, ist nicht minder unausgesetzt im Auge (zu) behalten. Diese Aufgabe erscheint in der Tat eine doppelt wichtige, wenn man erwägt, wie leicht der Geburtshelfer durch seine mühevolle Tätigkeit, welche ihn überdies zwingt, oft Tage und Nächte neben zum Teil ungebildeten Frauen zuzubringen, den Gefahren der Unkollegialität erliegt. (...) Der regelmäßige Verkehr mit tüchtigen Kollegen, welcher diese Gesellschaft bietet, (...) schützt ihn gegen das drohende Herabsinken in niedriges Treiben"* (E. Martin 1869; Abb. 8).

Martin ging in seiner Rede auch darauf ein, dass möglicherweise eine Publikation Osianders den Anstoß zur Gründung der Berliner Gesellschaft gegeben haben könnte. Denn schon im späten 18. Jahrhundert hatte es im deutschsprachigen Raum für kurze Zeit eine „Gesellschaft für Geburtshilfe" gegeben. – In

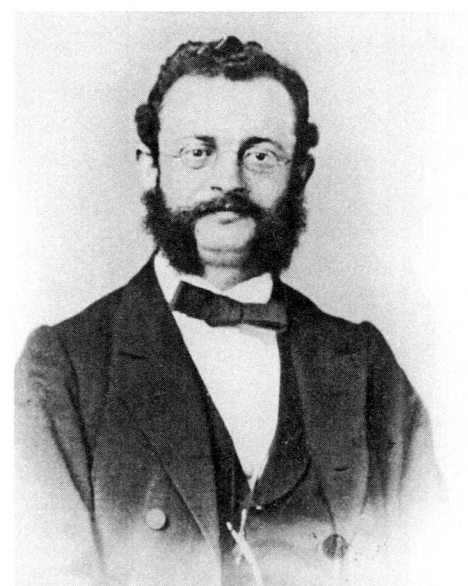

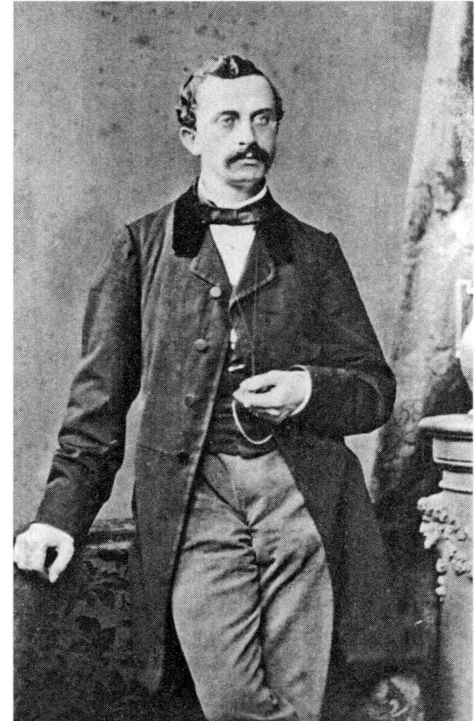

Abb. 3 u. 4: Dr. Heinrich Friedrich Münnich *(oben),* Dr. August Friedrich Gottlieb Paetsch *(unten)* Gründungsmitglieder der Gesellschaft für Geburtshülfe in Berlin von 1844

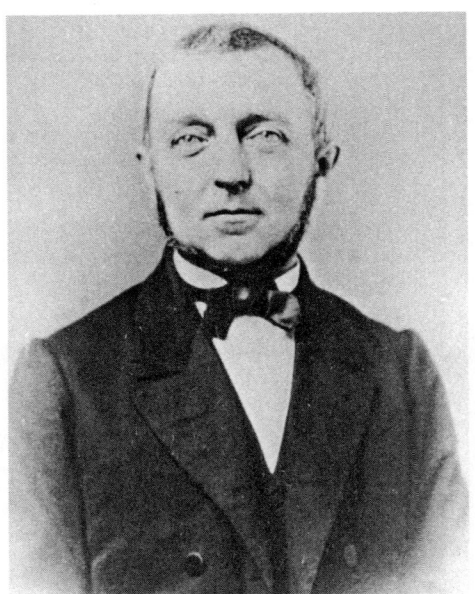

Abb. 5: Dr. Gustav Wegscheider, Gründungsmitglied der Gesellschaft für Geburtshülfe in Berlin von 1844

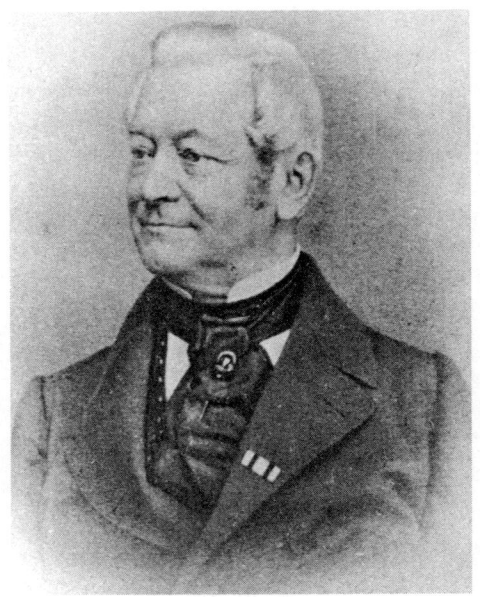

Abb. 6: Der erste Vorsitzende der Gesellschaft für Geburtshülfe in Berlin Carl Mayer

Göttingen gründete 1795 der dortige Ordinarius Friedrich Benjamin Osiander eine „Gesellschaft von Freunden der Entbindungswissenschaft", über die er zweimal Bericht erstattete. Sie wurde aber im selben Jahr wieder aufgelöst. Sein Sohn Johann Friedrich Osiander hat 1843 darüber einen kurzen Artikel veröffentlicht. Möglicherweise war dieser ein Anlass für die Gründung der Berliner Geburtshülflichen Gesellschaft im Jahr darauf (Simmer 1993). Die Anfänge des ärztlichen Organisationswesens führen ja zurück bis ins erste Drittel des 19. Jahrhunderts, als eine Vielzahl lokal oder regional begrenzter Ärztevereinigungen ins Leben gerufen wurde. Sie dienten in erster Linie dem wissenschaftlichen Austausch der Ärzte untereinander, der Etablierung einer medizinischen Deutungsmacht, der Normierung ärztlichen Verhaltens und dem Bemühen um berufliche Autonomie. Es entstanden Vereine, die laut Statuten vorrangig der Förderung der Wissenschaft und Kollegialität und, anders als in späteren Jahren, nicht in erster Linie der Wahrnehmung standespolitischer Interessen dienen sollten (Jütte 1997).

Nach der Euphorie der Gründungsphase ist in der Berliner Geburtshüflichen Gesellschaft, wie August Martin zum 50-jährigen Jubiläum schrieb, „*das Leben auch unter Mayers kräftiger Leitung und der von begeistertem Eifer getragenen gemeinsamen Arbeit naturgemäß nicht ohne mancherlei Schwierigkeiten dahingeflossen. Zunächst war es eine sachliche Differenz, in der eine Anzahl älterer Genossen es nicht über sich gewannen, sich der Auffassung der jüngeren zu fügen: In der für die damalige Praxis der Geburtshülfe gewiß nicht bedeutungslosen Frage über das sog. ,niedere Hülfspersonal'*" (Martin 1894).

Schon 1848 hatte interessanterweise Virchow in seinem Zeitläufen und Zeitgeist entsprechenden pathetischen Vorwort zum dritten Band der Verhandlungen der Berliner Geburtshülflichen Gesellschaft angemerkt: „*Freilich haben unsere Bemühungen uns selbst und unseren Brüdern eine würdigere und fruchtbarere Stellung im Staate zu erwirken, indem wir so*

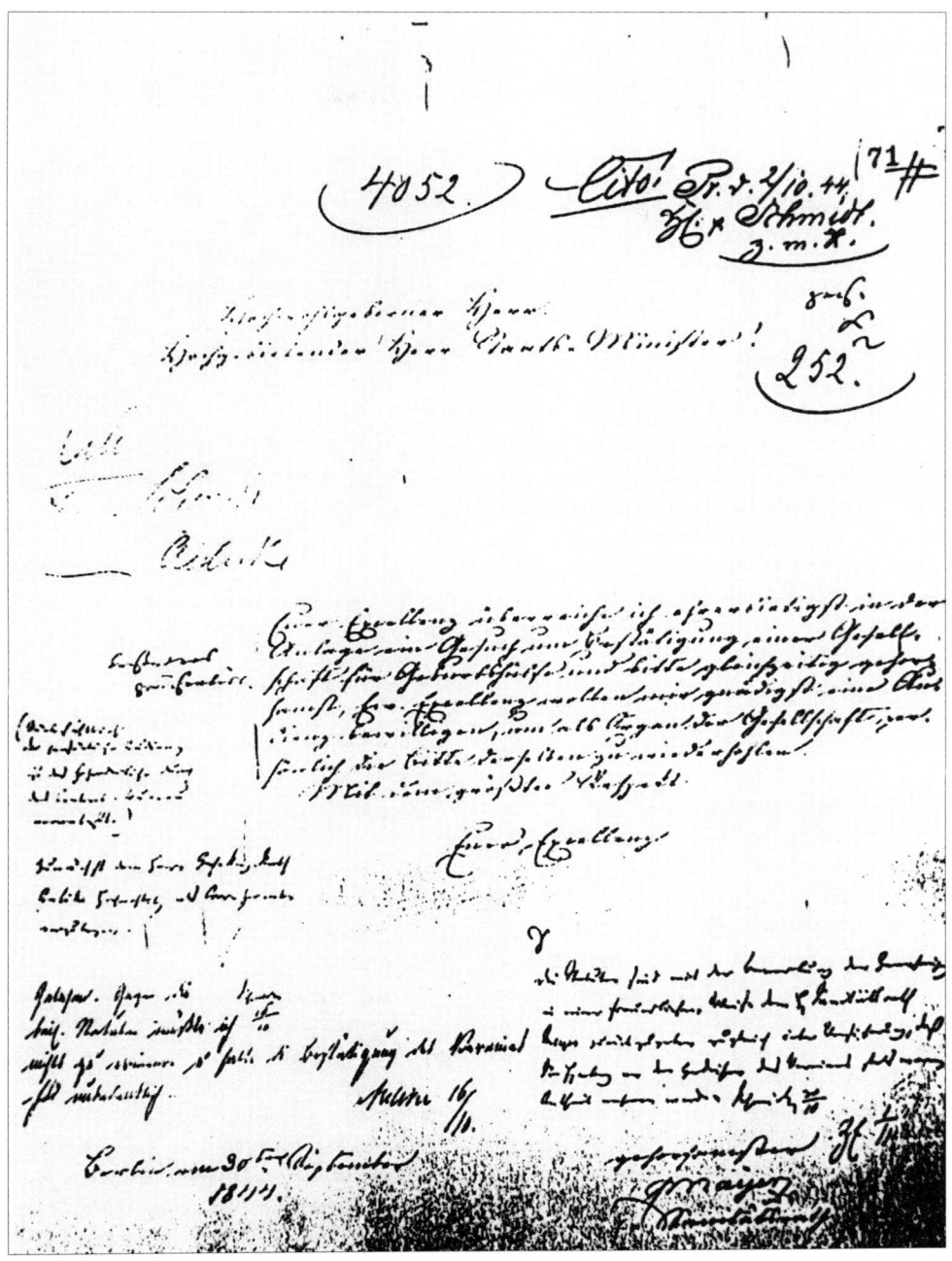

Abb. 7: Brief Carl Mayers an den zuständigen preußischen Staatsminister mit der Bitte um eine ministerielle Bestätigiung der Gesellschaftsgründung und der Statuten vom 30. September 1844 (Geheimes Staatsarchiv Preußischer Kulturbesitz, Berlin-Dahlem)

entschieden als möglich gegen das Fortbestehen weiblicher Pfuscherei protestierten, unter dem gefallenen Ministerium keinen Erfolg gehabt. Aber unsere Kräfte sind durch die Freiheit gewachsen (...)" (Abb. 9).

Zehn Jahre später löste der Antrag Samuel Kristellers, *„daß jede neu geprüfte Hebamme erst mehrere Jahre als Wickelfrau fungieren solle"*, eine heftige Diskussion in der Berliner Geburtshülflichen Gesellschaft aus. Hintergrund war, dass sich die Geburtshelfer in Berlin zur Unterstützung ihrer praktischen geburtshilflichen Arbeit dieser sog. Wickelfrauen bedienten, da es in vielen Fällen unmöglich und auch unnötig erschien, wie Göschen 1869 schrieb, *„daß der Geburtshelfer dem ganzen Gebärakte von Anfang bis zu Ende beiwohnte. Diesem bewährten Gebrauch trat ganz unerwartet ein Ministerialrescript entgegen, welches die Wickelfrauen verbannte und auch, wo die Geburt in erster Linie von einem Arzt geleitet werden sollte, die Anwesenheit einer Hebamme verlangte. Die Abneigung der Hebammen, sich jenen unterzuordnen, bei ihrer notorischen Lust, auch in schwierigen, ihrem Ermessen und Können sich entziehenden Fällen, allein und eigenmächtig zu handeln, erschienen durch jene Verordnung die Interessen der Geburtshelfer wesentlich gefährdet."*

Viel gravierender und schließlich zur Spaltung der Gesellschaft führend war eine andere Entwicklung – ein sich zuspitzender Gegensatz zwischen den kaum wissenschaftlich orientieren, meist älteren (auch) geburtshilflich tätigen Praktikern und den aus der Universitäts- bzw. Charité-Frauenklinik hervorgegangenen jüngeren Gesellschaftmitgliedern, die nicht nur forschungs- sondern vielfach auch gynäkologisch orientiert waren. August Martin schrieb dazu: *„Je weniger nun jene durch allgemeine Praxis in Anspruch genommenen Ärzte Zeit fanden zu eingehenderen Arbeiten, um so mehr beeiferten sich diese, dem Kreis der in der Praxis stehenden älteren Kollegen die Ergebnisse ihrer speziellen Studien vorzuführen und sie in deren Diskussion*

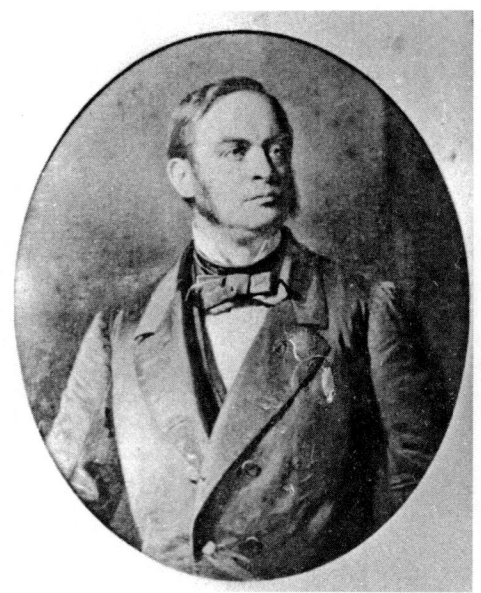

Abb. 8: Eduard Martin, erster Vorsitzender der Gesellschaft für Gynäkologie in Berlin, gegründet 1873

die Probe bestehen zu lassen." Für die weitere Entwicklung der Gesellschaft in dieser Richtung war es entscheidend, dass der schon erwähnte Eduard Martin, der Nachfolger Buschs als Universitätsprofessor für Geburtshülfe, ein vehementer Befürworter der modernen Gynäkologie war. Er setzte – zum ersten Mal an einer deutschen Universität – die Bildung einer eigenen gynäkologischen Abteilung in der Charité durch.

Sein Sohn August Martin skizzierte in seiner „Geschichte der Gesellschaft für Geburtshilfe und Gynäkologie zu Berlin" von 1894 die damalige besondere, mit der Neuausrichtung unseres Faches verbundene Situation: *„Die moderne Gynäkologie stellt nicht nur in Bezug auf die praktische Betätigung, vielmehr noch hinsichtlich der wissenschaftlichen Forschung mehr und mehr so strenge Ansprüche, daß ihnen ein in der Mitte einer allgemeinen ärztlichen Tätigkeit stehender Arzt kaum Genüge zu tun vermag. Die unmittelbare Folge der Entwicklung des ganzen Faches führt dementsprechend dahin, daß die praktischen Ärzte* mehr und mehr aus der Rolle der Mitarbeiter in eine mehr passive, in die der Lernenden rückten." Infolgedessen kam es zu Spannungen in der Gesellschaft – die älteren Mitglieder scharten sich um den alternden Vorsitzenden und Gründer der Gesellschaft Carl Mayer, während Eduard Martin quasi der Anführer der jungen wurde, deren Mehrheit unmittelbar aus seiner Schule hervorgegangen war. Wenige Jahre nach Mayers Tod wurde, wie August Martin meinte, „eine Scheidung der beiden skizzierten Richtungen unvermeidlich. E. Martin schied 1873 mit seiner Schar junger Kräfte aus: er bildete mit ihnen die Gesellschaft für Gynäkologie" (A. Martin 1894).

Es waren insgesamt 21 Berliner Ärzte, die schließlich am 9. Dezember 1873 jene Gesellschaft für Gynäkologie gründeten und Eduard Martin zum erster Vorsitzenden wählten. Die Statuten waren die gleichen, wie die der Geburtshülflichen Gesellschaft. Auch hier sollte „neben wissenschaftlichen Bestrebungen die Pflege des Geistes echter Kollegialität eine Hauptaufgabe bilden." Monatlich fanden nun wissenschaftliche Sitzungen statt, die Vorträge wurden in der eigens gegründeten „Zeitschrift für Geburtshülfe und Frauenkrankheiten" veröffentlicht. Interessanterweise ist in den Sitzungsberichten der zum selben Zeitpunkt tagenden Gesellschaft für Geburtshülfe keinerlei Kommentar zur „Spaltung" zu finden. Nur für den Eingeweihten erschließt sich der Hintergrund des Satzes: „Wenn es in diesem Jahr möglich geworden ist, drei Hefte unserer ‚Beiträge' (...) erscheinen zu lassen, so ist dies um so erfreulicher, als Ende vorigen Jahres eine nicht unerhebliche Anzahl einheimischer Mitglieder aus unserem Verein ausgeschieden ist" (Beiträge zur Geburtshülfe und Gynäkologie, III. Band).

Aber anders als andere Teilungen währte die der beiden Berliner Fachgesellschaften nicht sehr lange. Offenbar waren die Gräben doch nicht so tief.

Fasbender, ein Mitstreiter Eduard Martins, schrieb zum weiteren Verlauf des Ge-

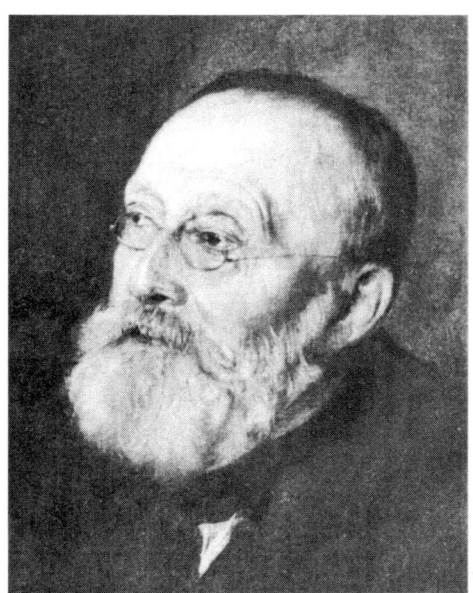

Abb. 9: Rudolf Virchow

schehens: „Die Gemeinsamkeit der Ziele hätte unzweifelhaft auch unter den derzeitigen Führern eine Verschmelzung herbeigeführt, wenn nicht die weitere Entwicklung durch den unerwartet frühen Tod E. Martins (am 5. Dezember 1875) in andere Bahnen geleitet worden wäre. Als Karl Schröder (...) am 1. April 1876 von dem akademischen Lehrstuhl Besitz ergriff, [fand] er ein seinem organisatorischen Talent und seiner überaus großherzigen Initiative glücklich vorbereitetes Feld in den beiden Schwestergesellschaften [vor]. Am 9. Mai 1876 vollzog sich unter Schröders Auspicien die Verschmelzung der beiden Gesellschaften unter dem Namen der Gesellschaft für Geburtshülfe und Gynäkologie. Sie stellte sich auf das Statut der geburtshülflichen Gesellschaft, das ja auch das der gynäkologischen gewesen war, und wollte getreulich die Bahnen der alten Traditionen weiter wandeln. Dieser neuen Gesellschaft, so hoffen wir zuversichtlich, wird es gelingen, sich in gleichem Maße die Anerkennung der Fachgenossen zu erwerben, wie den beiden, deren Erbschaft sie übernimmt. Alle Bedin-

gungen dafür sind ja gegeben" (Fasbender 1876).

Fortan bezogen sich die Jubiläen der Gesellschaft auf das Gründungsjahr 1844, die Stiftungsfeste aber wurden nicht am 13. Februar, dem Gründungsdatum der Geburtshüflichen, sondern am 9. Mai, dem Tag der Neugründung der gemeinsamen Berliner Gesellschaft, abgehalten.

Neben den ausführlichen wissenschaftlichen Beiträgen, die zunächst in der neu gegründeten „Zeitschrift für Geburtshülfe und Gynäkologie, unter Mitwirkung der Gesellschaft für Geburtshülfe und Gynäkologie in Berlin, herausgegeben von C. Schröder, L. Mayer und H. Fasbender" veröffentlicht wurden, erschienen kurze Sitzungsprotokolle in der „Berliner Klinischen Wochenschrift". So über die Sitzung vom 9. Mai 1876: *„Der Herr Vorsitzende eröffnet diese erste Sitzung mit kurzen einleitenden Worten, in denen er die aus der Vereinigung der hiesigen Gesellschaften für Geburtshülfe und für Gynäkologie hervorgegangene ‚Gesellschaft für Geburtshülfe und Gynäkologie in Berlin' für constituiert erklärt. Auf Grund der vereinbarten Fusionsbedingungen ist von den beiden bisherigen Gesellschaften der neue Vorstand gewählt worden."* Auch in den folgenden Jahren wurden die teils wichtigen, teils weniger wichtigen Beschlüsse in der „Berliner Klinischen Wochenschrift" z.B. im 14. Jahrgang 1877 publiziert: *„Die Gesellschaft beschließt, am 30. Juni eine Sommerfahrt zu unternehmen und wählt als Commission für die-*

selbe die Herren Guttmann, Martin und P. Ruge."

Abschließend sei nochmals auf die Gründungsziele der Berliner Gesellschaft hingewiesen, die letztendlich auch Streitigkeiten um das „Hilfspersonal", um das Primat von Praxis oder Wissenschaft, von Gynäkologie oder Geburtshilfe und die Zerwürfnisse zwischen den damaligen Protagonisten überstanden haben. In der Einleitung des ersten Bandes der „Verhandlungen der Gesellschaft für Geburtshülfe in Berlin" von 1846 ist zu lesen: *„Was endlich die kollegiale Seite des Vereins anbetrifft, so erstreckte sich die Wirksamkeit der Gesellschaft nicht bloß auf die wenigen Stunden unseres Beisammenseins (...), sondern verbreitete auch ihre wohltätigen Folgen auf die übrige Zeit unseres ärztlichen Wirkens. (...) und wer die besonderen Verhältnisse Berlins kennt, wird in diesem Zusammenwirken etwas sehr Segensvolles, erkennen (...) Die Wege des jungen Geburtshelfers, besonders in den großen, mit Ärzten überfüllten Hauptstädten, sind im allgemeinen dornenvoll und haben der Schattenseiten viele. Wird ihm einerseits schon der Mangel an hinreichender praktischer Beschäftigung drücken, so sieht er sich andererseits nur gar zu leicht durch eigene Ratlosigkeit wie durch mangelndes Vertrauen des Publikums in seinem Handeln beschränkt. Wohl ihm, wenn er dann auf den bereitwilligen Beistand älterer Kollegen, mit denen er durch das engere Band einer wissenschaftlichen Gesellschaft verknüpft ist, in Rat und Tat vertrauen darf!"*

LITERATUR

1. Mayer, L.: Menstruation im Zusammenhange mit psychischen Störungen. Sitzung vom 13. Februar 1871. Beiträge zur Geburtshülfe und Gynäkologie. Hrsg. von der Gesellschaft für Geburtshüfle in Berlin. I. Band. A. Hirschwald, Berlin 1872.

2. Winau, R.: Familienbande. Carl Mayer, Rudolf Virchow und die Berliner Geburtshilfe im Vormärz. notabene medici 33 (2003), S. 180–183.

3. Ebert, A., David, M.: Carl Wilhelm Mayer (1795–1868) – der Gründer der Gesellschaft für Geburtshilfe in Berlin. Zbl. Gynäkologie 113 (1991), S. 653–660.

4. Göschen, A.: Die Gesellschaft für Geburtshülfe in Berlin 1844 bis 1869. Verhandlungen der Gesellschaft für Geburtshülfe in Berlin. Jubiläumsheft. Verlag A. Hirschwald, Berlin 1869.

5. N. N.: Einleitung. Verhandlungen der Gesellschaft für Geburtshülfe zu Berlin. 1. Jahrgang. G. Reimer, Berlin 1846, S. 6–14.

6. Martin, E.: Rede des Präsidenten der Gesellschaft für Geburtshülfe bei der Eröffnung des Jubelfestes am 13. Februar 1869. Verhandlungen der Gesellschaft für Geburtshülfe in Berlin. Jubiläumsheft. A. Hirschwald, Berlin 1869, S. 3–10.

7. Simmer, H. H.: Der junge Rudolf Virchow und die Gesellschaft für Geburtshülfe in Berlin in den Jahren 1846 bis 1848. Sudhoffs Archiv 77 (1993), S. 72–95.

8. Jütte, R.: Geschichte der deutschen Ärzteschaft. Organisierte Berufs- und Gesundheitspolitik im 19. und 20. Jahrhundert. Rückblick auf die eigene Vergangenheit. Dt. Ärztebl. 94 (1997), S. B 1123–B 1124.

9. Martin, A.: Allgemeine Gesellschaftsgeschichte; in: Geschichte der Gesellschaft für Geburtshülfe und Gynäkologie zu Berlin 1844–1894. Dargestellt von den Schriftführern A. Martin u. J. Veit. Z. Geburtsh. Gynäkol. 30 (1894), S. 3–17.

10. Virchow, R.: Vorwort. Verhandlungen der Gesellschaft für Geburtshülfe zu Berlin. 3. Jahrgang. G. Reimer, Berlin 1848.

11. Kristeller, S.: Verhandlung der Gesellschaft für Geburtshülfe in Berlin – Sitzung vom 11. Oktober 1859 und vom 25. Oktober 1859. Monatsschrift für Geburtskunde und Frauenkrankheiten. 15. Band. A. Hirschwald, Berlin 1860, S. 9–11.

12. Sitzungsbericht vom 9.12.1873 der Gesellschaft für Geburtshülfe. Beiträge zur Geburtshilfe und Gynäkologie. III. Band. A. Hirschwald, Berlin 1874.

13. Fasbender, H.: Zeitschrift für Geburtshülfe und Frauenkrankheiten. Unter Mitwirkung der Gesellschaft für Gynäkologie in Berlin. Hrsg. von E. Martin u. H. Fasbender. 1. Band. Verlag F. Enke, Stuttgart 1876.

Manfred Stürzbecher

CARL MAYER (1795–1865)
UND RUDOLF VIRCHOW (1821–1902)

Betrachtungen zur Familiengeschichte

Im Grabfeld H des Alten St. Matthäus Kirchhofes in der Großgörschenstraße in Berlin-Schöneberg befinden sich zwei Ehrengräber des Landes Berlin, das von Carl Mayer (1795–1865) und das von Rudolf Virchow (1821–1902) (Abb. 1–3).

Der allgemein interessierte Friedhofsbesucher wird zwischen den beiden Grabstätten zunächst keinen Zusammenhang feststellen; der medizinhistorisch interessierte Betrachter erinnert sich vielleicht, dass familiäre Verbindun-

gen zwischen beiden Familien bestanden. Das Ehepaar Mayer waren die Schwiegereltern von Rudolf Virchow und in dem Frauenarzt Carl Mayer müssen wir einen der Mentoren des jungen Militärarztes und Forschers Virchow sehen. Es ist daher nicht verwunderlich, dass sich die Medizinhistoriker mit dem Verhältnis zwischen den beiden Ärzten – Schwiegervater und Schwiegersohn – beschäftigt haben.

In der ersten Hälfte des 19. Jahrhunderts war es, nicht nur in Adelsfamilien, sondern

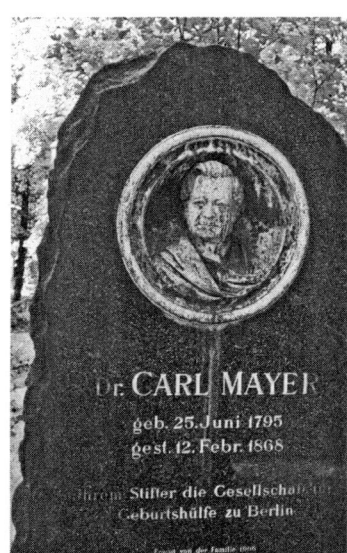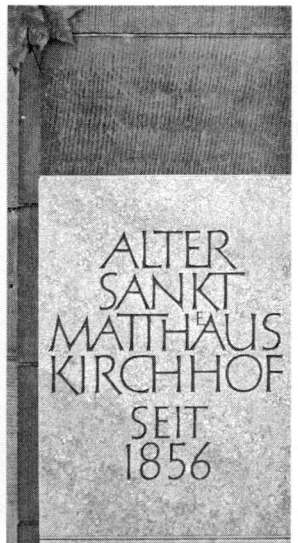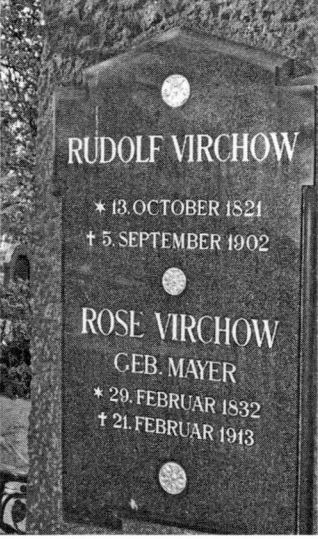

Abb. 1–3 (v. l. n. r.): Ehrengrab von Carl Mayer auf dem St. Matthäus Friedhof in Berlin-Schöneberg; Eingang zum Friedhof „Alter St. Matthäus Kirchhof" in Berlin-Schöneberg (Mitte); Ehrengrab von Rudolf Virchow auf dem St. Matthäus Friedhof in Berlin-Schöneberg.

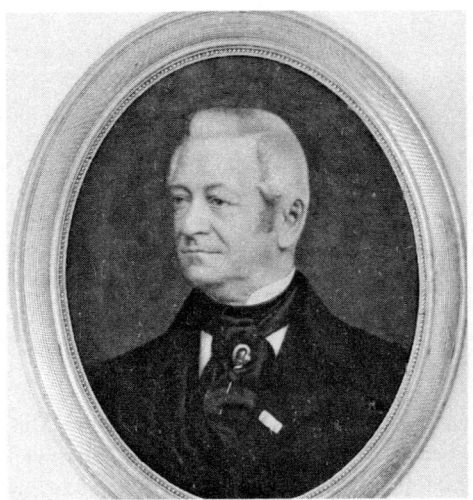

Abb. 4: Porträt Carl Mayers (zeitgenössisches Gemälde)

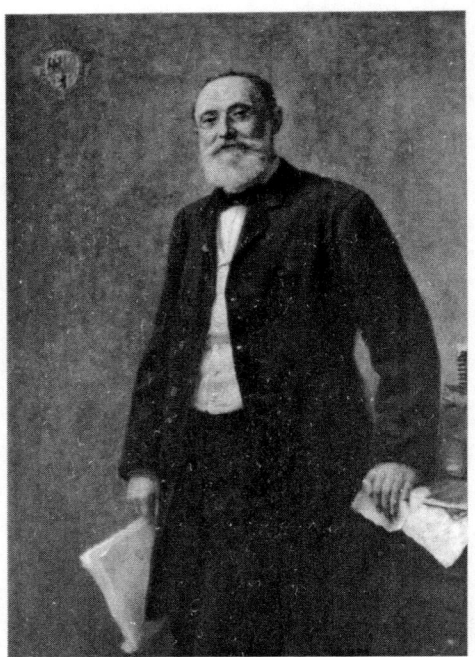

Abb. 5: Porträt Rudolf Virchows (zeitgenössisches Gemälde)

auch im gebildeten Bürgertum nicht selten üblich, sich mit der Familiengeschichte, der Genealogie, zu beschäftigen. Dies lange bevor durch die Nationalsozialisten diese Wissenschaft zur Vernichtungspolitik im Rahmen der Eugenik und der Rassenideologie missbraucht wurde. Als Beispiel seien hier einerseits die nur handschriftlich überlieferten, für die Familie bestimmten Erinnerungen des konservativen preußischen Medizinalbeamten Eduard Dietrich genannt, der u. a. bei der Reform des Hebammenwesens in Preußen um die Wende vom 19. zum 20. Jahrhundert eine wichtige Rolle spielte und andererseits die kürzlich publizierte Familiengeschichte der Straßmanns, in der zwei Vertreter als Frauenärzte im vorigen Jahrhundert wirkten (Abb. 6).

Im Jahre 1939 erschien „Gedruckt bei August Schönhütte & Söhne, Grotte (Kreis Göttingen)" eine Schrift „Carl Mayer der Begründer der Berliner Gesellschaft für Geburtshülfe. Eine Sippen-Ahnentafel der Familien Mayer, Ruge, Seydel, Virchow, Bellier, de Launay, Hein, von Lewinsky und Martins, zusammengestellt von Hermann Rose". Ohne auf diesen „Privatdruck" hier näher eingehen zu können, sei gesagt, dass er neben den genealogischen Daten auch einen Nachdruck

der Gedächtnisrede Virchows auf seinen Schwiegervater vom 25. Juni 1868 enthält (Abb. 4 u. 5).

Dessen Vater Johann Friedrich Ludwig Mayer (1759–1814) war Barbierchirurg und Geburtshelfer (Hebammenmeister) in Berlin und gehörte damit dem Amt der Wundärzte an, dem nach der ständischen Verfassung bei Besitz einer Barbierstube die Wundbehandlung der Zivilpersonen in der Stadt vorbehalten war. Er entstammte also dem damaligen Handwerksmilieu – dessen Vater war Bader und Steuereinnehmer, sowie Stadtvorsteher in Saarmund bei Potsdam – H. Rose verfolgt die Ahnenreihe bis ins 17. Jahrhundert – und erlebte als Kind das Leben in einer Barbierstube am Ende der zunftpflichtigen zivilen Barbierchirurgie. Die Mutter des kleinen Carl verstarb, als er zwei Jahre alt war. Aus dieser Ehe seines Vaters überlebte das Kindesalter außer ihm nur eine Schwester, die später mit dem Hofgärtner Fintelmann verheiratet war.

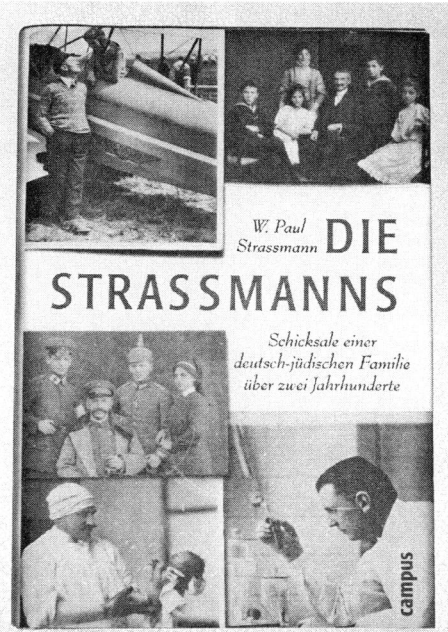

Abb. 6: Cover des Buches von Wolfgang Paul Straßmann über die Familiengeschichte der Straßmanns (Campus-Verlag 2006)

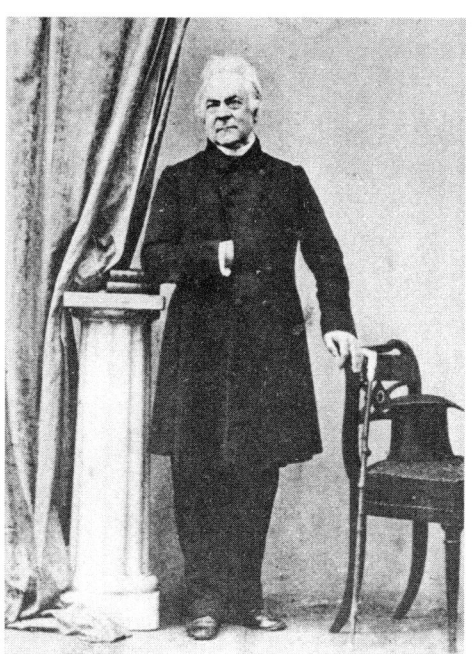

Abb. 7: Elias von Siebold

Der Vater kümmerte sich sehr um die Bildung seines Sohnes, auch nachdem er eine zweite Ehe geschlossen hatte und weitere Kinder zur Welt kamen. Der Sohn erhielt eine gediegene schulische Ausbildung. Als Freiwilliger nahm er an den Befreiungskriegen 1813–1814 teil. 1814 nahm er das Studium der Medizin an der Friedrich-Wilhelms-Universität zu Berlin auf. Kurz darauf verstarb am 2. Januar 1816 sein Vater und hinterließ die Familie fast mittellos. Die Lösung der Chirurgie von der Barbierstube hatte zu einer völligen Veränderung der Vermögensverhältnisse bei den Wundärzten geführt. Der Student musste sich Studium und Lebensunterhalt verdienen. Er fand beim Grafen Bernstorff (1769–1855), von 1818–1832 preußischer Minister des Auswärtigen, der, wie Virchow 1868 schreibt, *„als Führer der Reaktion“* galt, *„die angenehmste und ehrenvollste Aufnahme“*. Diente er als eine Art „Leibbarbier“? Erst 1819 konnte er das Staatsexamen ablegen. Es fehlten ihm aber die finanziellen Mittel zur Promotion. Im November 1817 war Elias von Siebold (1775–1828) aus Würzburg an die Universität in Berlin gekommen (Abb. 7). Sein Mitarbeiter wurde Carl Mayer, der wesentlichen Anteil an der Einrichtung der v. Siebold zugesagten Klinik hatte.

Wenn man Virchows Schilderungen folgt, bestand zwischen dem Professor und seinem Mitarbeiter auch persönlich ein enges Verhältnis. 1821 erfolgte die Promotion von Mayer auf Grund einer Dissertation „de polypis uteri“ (Abb. 8).

An dieser Stelle sei angemerkt, dass die Dissertationen aus dem 19. Jahrhundert nicht wegen der Darstellung des Inhaltes, sondern wegen der Daten in den angefügten Viten der Disputanten und der Themen der Disputation von wissenschaftshistorischem Interesse sind. Diese Studie Mayers fand allgemeine Anerkennung wegen ihrer Bedeutung für die Praxis, und der Professor richtete den Doktor-

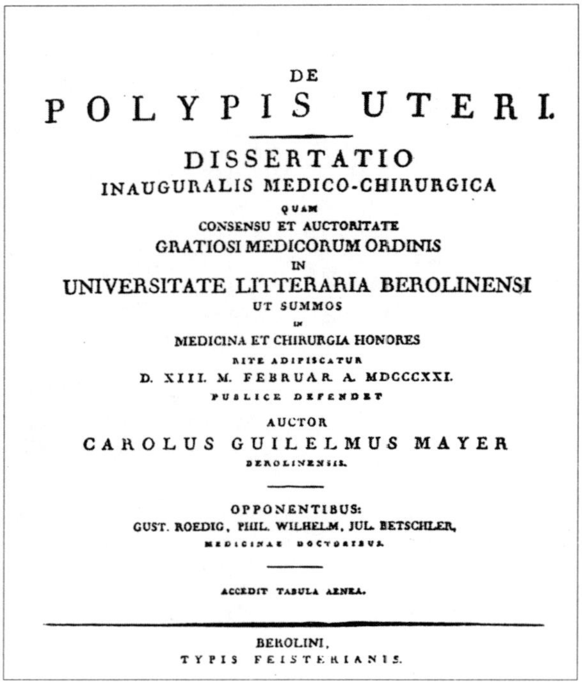

DE

POLYPIS UTERI.

DISSERTATIO

INAUGURALIS MEDICO-CHIRURGICA

QUAM

CONSENSU ET AUCTORITATE

GRATIOSI MEDICORUM ORDINIS

IN

UNIVERSITATE LITTERARIA BEROLINENSI

UT SUMMOS

IN

MEDICINA ET CHIRURGIA HONORES

RITE ADIPISCATUR

D. XIII. M. FEBRUAR. A. MDCCCXXI.

PUBLICE DEFENDET

AUCTOR

CAROLUS GUILELMUS MAYER

BEROLINENSIS.

OPPONENTIBUS:

GUST. ROEDIG, PHIL. WILHELM, JUL. BETSCHLER,

MEDICINAE DOCTORIBUS.

ACCEDIT TABULA AENEA.

BEROLINI,

TYPIS FEISTERIANIS.

Abb. 8: Dissertation „De Polypis uteri" von Carl Mayer aus dem Jahre 1821

schmaus für seinen Schüler aus. Virchow schildert das enge Verhältnis zu den v. Siebold'schen Söhnen, berichtet jedoch nicht, dass es wegen einer der Söhne zum Bruch zwischen dem Klinikvorstand und seinem Mitarbeiter kam und dieser sich als Arzt in der Stadt niederließ. Wie weit dieser Bruch und seine Folgen eine weitere akademische Karriere Mayers verhinderte, bleibt offen.

Mayer entwickelte sich neben der allgemeinen Praxis, die zum Lebensunterhalt der Familie notwendig war, zum „Spezialisten", zum damals weitgehend unbekannten Frauenarzt mit dem Schwerpunkt der Geburtshilfe. Er kam bald zu einer, wie es in den Berichten des Polizeipräsidenten bei Stellungnahmen heißt, *„umfangreichen Praxis in besseren Kreisen"*, stellte sich dem Magistrat aber auch als Armengeburtshelfer zur Verfügung, als Nachfolgeinstitution der Chirurgi forenses aus der Zeit um 1800, die auch die Geburtshilfe bei

diesen Personen bei operativen Eingriffen bei der Geburt bei den „notorisch Armen" zu verrichten hatten.

Das Haus Mayer wurde im Zeitalter der Salons zu einem gesellschaftlichen Treffpunkt, insbesondere von jüngeren Ärzten. Hieraus entwickelte sich die Gesellschaft für Geburtshülfe. Wie der Zögling der militärärztlichen Bildungsanstalt zu diesem Personenkreis stieß, bleibt bisher weitgehend unklar. Winau zitiert in seiner Studie einen Brief Virchows an seinen Vater aus Würzburg im November 1849. Der auf den Lehrstuhl für Pathologische Anatomie berufene Arzt berichtet, dass er mit Carl Mayer Anfang 1846 bekannt wurde und seine Familie erst wesentlich später kennen gelernt habe. Dem Anschein nach hat Virchow sich in der Gesellschaft für Geburtshülfe schon früh wissenschaftlich engagiert (Abb. 9).

In seiner Gedächtnisrede auf Mayer geht Virchow auf den Wandel der „Verkehrskreise" seines Schwiegervaters im Laufe seiner Lebenszeit ein. Im Rahmen dieses Beitrages kann eine Analyse des Wechsels der von Virchow erwähnten Personen und ihres gesellschaftlichen und beruflichen Hintergrundes nicht geleistet werden. Es wäre aber für Untersuchungen der Berliner Medizin in der Mitte des 19. Jahrhunderts ein interessantes Thema, diesen Personenkreis einschließlich der familiären Verflechtungen in die kommunale Politik und die verschiedenen Zweige der Hofverwaltung näher in Augenschein zu nehmen.

Ist eine solche Untersuchung schon bei der in Berlin wenigstens seit dem 18. Jahrhundert ansässigen Familie Mayer schwierig, so wird sie bei dem später international bekannten und anerkannten Gelehrten fast unmöglich. Für die Wissenschaftsgeschichte von Interesse und Bedeutung ist die überlieferte Korrespon-

Matthias David · Andreas D. Ebert

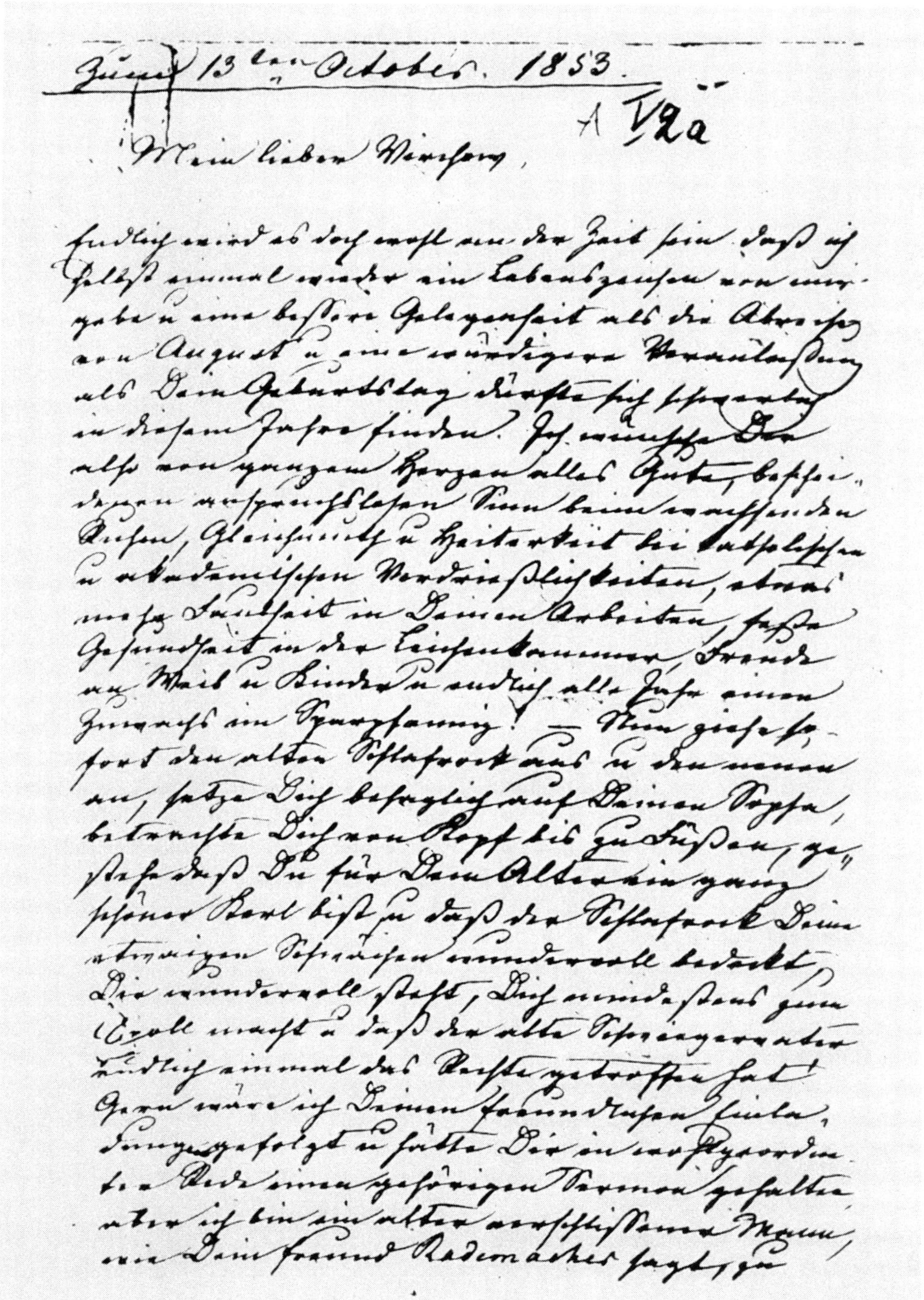

Abb. 9: Brief Carl Mayers an seinen Schwiegersohn Rudolf Virchow vom 18.10.1853 (aus der Sammlung Rabl-Virchow)

denz des Forschers. Im Archiv der Berlin-Brandenburgischen Akademie der Wissenschaften existiert ein umfangreicher Virchow-Nachlass, in dem auch sehr viel Korrespondenz überliefert ist. Bisher ist dem Berichterstatter das Testament Rudolf Virchows und seiner Ehefrau Rosalie geb. Mayer nicht bekannt geworden. Es ist unbekannt, wer welche Teile des Erbes angetreten hat. Der Historiker Friedrich Meinecke (1862–1954) hat sich erfolgreich darum bemüht, dass ein umfangreicher Teil des wissenschaftlichen Nachlasses von Rudolf Virchow in den Besitz des damaligen Literaturarchives gelangt ist. Der Berichterstatter hat diesen – damals noch im Literaturarchiv, das vom Leiter des Akademiearchvis, Fritz Lange, im Nebenamt verwaltet wurde – nach dem 2. Weltkrieg im Hause der Staatsbibliothek und der damaligen Akademie der Wissenschaften Unter den Linden in Berlin benutzt. Erst später wurde der Virchow-Nachlass vom Akademiearchiv übernommen.

Über die erste Zeit des jungen, 1839 aus Pommern nach Berlin gekommenen Eleven bzw. Zöglings der militärärztlichen Bildungsanstalten sind wir durch die von seiner Tochter Marie Rabl 1906 erstmals veröffentlichten Briefe an den Vater relativ gut orientiert. Die Ehefrau des Leipziger Anatomen Carl Rabl (1853–1917) schreibt in der Einleitung der Edition, dass sich diese Briefe im Besitze ihrer Mutter befunden hätten. Sicher ist, dass die veröffentlichten Briefe teilweise gekürzt wurden und dem Anschein nach auch nur eine Auswahl der Korrespondenz zwischen Sohn und Vater darstellen. Daneben muss es eine Korrespondenz zwischen Sohn und Mutter gegeben haben, wie sich aus den publizierten Briefen an den Vater ergibt. Sind diese am Beginn des vorigen Jahrhunderts in der Familie nicht mehr erhalten gewesen?

Hier sei auf ein grundsätzliches Problem hingewiesen, die Abgrenzung zwischen öffentlichem Interesse und Privatsphäre. Die Grenzziehung – dies trifft auch für den Bereich der nicht offiziellen Verkehrskreise zu –

ist nicht immer leicht. Als Ernst Meyer 1956 seine Virchow-Biographie im Limes-Verlag veröffentlichte und im Anhang einige Briefe an dessen Töchter Marie und Hanna abdruckte, gab es bei einige ältere Berliner Ärzten, die mit dem ehemaligen Freundeskreis der Familien in Verbindung gestanden hatten, eine lebhafte Diskussion, ob hier nicht die Grenze zur Privatsphäre überschritten sei.

Die publizierten Briefe des jungen Virchows machen deutlich, dass der Eleve aus Pommern in der preußischen Haupt- und Residenzstadt nicht völlig alleine stand. Der Onkel Hesse, der Bruder der Mutter und hoher preußischer Baubeamter, begleitete den jungen Mann zum Antrittsbesuch bei der Leitung des Friedrich-Wilhelms-Institutes. Obwohl die familiären Beziehungen nicht immer ganz spannungsfrei waren, haben Onkel und Tante dem Anschein nach in bestimmte, gesellschaftlich hochgestellte Kreise Berlins eingeführt.

Der Eleve scheint sich am Friedrich-Wilhelms-Institut und auch an der Friedrich-Wilhelms-Universität zu Berlin durch Fleiß und fachliches Engagement bekanntgemacht zu haben. Während wir für die zweite Hälfte des 19. Jahrhunderts über die „Stammliste" des Institutes verfügen, fehlen uns Aufzeichnungen über die Zusammensetzungen der, im Sprachgebrauch Virchows, „Sektionen" in dieser Zeit. Virchow berichtet an den Vater über seine Zimmergenossen, einzelne Mitstudenten und vorgesetzte Militärärzte, aber eine Gesamtübersicht über seinen dienstlichen und privaten Umgang während der Ausbildung fehlt weitgehend.

Erst relativ spät berichtet er, wie er mit der Familie Mayer bekannt wurde. Wie der Eleve Virchow Carl Mayer kennen lernte, steht im Einzelnen nicht fest, offensichtlich aber geschah es über die Berliner Gesellschaft für Geburtshülfe, die zunächst im Hause Mayer tagte. Dem Praktiker scheint der Student wegen seines fachlichen Engagements und der Originalität seiner medizinischen Vorstellungen aufgefallen zu sein und es entwickelte sich zunächst eine Freundschaft zwischen den beiden Medizinern, in die sich die Ehefrau Mayer einklinkte.

Leider besitzen wir keine detaillierten Kenntnisse über die Verkehrskreise des Ehepaares Mayer. Sie stammten aus Familien, die seit dem 18. Jahrhundert in die bürgerliche Gesellschaft integriert waren. Aus der hausärztlichen Praxis von Carl Mayer dürfte sich weiterer Umgang ergeben haben.

Aus den genealogischen Angaben der Untersuchung von H. Rose lassen sich wenigstens einige der familiären Verbindungen ersehen bzw. erschließen.

Zwischen der Reaktion einerseits und den liberalen Strömungen im Berlin des Biedermeiers andererseits scheinen im täglichen Leben die Gegensätze nicht so krass gewesen zu sein, wie sie sich aus der Darstellung der Ideologien ergeben. Viele Freunde und Kollegen der liberalen Ärzte Mayer und Virchow standen bei den Unruhen der sog. Märzrevolution 1848 auf der Seite der Aufständischen. Die Haltung des Arztes im Staatsdienst konnte nicht ohne Folgen bleiben und zeigte sich in der Entlassung Virchows aus der Charité.

Christian Andree hat in seiner Habilitationsschrift über die Berufung Virchows nach Würzburg auf Grund umfangreicher Archivstudien berichtet. Leider ist dieses Werk nur an wenigen Stellen zugänglich. In seiner Virchow-Biographie geht er bedauerlicherweise auf Einzelheiten nicht ein. Unbestreitbar ist, dass der junge Virchow über Gönner verfügte, die ihn sowohl in Berlin als auch in München unterstützten. Spielte der Onkel Ludwig Ferdinand Hesse eventuell dabei eine wichtige Rolle oder waren es bestimmte Militärärzte? Hier sei nur angedeutet, dass Hesse und der Verleger Georg Reimer in der Wilhelmstraße zeitweise Nachbarn waren.

Virchow enthielt sich in seiner neuen Stellung demonstrativ politischer Aktivitäten. Seine Verbindungen nach Berlin blieben erhalten, sowohl in der Wissenschaft als auch

die familiären. Sein junger Schwager Louis Mayer studierte bei ihm in München und auch sonst scheint der Kontakt zu alten Freunden wie z. B. den Ärzten und Kommunalpolitikern Paul Langerhans (sen.) und den Brüdern Straßmann nicht abgerissen zu sein, von den wissenschaftlich-literarischen ganz abgesehen.

Als er 1856 nach Berlin zurückkam, hatten sich die Verhältnisse verändert, aber er konnte an die alten Verbindungen in jeder Weise wieder anknüpfen. Leider wissen wir nur Bruchstückhaftes über das Privatleben des viel beschäftigten Gelehrten und Politikers mit großer Familie. Schon seine literarischen Arbeiten auf unterschiedlichen Gebieten dürften viel Zeit in Anspruch genommen haben. Sein Engagement als Parlamentarier in den verschiedensten Gremien war sehr zeitaufwändig. Wenn man die Akten aus seiner Tätigkeit an der Universität, sowohl in der Überlieferung des Kultusministerium als auch im akademischen Bereich studiert, so stößt man immer wieder auf Papiere mit seiner kleinen, schwer lesbaren Handschrift.

Seine Frau dürfte ihm im häuslichen und sonstigen Bereich, wozu auch der gesellschaftliche Verkehr mit der Verwandtschaft und den Familien der Freunde gehörte, den Rücken frei gehalten haben. Einzelheiten sind kaum überliefert, wie z. B. der Brief von Paul Langerhans jun. (1847–1888) aus dem Jahre 1871 nach seiner Berufung nach Freiburg: *„Lieber Onkel! Du bist Prosektor geworden (...)."*

Es wäre notwendig, nach Quellen über den Umgang des Menschen Rudolf Virchow mit der weitläufigen Familie und den Freunden zu suchen, eben nach dem privaten Virchow.

Die von Ernst Meyer 1956 publizierten Briefe des alten Virchows an seine Töchter deuten eine Persönlichkeit an, die sich von dem für die Öffentlichkeit entstandenen Bild unterscheidet.

Abschließend sei die Frage gestellt, ob Virchow und seine Frau Friedrich Meinicke, der sich um einen Teil des Nachlasses gekümmert hat, persönlich kannten. Das Bindeglied zwischen den beiden Gelehrten war der Arzt Wilhelm Delhaes (1843–1912) und dessen Familie. Der aus Westfalen stammende Arzt hatte in Berlin studiert und das medizinische Staatsexamen abgelegt. Er war zeitweise Chefarzt der äußeren Abteilung des Elisabeth-Diakonissen-Krankenhauses in der Lützowstraße und der Hausarzt Theodor Fontanes in dessen letzten Lebensjahren.

Wie die Bekanntschaft der Töchter der beiden Ärzte zustande kam, ist für den Berichterstatter noch offen. Nach dem zweiten Weltkrieg wurde der Student der Philosophischen Fakultät der Freien Universität Berlin von dem Heidelberger Publizisten Hans von Eckhardt zu einem Besuch im Hause Meinicke mitgenommen und erlebte dort Hanna Virchow als hochbetagte Dame, die bei ihrer Freundin Antonie Meinicke, geborene Delhaes, lebte.

Diese Arbeit, die zugleich ein Beitrag zur Frage der informellen Verkehrskreise im Berlin des 19. Jahrhunderts ist, wirft mehr Fragen auf als sie beantwortet. Es sollte gezeigt werden, wie wichtig die informellen Verkehrskreise u. a. auch in der Medizingeschichte sind und wie schwierig die Abgrenzung des allgemeinen Interesses von der Privatsphäre ist.

Matthias David

SAMUEL KRISTELLER

(1820–1900)

Am 11. Februar 1867 publizierte Samuel Kristeller in der Berliner Klinische Wochenschrift eine vorläufige Mitteilung über ein „Neues Entbindungsverfahren unter Anwendung von äußeren Handgriffen", das durch Druck auf den Uterusfundus der Unterstützung der Geburtskräfte dienen sollte: *„Frau Mariane Kubiak, Polin, 25 Jahre alt, kräftige brünette von mittlerer Größe, Drittgebärende, bekommt eines Tages morgens 6 Uhr Geburtswehen. Abends 8 Uhr werde ich von der hiesigen Stadthebamme dazu gerufen. (...) Die sehr ungünstige Steißlage, der schwach zu hörende Kindsherzschlag, die solange andauernde Geburtsarbeit bestimmen mich zu einer schleunigen Entbindung. Nach Reinigung der Vagina beginne ich mit meinem Verfahren (...). Nach 12 Kompressionen und nach 10 Minuten ist das blau geschwollene Skrotum zum größten Teil vor der Vagina sichtbar. (...) Ich komprimiere weiter, jede Kompression fördert den Austritt (...). Das Kind ist nun bis zu den Schulterblättern hervorgetreten (...). Die Frau befindet sich nach der Entbindung sehr wohl und erklärt auf mein Befragen, dass es eine Entbindung gewesen wäre, nicht schmerzhafter als ihre früheren natürlichen Gebur-*

ten (...)" (Kristeller 1867; Abb. 1). Nach dieser vorläufigen Mitteilung folgte ein ausführlicher Artikel über „Die Expressio foetus" im selben Jahr in der „Monatsschrift für Geburtskunde und Frauenkrankheiten", dem von Credé, Hecker und Martin herausgegebenen Organ der „Gesellschaft für Geburtshülfe" in Berlin (Kristeller 1867). Kristeller beschrieb dort das Entbindungsverfahren mit folgenden Worten: *„Ich lasse die Frau die Rückenlage einnehmen und stelle mich zur Seite der Lagerstätte. Nachdem ich mir die Form des Uterus durch Tastung und Percussion genau abgegrenzt habe, isoliere ich denselben von den Nachbarorganen, indem ich namentlich Darmschlingen wegstreiche und drücke ihn, wenn er zu sehr nach vorn oder seitwärts gelagert ist, mehr in die Axe des Beckeneingangs (...). Sodann umfasse ich den Uterus mit trockenen Händen derart, daß ich den Klein-*

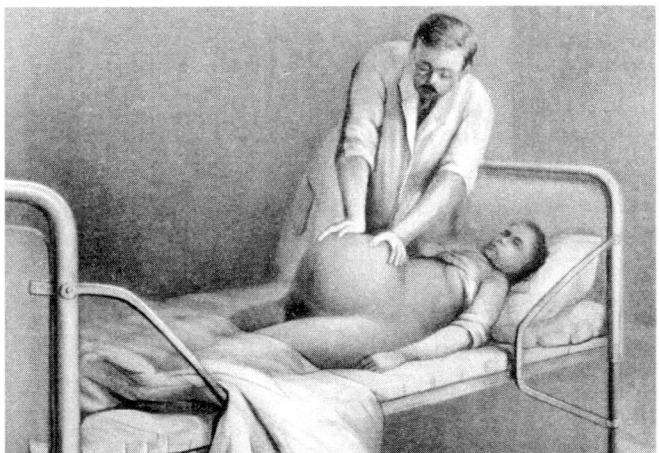

Abb. 1: Darstellung des Kristeller'schen Handgriffs in einem Fachbuch um 1920

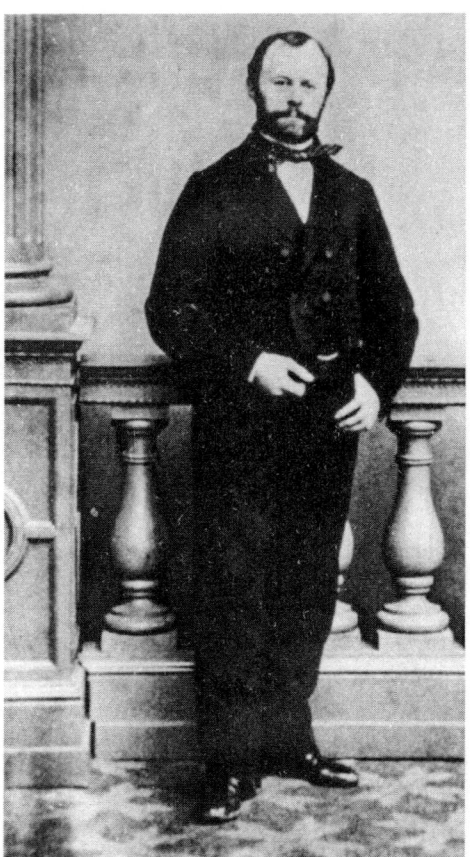

Abb. 2: Porträt und Autograph Dr. S. Kristeller

fingerrand der Hände nach dem Becken ge-
richtet, mit der Hohlhand den Fundus und
die Seiten des Uterus, diese aber nur an der
oberen Hälfte des Organs ergreife, den Dau-
men auf der Vorderfläche lasse und ich mit
den nicht sehr gespreizten Fingern, so tief es
angeht, an die Hinterfläche des Uterus zu ge-
langen suche (...)" (Kristeller 1867).

Auch heute wird in der Routine im Kreiß-
saal diese Methode von Hebammen und Ärzten noch angewendet – wenn auch in deutlich
modifizierter Form, nämlich bei vollständi-

gem Muttermund zumeist zur Unterstützung
des Geburtsvorgangs in der Austreibungs-
periode bei kindlicher Schädellage und Kind
im Beckenausgang (Krause 2004, Schulz- Lob-
meyr et al. 1999, Simpson u. Knox 2001). Man
spricht dann vom „Kristellern" und hat eine
seltenes Beispiel dafür, wie der Name des Er-
finders oder Entdeckers einer Methode direkt
in den alltäglichen Fachjargon übergeht, um
damit die Durchführung des Verfahrens selbst
zu beschreiben. (Ein geläufiges anderes Beispiel dafür ist „röntgen".)

Die Idee Kristellers war es, unabhängig
von der Vollständigkeit des Muttermundes,
der Kindslage oder dem Höhenstand, einen
Ersatz für eine mangelnde oder nicht vorhandene Wehentätigkeit zu haben, in einer Zeit,
als eine medikamentöse Unterstützung der
Geburt noch unbekannt war. Kristeller merkt
in dem bereits erwähnten Artikel an, *„daß*
das Verfahren der Expressio vorzüglich mit
der Extractio konkurriert (...)" und *„(...) daß*
[es] *mit der nötigen Mäßigkeit auszuführen sei*
(...)" (Kristeller 1867).

Zweierlei wird damit deutlich. Zum einen, dass Kristeller in der „vorantisepsis-
Ära", einer Zeit mangelnder Hygiene und
großer Infektionsgefahren sog. innere Handgriffe, aber auch die Anwendung der Geburtszange ersetzen wollte, um die Schwan-
gere bzw. Wöchnerin vor dem gefürchteten
„Kindbettfieber" zu schützen; zum anderen
wird aber auch klar, dass er sich wahrscheinlich durchaus der Gefahren seines Handgriffs, insbesondere bei unsachgemäßer bzw.
übertriebener Anwendung, bewusst war.

Wer war nun dieser Samuel Kristeller, dessen
Name zumindest im deutschsprachigen Raum
wohl für immer mit der „Expressio foetus"
verbunden sein wird?

Samuel Kristeller wurde am 26.5.1820 als
ältester Sohn von Benjamin und Lisa Kristeller
in Xions – Provinz Posen – geboren. Den jüdischen Traditionen folgend wurde Kristeller
zunächst durch einen Rabbiner unterrichtet,

später besuchte er die Schule in der nahegelegenen Kreisstadt Glogau. Ab 1839 studierte Kristeller in Berlin Medizin. 1843 promoviert er (Kristeller 1843), 1844 erhielt er seine Approbation als Arzt für Medizin und Chirurgie. Weil für Juden die volle Berufsausübung jedoch örtlich beschränkt war, konnte er sich zunächst nur in der Provinz Posen als praktischer Arzt niederlassen. Kristeller war in der jüdischen Gemeinde aktiv und trat unter anderem durch einen Antrag an den Posener Landtag zugunsten der Judenemanzipation hervor, den er im Auftrag des Gemeindevorstandes verfasst hatte (Hirsch et al. 1962, Jöckel 1990, Völker 1987). Im Mai 1850 heiratete Kristeller Sophie Zippert aus Gnesen, der Kreisstadt, in der er als Arzt tätig war. Im August des gleichen Jahres erhielt er sein Fähigkeitszeugnis und avancierte als erster Jude zum königlich-preußischen Kreisphysikus. Einige Monate später wurde Kristeller zunächst Oberarzt in einem Armeelazarett, wenig später erfolgte seine Beförderung zum Stabsarzt. Er war damit wohl einer der ersten preußische Juden, die diese Stellung bekleiden durften. Die Mobilmachung wurde allerdings vier Wochen später wieder aufgehoben und nach seiner nur kurzen, doch erfolgreichen Karriere bei der Armee gingen Kristeller und seine Frau nach Berlin, wo er in der Wallstraße Nr. 30 eine Praxis eröffnete. 1851 und 1852 gebar ihm seine Frau zwei Töchter. Kristeller selbst nahm die Entbindung vor (Hirsch et al. 1962, Jöckel 1990, Völker 1987).

1854 gründete Dr. Samuel Kristeller die „Berliner ärztliche Unterstützungskasse" – später zu Ehren des Kaiserpaares in „Wilhelm-Augusta-Stiftung" umbenannt. Ziel war eine funktionierende Altersversorgung für die Ärzte zu organisieren, wobei diese „Kasse" nicht nur die eigenen Mitglieder, sondern alle Ärzte und deren in Not geratenen Angehörigen unterstützte. Kristeller bekleidete nacheinander verschiedene Ämter im Vorstand der Kasse und blieb bis zu seinem Lebensende deren 1. Vorsitzender bzw. Ehrenpräsident.

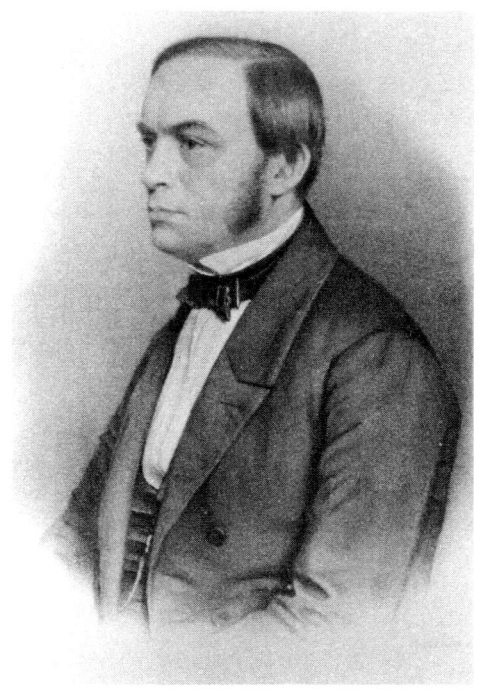

Abb. 3: Eduard Martin

Über die Beweggründe Kristellers, sich ab Mitte der 1850er Jahre auf die Geburtshilfe (und Frauenheilkunde) zu spezialisieren, wissen wir nichts. Jedenfalls trat er 1854 in die „Berliner Gesellschaft für Geburtshülfe" – damals nur 45 Mitglieder zählend – ein (Jöckel 1990, Wille 1921). Er eröffnete eine private Entbindungsklinik in der Berliner Köpenicker Straße 74, die er aber bereits nach etwas mehr als einem Jahr, im Herbst 1856, wieder schloss, da der Klinikbetrieb nicht profitabel war und ihm wohl auch kaum Zeit für wissenschaftliches Arbeiten gelassen hatte. Kristeller war dann in neuen Praxisräumen wieder als praktischer Arzt und Geburtshelfer tätig (Jöckel 1990, Völker 1987).

1860 habilitierte Samuel Kristeller beim Berliner Ordinarius Prof. Eduard Arnold Martin (Abb. 3). Themen seiner Habilitationsschrift waren der Mechanismus der Zangenoperation, die Ätiologie der normalen Kindslage sowie die Inzision des Gebärmuttermundes (Kristeller 1858). Er hielt erste Vorlesungen über theoretische und praktische Geburtshilfe. Von 1862 bis 1870 arbeitete er als Geburtshelfer im Jüdischen Krankenhaus in Berlin.

Auch sein sozial-politisches Engagement ruhte nicht: Von 1866 bis 1869 war Kristeller Bürger-Deputierter der Stadt Berlin und ehrenamtlich als Armenarzt angestellt. Er kümmerte sich in dieser Funktion um die Waisenpflege und hatte die Oberaufsicht in der staatlichen Irrenanstalt in Dalldorf bei Berlin (Hirsch et al. 1962, Jöckel 1990, Völker 1987).

Während des deutsch-französischen Krieges (1870/71) leitete Kristeller ein großes Barackenlazarett auf dem Tempelhofer Feld vor den Toren Berlins. Nach der Kapitulation Frankreichs am 24.1.1871 würdigte Kaiser Wilhelm I. die Verdienste Samuel Kristellers mit mehreren Auszeichnungen. 1873 folgte

der Ernennung zum Geheimen Sanitätsrat (Völker 1987).

Nachdem Eduard Martin im Dezember 1875 an den Folgen einer Typhuserkrankung gestorben war, wurde E. Martins Sohn August die Führung der geburtshilflichen Klinik übertragen und H. Fasbender übernahm den geburtshilflichen Unterricht. Kristeller leitete als ältester Privatdozent interimistisch die gynäkologische Abteilung der Charité, bis Karl Schröder im April 1876 seiner Berufung auf den Berliner Lehrstuhl für Geburtshilfe und Gynäkologie nachgekommen war. Er blieb bis zu seinem Ausscheiden einige Jahre später Privatdozent.

Von 1832 bis 1896 hatte Kristeller den Vorsitz des „Deutsch-israelitischen Gemeindebundes" inne. Gemeinsam mit anderen jüdischen Intellektuellen trat er im sog. „Dezemberkomitée von 1880" immer wieder dem Antisemitismus im Deutschen Reich entgegen.

Im Mai 1890 – zu seinem 70. Geburtstag – gab Kristeller seine ärztliche Praxistätigkeit auf und widmete sich von nun an der Arbeit im Gemeindebund. Im Februar 1900 wurde er von der „Gesellschaft für Geburtshülfe und Gynäkologie in Berlin" zum Ehrenmitglied ernannt.

Nach kurzer Krankheit starb er am 15. Juli 1900 in Berlin (Hirsch et al. 1962, Jöckel 1990, Völker 1987). Er wurde auf dem jüdischen Friedhof in der Schönhauser Allee (Berlin-Prenzlauer Berg) beerdigt, der Grabstein ist dort heute noch zu besichtigen (Abb. 4).

Noch einmal zurück zu Kristellers Handgriff, der ihn in die geburtshilflichen Lehrbücher eingehen ließ. Schon seine vorläufige Mitteilung in der „Berliner klinischen Wochenschrift" über sein neues Entbindungsverfahren beginnt Kristeller mit den Worten: *„In immer ausgedehnterem Maasse hat man sich*

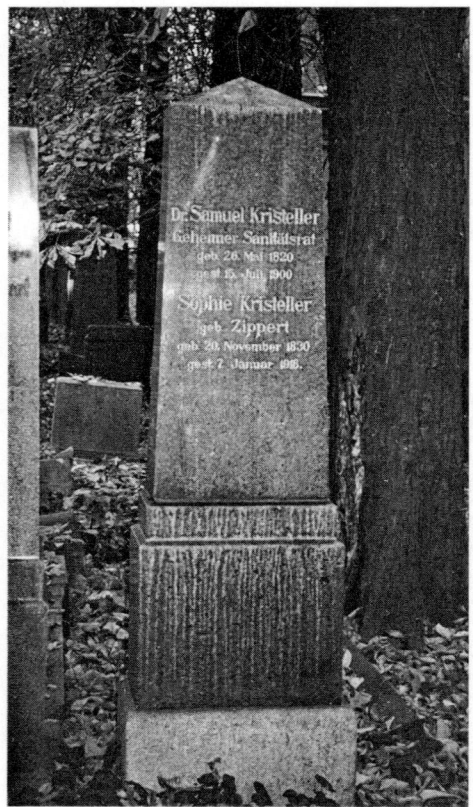

Abb. 4: Grabstein des Ehepaares Kristeller auf dem Jüdischen Friedhof Schönhauser Allee in Berlin-Prenzlauer Berg

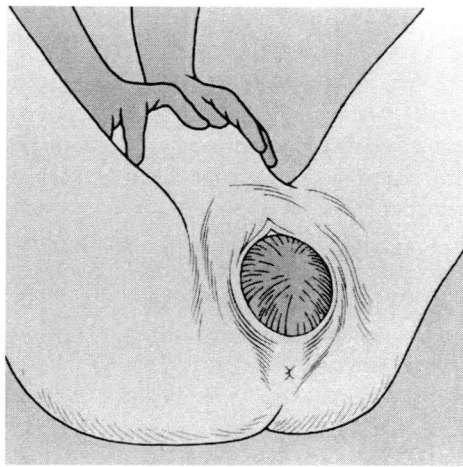

Abb. 5: Schematische Darstellung des „Kristellerns"

in neuerer Zeit der äusseren Handgriffe nach Wigand'scher Empfehlung zur besseren Lagerung der Frucht, also für die Vorbereitung der Geburt und nach Credé'scher Empfehlung zur Entfernung der Placenta als für die Beendigung der Geburt bedient (...)"(Kristeller 1867). Die Expressio foetus selbst war schon lange vor Kristeller bekannt, denn Ureinwohner unterschiedlicher Kontinente kannten offenbar bereits geburtshilfliche Manöver, die durch Druck auf den mütterlichen Bauch die Geburt beschleunigen sollten (Abb. 5). Kristeller beruft sich in seinem Bericht auf weitere bekannte Geburtshelfer des 18. und 19. Jahrhunderts und weist auch auf die lange Geschichte der Vorformen seines Handgriffs hin. Er erwähnt beispielsweise Justus Heinrich Wigand, der 1812 in den „Beiträgen zur theoretischen und praktischen Geburtshülfe und zur Kenntnis und Kur der Kinderkrankheiten" schrieb: „Ich versuchte die Stellung des Kindes nicht durch eine bestimmte Lage der Kreißenden, sondern auch durch einen absichtlichen, gehörig berechneten, äußeren Druck gegen Bauch und Gebärmutter, abzuändern (...)" (Wigand 1800). Während Wigands Vorschlag bei den operationsfreudigen Fachkollegen seiner Zeit keine weitere Beachtung gefunden hatte, stuft Kristeller Wigands

Handgriffe als eine wichtige Entdeckung ein (Kristeller 1867). Kristeller zitiert auch Carl R. Braun, der 1857 in seinem „Lehrbuch der Geburtshülfe" empfahl: „für die Entwicklung des zuletzt kommenden Kopfes bei vollständigem Wehenmangel diesen Act durch einen entsprechenden Druck auf die oberen Theile des Kopfes von der unteren Bauchgegend aus zu unterstützen (...)" (Braun 1857).

Insgesamt wurde Kristellers Veröffentlichung über die Expressio fetus in den darauf folgenden Jahren nur sehr zögerlich akzeptiert und in der Fachwelt eher kritisch diskutiert (Bidder 1878). Als Beispiel mag sein Berliner Kollege H. Fasbender dienen. Dieser hat in seiner 1906 erschienenen „Geschichte der Geburtshilfe" die Wirksamkeit des Kristeller'schen Handgriffs bei mangelnder Wehentätigkeit und bei der Entbindung aus Steißlage zwar betont, da man hier auf den äußeren Druck nicht verzichten könne, resümiert aber, dass „die Kristeller'sche Expression sich als entbindende Methode in der ärztlichen Praxis eine hervorragende Stelle nicht verschafft hat (...)". Auch der von Straßmann betonte Vorzug der Asepsis könne dies nicht ausgleichen (Fasbender 1906, Straßmann 1895).

Paul Ferdinand Straßmann hatte in seiner „Anleitung zur aseptischen Geburtshülfe" im Kapitel „Entbindung durch äußere Handgriffe" positiv vermerkt, dass die Zangenentbindung häufig durch die Kristeller-Hilfe vermieden bzw. ersetzt werden kann. „(...) Infectionen sind ausgeschlossen; der Geburtsmechanismus wird nicht gestört, der directe Druck auf den Uterus regt stärkere Contractionen an und beugt der Atonie vor, Schädigungen des Kindes sind ebenfalls nicht möglich. Nicht der Schädel, sondern die ganze Frucht sind Angriffspunkt bei der Expression (...).", schreibt Straßmann 1895.

Neben seinem Handgriff muss auch die von Kristeller entwickelte Geburtszange erwähnt werden, die ebenfalls Zeugnis davon ablegt, wie intensiv er sich mit Fragen der Geburtsmechanik, aber auch der möglichst schonenden Entbindung des Kindes in Problemsituationen beschäftigt hat. Kristeller hatte die originelle Idee, eine die Zugkraft messende Vorrichtung in die Geburtszange zu integrieren. Diese Zange, die er 1861 bei einem Vortrag vor der Gesellschaft für Geburtshülfe der Berliner Fachöffentlichkeit vorstellte, war ein modifizierter Naegele-Forceps. Kristeller hatte weniger die äußere Form der Zange verändert als vielmehr im wahrsten Sinne des Wortes das Innere, indem er eine sehr interessante Veränderung an und in den Griffen vornahm. Dabei hatte er nach eigenen Angaben wohl hauptsächlich die Nutzung des Instruments für die Lehre und Beschreibung der Zangenoperation für jüngere, in Ausbildung befindliche Studenten und Ärzte im Sinn: *„Um die Schwierigkeit einer vollzogenen Zangenoperation zu bestimmen, bedienen wir uns der Mittel, das wir erstens die dynamischen und mechanischen Geburtsverhältnisse beschreiben, zweitens die Zahl und Dauer der Tractionen bezeichnen, drittens das auf die Operation aufgewandte Kraftmaß nach unserem subjectiven Empfinden zu taxiren und zu schildern suchen"* (Kristeller 1862).

Letzteres, die bei der Zangenoperation aufgebrachte Kraft, wollte er messen und so objektivieren. Dieses mechanisch-naturwissenschaftliche Herangehen an die Probleme der (Geburts-)Medizin war charakteristisch für die zweite Hälfte des 19. Jahrhunderts. Schon in einem Vortrag im Februar 1859 „Über den Mechanismus der Zangenoperation" und in seiner Habilitationsschrift schenkte Kristeller dem durch die Zange ausgeübten Druck auf den kindlichen Schädel große Aufmerksamkeit. Er empfiehlt, dass jeder Geburtshelfer durch Übung am Manometer die Druckwerte seiner Hand bei den verschiedenen Handgriffen kennen lernen sollte und meint: *„Hier das richtige Maass zu halten, erachte ich als die wichtigste Aufgabe des Operateurs."* (Zit. aus Völker 1987.)

Hier folgt eine kurze Beschreibung des Instruments: *„Inwieweit nun die neue Vorrichtung geeignet sei, statt der subjectiven Schätzung, eine objective Messung zu gewähren, möge aus der Beschreibung des Instruments hervorgehen (...). Der Griff jeder Branche besteht aus einem festen und einem beweglichen Theile. Das feste Theil TT ist eine starke stählerne Schiene, welche die Fortsetzung des Löffels bildet und nach innen liegt. Der bewegliche Theil FF' ist ein Halbcylinder aus Messing, der (...) an der Schiene sicher auf- und abgleiten (...) kann. Nach oben ist der Halbcylinder durch eine geschweiften Vorsprung A und B geschlossen, über den die Finger bei der Operation hakenförmig übergelegt werden, nach unten geht der Cylinder in den gewöhnlichen Knauf, C und D über. In dem Halbcylinder liegt eine kräftige, stählerne Spiralfeder (...). Vollführt man nun behufs der Operation den Zug mit der rechten Hand an den geschweiften Seitenvorsprüngen und mit der linken Hand an*

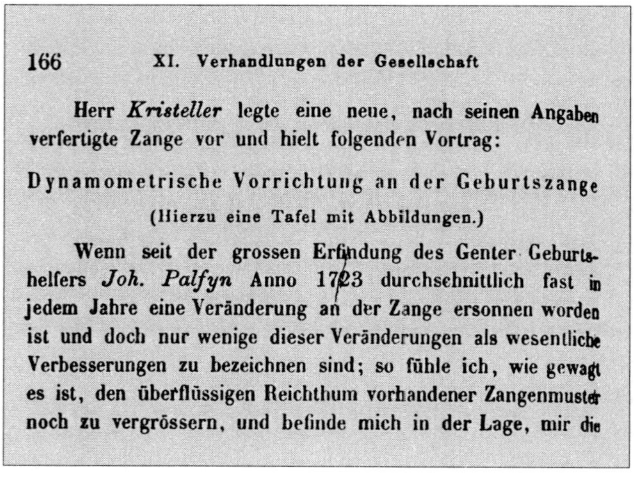

Abb. 6: Ausschnitt aus der Publikation des Sitzungsberichts der Berliner Gesellschaft für Gynäkologie und Geburtshilfe mit dem Vortrag Kristellers über seine Geburtszange

---

166   XI. Verhandlungen der Gesellschaft

Herr *Kristeller* legte eine neue, nach seinen Angaben verfertigte Zange vor und hielt folgenden Vortrag:

Dynamometrische Vorrichtung an der Geburtszange

(Hierzu eine Tafel mit Abbildungen.)

Wenn seit der grossen Erfindung des Genter Geburtshelfers *Joh. Palfyn* Anno 1723 durchschnittlich fast in jedem Jahre eine Veränderung an der Zange ersonnen worden ist und doch nur wenige dieser Veränderungen als wesentliche Verbesserungen zu bezeichnen sind; so fühle ich, wie gewagt es ist, den überflüssigen Reichthum vorhandener Zangenmuster noch zu vergrössern, und befinde mich in der Lage, mir die

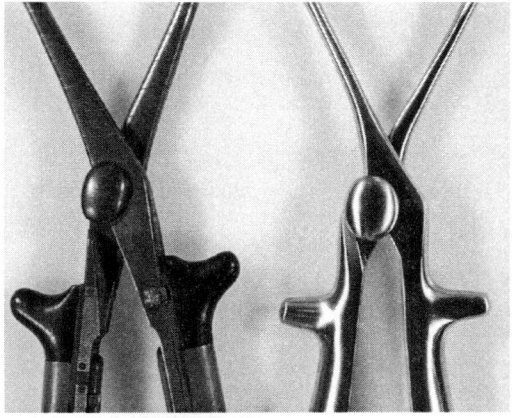

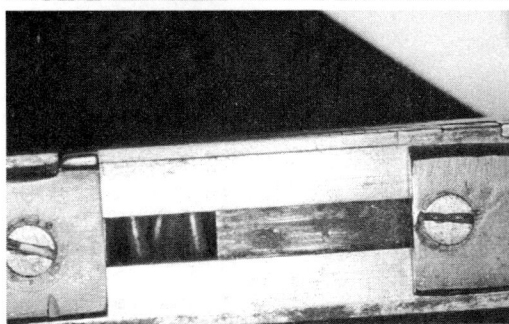

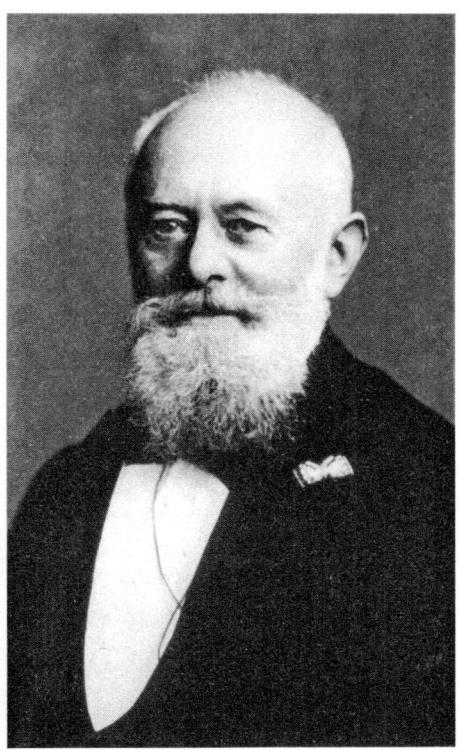

Abb. 7 (links oben): rechts *Naegele-Zange,* links *Kristeller-Forceps; Abb. 8:* Detail aus dem Griff der Kristeller'schen Geburtszange mit Feder zur Druckmessung; *Abb. 9:* Samuel Kristeller

den Griffen, so verschiebt man den Halbzylinder nach unten zu und drückt dadurch die Spiralfeder so lange zusammen, bis ihre Elasticität dem von uns beim Zuge aufgewandten Kraftmaasse das Gleichgewicht hält. Eine neben dem Cylinder unterhalb des Schlosses befindliche Scala hi zeigt uns die Raumtheile an, um welche wir die Feder zusammendrücken (...). So kann man während der Operation (...) ersehen, mit welchem Kraftaufwande man arbeitet" (Kristeller 1862; Abb. 6).

Eine zunächst sehr einfach erscheinende Idee wurde durch einen aufwändigen Umbau einer Naegele-Zange in die Tat umgesetzt. Kristellers Hoffnung war es, dass sich „mit

der Zeit gewisse Warnungszahlen ergeben, welche zu überschreiten der Operateur nur nach genauester Erwägung der Sachlage wagen sollte (...)" (Kristeller 1862; Abb. 7 u. 8).

Er vermutete, dass manche Verletzung der Mutter und mancher tödlicher Ausgang einer geburtshilflichen Operation für das Kind nicht vorgekommen wären, hätte der Operateur die Größe der Gewalt, die er anwendete, erkannt und dosiert (Kristeller 1862). Das Geschick und die Zugkraft des Geburtshelfers war praktisch das einzige Mittel, um z.B. bei einem Geburtsstillstand das Kind zu entbinden und den zu dieser Zeit noch sehr gefährlichen Kaiserschnitt zu umgehen (Abb. 9).

Matthias David

LITERATUR

1. Kristeller, S.: Neues Entbindungsverfahren unter Anwendung von äußeren Handgriffen (Vorläufige Mitteilung). Berliner klinische Wochenschrift 6 (1867) S. 56–59.

2. Kristeller, S.: Die Expressio foetus. Neues Entbindungsverfahren unter Anwendung von äußeren Handgriffen. Monatsschrift für Geburtskunde und Frauenkrankheiten 29 (1867) S. 337–387.

3. Krause, M.: Ist der Kristeller-Handgriff heute noch aktuell? Die Hebamme 17 (2004) S. 38–41.

4. Schulz-Lobmeyr I., H. Zeisler, N. Pateisky, P. Husslein, E. A. Joura: Die Kristeller-Technik: Eine prospektive Untersuchung. Geburtsh. Frauenheilk. 59 (1999) S. 558–561.

5. Simpson K. R., G. E. Knox: Fundal pressure during the second stage of labour. MCN 26 (2001) S. 64–70.

6. Kristeller, S.: De tartaro stibiato nonnulla experimenta. Inauguraldissertation. Berlin 1843.

7. Hirsch, A., Gurlt, E., Wernich, A.: Biographisches Lexikon der hervorragenden Ärzte aller Zeiten und Völker. Bd. 1–5. Urban und Schwarzenberg, Berlin und München 1962 (Nachdruck).

8. Jöckel, W.: Samuel Kristeller (1820–1900) – Sein Leben und seine Beiträge zur operativen Geburtshilfe. Inauguraldissertation, Mainz 1990.

9. Völker, B.: Dr. Samuel Kristeller – Leben und Wirken eines jüdischen Arztes in Berlin. Inauguraldissertation, Berlin 1987.

10. Wille; F. C.: 200 Jahre Entbindungsanstalt der Charité. Zugleich ein Beitrag zur Geschichte der Geburtshilfe in Berlin. Zeitschrift für Geburtshülfe und Gynäkologie 91 (1921) S. 409–429.

11. Kristeller, S.: Incision des Gebärmuttermundes als Mittel zur Geburtsbeförderung. Verhandlungen der Gesellschaft für Geburtshülfe 10 (1858) S. 184–192.

12. Bidder, E.: Zur Beurteilung der Kristeller'schen Expressionsmethode bei Kopflage. Zeitschrift für Geburtshülfe und Gynäkologie 3 (1878) S. 241–252.

13. Fasbender, H.: Geschichte der Geburtshilfe. G. Fischer, Jena 1906.

14. Wigand, J. H.: Beiträge zur theoretischen und praktischen Geburtshülfe und zur Kenntnis und Kur der Kinderkrankeiten, 2. Heft, Hamburg 1800.

15. Braun, C. R.: Lehrbuch der Geburtshülfe. Wien 1857.

16. Straßmann, P.: Anleitung zur aseptischen Geburtshülfe. S. Karger, Berlin 1895.

17. Kristeller, S.: Dynamometrische Vorrichtung an der Geburtszange. Verhandlung der Gesellschaft für Geburtshülfe 14 (1862) S. 6 –26.

Andreas D. Ebert*

WILHELM ALEXANDER FREUND

(1833–1917)

Am 30. Januar 1878 gelang einem 44-jährigen außerplanmäßigen Professor der Gynäkologie und Leiter einer angesehenen privaten Frauenklinik in Breslau eine bis dahin unmöglich erscheinende Operation bei einer Patientin mit Gebärmutterkarzinom (1). Erstmals wurde nach anatomischen Vorstudien eine geplante Hysterektomie mit systematischer Unterbindung der Blutgefäße durchgeführt. Der Name des Operateurs war damals bereits durch vielfältige, gediegene Arbeiten auf den Gebieten der Frauenheilkunde und der Geburtshilfe im engen Kreise der führenden deutschen Spezialisten durchaus bekannt, doch mit der bescheidenen und doch entscheidenden Publikation *„Eine neue Methode der Exstirpation des ganzen Uterus"* (2), wurde der jüdische Arzt nun schlaglichtartig weltbekannt.

Sein Name war Wilhelm Alexander Freund (Abb. 1).

Seine – heute kaum mehr bekannte – medizinhistorische Bedeutung erhielt Freund natürlich in erster Linie durch die Entwicklung einer anatomiegerechten Operationstechnik. Doch auch als Mitbegründer der Deutschen Gesellschaft für Geburtshilfe und Gynäkologie spielte er eine enorm wichtige Rolle. Dass Freund als Jude im jungen Kaiserreich ungetauft in die Position eines Ordinarius gelangte, hing in erster Linie mit dem von ihm eingeleiteten Paradigmenwechsel in der operativen Frauenheilkunde, aber auch mit der seit 1869

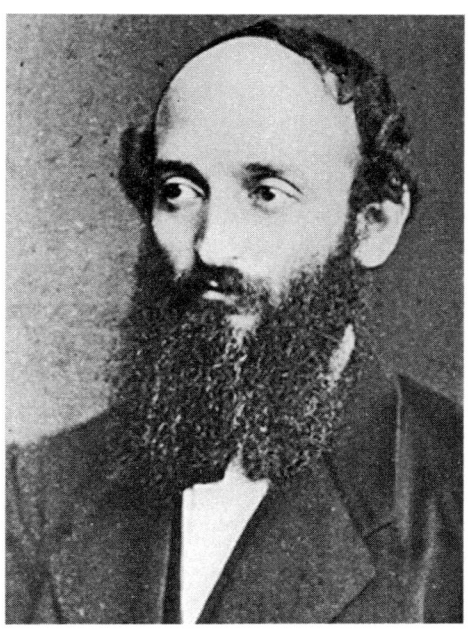

Abb. 1: Wilhelm Alexander Freund in seiner Breslauer Zeit. Das Porträt stammt aus dem Jubiläumsalbum unserer Gesellschaft (wahrscheinlich um 1874)

gültigen Gesetzgebung, der Neugründung der Straßburger „Reichsuniversität" im Gefolge des deutsch-französischen Krieges und der erfolgreichen Reichsgründung, mit dem ausdrücklichen Wunsch der damaligen Wissenschaftsadministration, die (verhältnismäßig unattraktiven) Straßburger Lehrstühle mit Gelehrten ersten Ranges zu besetzen sowie einer

* Ohne die Unterstützung der Kolleginnen aus den Archiven der Universitäten Strasbourg, Wroczlaw und Berlin sowie aus den Archiven der Stiftung Preussischer Kulturbesitz in Merseburg und in Berlin-Dahlem wäre die Erarbeitung dieses Kapitel unmöglich gewesen. Mein Dank gilt auch meinem Team in der Klinik für Gynäkologie und Geburtsmedizin im Vivantes Humboldt-Klinikum, das mir den „Raum" gab, neben der klinischen Arbeit zu schreiben und ganz besonders Eva Mittank, die mir die Kraft gab, es auch tatsächlich zu tun.

gehörigen Portion Glück des Tüchtigen zusammen. Die Entwicklung Wilhelm Alexander Freunds war so ungewöhnlich, dass sie einiger Vorbemerkungen bedarf.

Das Vorfeld: Die Situation jüdischer Hochschullehrer vor 1870

Ungetaufte jüdische Gelehrte wurden in Preußen bis in die späten 60er Jahre des 19. Jahrhunderts nur selten zur Habilitation oder gar in eine leitende akademische Position zugelassen. Richarz konnte belegen, dass der mit einer akademischen Karriere verbundene öffentliche Taufdruck weniger religiöse als soziale Gründe hatte (3). Mit dem Mathematiker Moritz Stern wurde 1859 der erste ungetaufte jüdische Wissenschaftler zum ordentlichen Professor in Göttingen berufen (4).

Das unter Hardenberg erlassene „Edikt, betreffend die bürgerlichen Verhältnisse der Juden", welches für das geschrumpfte preußische Gebiet nach dem Frieden von Tilsit erlassen wurde, machte aus den *„Schutzjuden"* des 18. Jahrhunderts nun „Einländer und preußische Staatsbürger" mit allen Pflichten (5). Die bürgerlichen Freiheiten wurden jedoch in der Realität nur für den jüdischen „homo oeconomicus" eingeführt, der volle rechtliche Status des Staatsbürgers, welcher u. a. auch den Eintritt in die öffentlichen Staatsämter oder aber die Offizierslaufbahn beinhaltete, war davon nicht betroffen (6):

„*§ 1, Die in Unserern Staaten jetzt wohnhaften, mit General-Privilegien, Naturalisations-Patenten, Schutzbriefen und Concessionen versehenen Juden und deren Familien sind für Einländer und Preußische Staatsbürger zu achten.*

(...) § 7, Die für Einländer zu achtenden Juden hingegen sollen, insofern diese Verordnung nichts Abweichendes enthält, gleiche bürgerliche Rechte und Freiheiten mit den Christen genießen.

§ 8, Sie können daher akademische Lehr-, Schul- auch Gemeindeämter, zu welchen sie sich geschickt gemacht haben, verwalten (...)."

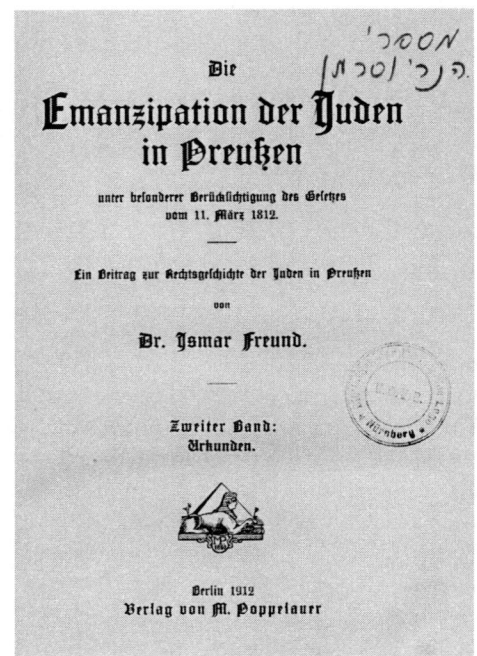

Abb. 2: Das berühmte Werk des Namensvetters zur Geschichte der Judenemanzipation

Der § 8 des Ediktes eröffnete somit erstmals formell den Zugang zu Positionen, die scheinbar nicht mit der Ausübung politischer Funktionen verbunden waren, worunter die akademischen Lehrämter, aber auch die Schulressorts zählten. Jüdische Kandidaten konnten sich, Qualifikation vorausgesetzt, nun zumindest um eine solche Anstellung offiziell bewerben, sofern das Amt nicht ein entsprechendes Glaubensbekenntnis zwingend voraussetzte (Abb. 2). Die Resultate an den Universitäten waren dürftig. Monika Richarz (7) konnte für die Zeit bis 1848 nur die verschwindend kleine Anzahl von 17 ungetauften jüdischen Privatdozenten an deutschen Universitäten ermitteln (8).

Exemplarisch ist der Fall des jüdischen Rechtsgelehrten Eduard Gans (1797–1839), eines Freundes Heinrich Heines, dem es trotz nachgewiesener Qualifikation erst nach der Taufe ermöglicht wurde, eine Professur an der Berliner Universität zu erhalten (9). De facto wurde extra für diesen Gelehrten eine königliche Kabinettsordre erlassen, welche den freien Zugang zu Lehrämtern für jüdische Akademiker unter dem Vorwand von „Missverhältnissen" zurücknahm. Am 4. Dezember 1822 wurde vom Staatsministerium die damit verfügte Aufhebung der Paragraphen 7 und 8 des Ediktes von 1812 bekannt gegeben. Mit der Restauration kamen die antiemanzipatorischen Kräfte zurück an die Macht, nicht nur in Preußen, sondern im ganzen deutschen Bund (10).

In den vierziger Jahren des 19. Jahrhunderts kam es in Deutschland zu einem Erstarken des Liberalismus, einer Bewegung, die in die Revolution von 1848 mündete (11). Auf der Tagesordnung stand nun u. a. wieder die volle Gleichberechtigung der Juden (12). Nach den Debatten des Ersten Vereinigten Landtages von 1847 erging an die Universitäten Preußens eine Zirkular-Verfügung, in welcher der Minister den Universitäten mitteilte und gleichzeitig anfragte (13):

„Das unter dem 23. Juli d. J. publizierte Gesetz über die Verhältnisse der Juden enthält Titel I. Abschnitt 1 und 2 die Bestimmung, daß Juden an Universitäten, soweit die Statuten nicht entgegen stehen, als Privat-Dozenten, außerordentliche und ordentliche Professoren der medizinischen, mathematischen, naturwissenschaftlichen, geographischen und sprachwissenschaftlichen Lehrfächer zugelassen werden können (...) Ew. Hochwohlgeboren ersuche ich daher, gefälligst zu veranlassen, daß zunächst die einzelnen Fakultäten, sodann auch Rektor und Senat darüber,

1) ob die bestehenden Statuten die in dem Gesetze vom 23. Juli d. J. ausgesprochene Zulassung der Juden zu den bezeichneten akademischen Lehrfächern gestatten oder nicht, und

2) ob, wenn die Statuten diese Zulassung nicht gestatten, eine Modifikation derselben für zulässig und angemessen zu erachten sei, näher berathen und sich äußern (...). Es ist deshalb [wegen der Wichtigkeit der Sache – A. E.] *darauf zu halten, daß zunächst die einzelnen Mitglieder der Fakultät viritim ihre Ansicht in einem motivirten Votum aussprechen, sodann die Fakultät zu einem Gesamt-Votum sich vereinige, die Vota der einzelnen Fakultäten alsdann dem Rektor und Senat vorgelegt werden, welche zuletzt die Sache in ihrem, die ganze Universität umfassenden Zusammenhang, unter Berücksichtigung der in den einzelnen Fakultäten abgegebenen Singular- und Gesamt-Gutachten, zu erwägen, ein Gutachten zu beschließen und solches unter Beifügung sämmtlicher vorausgegangener Verhandlungen einzureichen haben (...)."*

Diese aufwendige Prozedur verfehlte letztlich ihren Zweck, da die „Judenfrage" nach der Beschließung der Verfassung eine neue Form annahm (14).

Die Wiedergabe einiger Voten der befragten Universitätsprofessoren erfolgte in erster Linie deshalb, weil die damals von den führenden preußischen Gelehrten geäußerten Gedanken, Haltungen und Befürchtungen Generationen von Akademikern beeinflusst haben dürften, und zwar gerade jene Generation von jungen Studenten, die zwanzig oder dreißig Jahre später ihren Lehrern als Wissenschaftler in die akademischen Ämter folgte oder als Beamte in der preußischen Staatsverwaltung Führungspositionen einnahm. Spätestens nach 1869 gab es kein Gesetz mehr, das die Berufung jüdischer Wissenschaftler und Ärzte verbot, einschränkte oder anderweitig in Abrede stellte. Aber es gab *Prägungen*, die bestimmte Haltungen beeinflussten, den so genannten „informellen Konsens". Zu den Prägungen gehörte, wenn nicht ein latenter Antisemitismus, so doch wenigstens eine Abwehrhaltung, die trotz rationaler Berufung auf Menschenrechte und Humanität emotional immer vorhanden blieb und die in Abhängigkeit von politisch-ökonomischen Situationen in ihrer irrationalen Stärke variieren konnte. Insbesondere für die moderne bürgerliche Gesellschaft galt die prinzipielle Möglichkeit, durch fachliche Kompetenz und Integrität führende Positionen in Staat und Wirtschaft, Heer und Wissenschaft einnehmen zu können, als Indikator der Bürgerrechte, was auch für Minderheiten zutraf. Doch während diese Errungenschaften theoretisch für alle Bürger akzeptiert wurden, verhielt sich die reale Praxis in Preußen bezogen auf Minderheiten zumindest konträr (15).

An den Universitäten wurde die liberale Forderung nach Zulassung von Juden zu Universitätsämtern bis 1869 in der Praxis nur selten und widerstrebend gewährt. Besonders für Juristen und Theologen war die Zulassung jüdischer Gelehrter zu akademischen Ämtern schwer akzeptabel. Getaufte Juden, man denke an den Theologen Johann August Wilhelm Neander (16) (1789–1850), geboren als David Mendel, wurden problemlos integriert und konnten avancieren. Doch während die Theologen a priori selten Befürchtungen hinsichtlich eines ungetauften Theologen zu hegen brauchten, verhielten sich besonders die Juristen und Mediziner deutlich ambivalenter. So schrieb Professor August Wilhelm Heffter (1796–1880), der die Zulassung jüdischer Kandidaten zur Promotion untersuchte:

„Nur die Menschlichkeit führte zuerst dahin, den medizinischen Fakultäten die Promotion jüdischer Doktoren zu gestatten oder nachzusehen, damit jüdische Unterthanen oder Schutzverwandte sich geeigneten Medizinal-Personen von ihrer eigenen Stammgenossenschaft anvertrauen könnten (...)" (17).

Er verwies außerdem auf die Tatsache, dass sich die Bedeutung des akademischen Doktorgrades gewandelt habe und ein Anspruch auf einen Lehrstuhl nach Einführung der Habilitation nicht mehr gegeben sei. Die hinterfragte Einstellungsoption für jüdische Dozenten in definierten Fachgebieten deutete darauf hin, dass der Gesetzgeber überzeugt schien, dass diese zum Wohle des Staates und im Interesse des öffentlichen Unterrichts auch Juden anvertraut werden dürfen. Doch Heffter wurde in seinen persönlichen Überzeugungen sehr deutlich:

„Das Judenthum oder die jüdische Einwohnerschaft eines christlichen Staates hat inmitten eines solchen kein Recht auf völlige Gleichstellung mit dem christlichen Volksstamme, so lange es in seiner kastenartigen Abschließung mit seinen religiösen Vorurtheilen gegen das Christenthum und mit seinen Abweichungen von christlicher Sitte besteht (...). Dies darf jedoch keine Veranlassung werden, in der Duldung und in der Erfüllung der Pflichten christlicher Menschenliebe zu ermüden, so lange nicht die Gefahr droht, einem feindseligen Element zu unterliegen und selbst zum Opfer zu werden. Es ist jedem Einzelnen die Hand zu reichen und Gemeinschaft zu gewähren, der sich mit unserem Staat vertragen oder identifizieren will und dafür Bürgschaft gibt, daß er, wenn auch gläubig und festhaltend an seinem Kultus und Dogmen, sich dennoch von den krassen Konsequenzen desselben emanzipiert und lossagt. Nur auf dieser Grundlage kann die bürgerliche und politische Emanzipation der Juden angebahnt werden (...)"* (18).

Angestrebt wurde die Emanzipation durch völlige Assimilation, durch Aufgabe „nationaler" Eigenarten und durch Übernahme aller „Charakteristika" der deutschen Nation, die recht unkritisch, meist idealisierend, nebulös und subjektiv beschrieben wurden. Dennoch wussten die gelehrten Gutachter um die Traditionen, die Bedeutung und die Verdienste jüdischer Wissenschaftler in der Geschichte:

„Freilich, wenn man sich einen Stockjuden auf dem Lehrstuhl vorstellt, dem der Talmud der Inbegriff allen Wissens ist, und der (...) meint: wer den Talmud versteht, versteht alles, – so wäre es wohl um die Wissenschaft geschehen (...). Die Geschichte und Literatur bezeugen das Gegentheil. Im Mittelalter, unter der arabischen Herrschaft in Spanien, waren die Juden die Träger und Bewahrer bedeutender Zweige der Wissenschaft, der Aristotelischen Philosophie, der Astronomie, der Mathematik und des morgenländischen Sprachstudiums (...). Fehlt es in späterer Zeit an ähnlich glänzenden Erscheinungen bei dem Judenthum, so ist das gewiß dem äußers-

ten Druck (...) eher zuzuschreiben, als dem Mangel an Befähigung (...) und der einzige Spinoza wiegt wohl ein Jahrhundert in der Geschichte der Philosophie (...). Was aber den christlichen Staat betrifft, oder das Christenthum als Lebenselement des Staates, so kann es keinesfalls als schöpferisches Element der Wissenschaft angesehen werden, so wenig als das Judenthum, sondern nur als formales Regulativ, welchen Ton die Mittheilung der Wissenschaft und ihre Lehre für das Leben zu bewähren habe (...)" (19).

Aber der „eigenthümliche Geldschacher und Wuchersinn" der Juden und die auch fehlenden moralischen Garantien seien schwerwiegend (20), doch letztlich rang sich Heffter zu dem Satz durch:

„Stoße den nicht zurück, aus dem der Geist spricht, wenn er auch ein häßliches Gewand hat, gieb ihm vielmehr ein hochzeitlich Kleid. So kann ich nicht anders!" (21).

Doch es gab auch sehr kritische Stimmen. Insbesondere das Separatvotum von Prof. Friedrich Justus Karl Hecker ist aufgrund der Widersprüche, der irrationalen Befürchtungen und des Haftens an traditionellen Vorurteilen von Bedeutung:

„Kenntnisse, Talent und Geschick sind zwar die ersten Erfordernisse eines akademischen Lehramtes, sie reichen aber nicht hin, wenn sie nicht mit ehrenwerther Gesinnung und Anständigkeit verbunden sind, welche durch gute, ich meine nicht bloß durch glatte, sondern durch moralische Erziehung erworben und genährt werden. Daß diese Eigenschaften einem großen Theil der polnischen Juden, welche sich hier zum medizinischen Studium einfinden, abgehen, kann wohl nicht in Abrede gestellt werden. Viele von ihnen werden in früher Jugend, weil sie beim Handel nicht ankommen können oder dazu für untauglich gehalten werden, fast ohne alle Mittel und ausgestattet mit dem moralischen Gefühl, das im Elend des polnischen Judenthums zu erwerben ist, aus dem elterlichen Hause gewiesen. In drückender Armuth nur

von ihren Glaubensgenossen nothdürftig unterstützt, erwerben sie die nöthige Gymnasialbildung [! – A. E.] und bilden ihre zuweilen nicht unbedeutenden, oft sehr einseitigen Fähigkeiten mit zäher Beharrlichkeit aus. Ebenso geht es auf der Universität, wo sie ihren Unterhalt zum Theil dadurch erwerben, daß sie sich von den jüdischen Literaten zu allerhand Geschäften verwenden lassen. Es gibt rühmliche Ausnahmen, deren ich mich mit Vergnügen erinnere, und manchen tüchtigen und ehrenhaften jüdischen Studierenden bin ich während ihrer Studienzeit wie nachher behülflich gewesen. Diese Ausnahmen sind aber keine Regel. Mangel an guter Erziehung ersetzt sich sehr selten durch Ausbildung einer guten Anlage. Die meisten werfen sich mit schlauer Berechnung so auf die Medizin, daß ihnen die Ehre der Wissenschaft wie des Standes Nebensache ist. Dies hat sich bereits in der medizinischen Praxis ergeben, die hier und da ein wahrer Hausirhandel geworden ist. Daß diese Art Kandidaten zum medizinischen Lehrfach die Mehrzahl ausmachen werden, und daß sie leichter als manche christliche Kandidaten ihren Zweck erreichen könnten, weil ihnen ihre Gesinnung Mittel anzuwenden erlaubt, die von anderen gescheut werden, wie z.B. Servilität bei einflußreichen Personen, und weil sie überdies wie eine geschlossene Partei zusammenhalten, ist meines Erachtens ebensowenig in Abrede zu stellen, als das es ein großes Unglück für die Fakultät sein würde, die sich einem solchen Andrang am meisten bloßtellen soll, wenn eine gewisse Anzahl dieser Art Dozenten in ihr festen Fuß fassen sollte. Dies zu verhüten bleibt nichts übrig, als bei der Zulassung von Privatdozenten überhaupt nie das Bedürfnis zu überschreiten und mit verdoppelter Vorsicht und Strenge zu Werke zu gehen, bei der Anstellung von Professoren aber das Gutachten der Fakultäten bei jeder Gelegenheit geltend zu machen (...)" (22).

Bezeichnend war das Separatvotum von Prof. Ernst Horn (1774–1848) (23), zeitweilig ärztlicher Direktor der Charité, das die Aufmerksamkeit auf einen Aspekt des Gesetzes von 1847 lenkte, der seiner Meinung nach weitgehend unberücksichtigt blieb:

„Ungleich bedenklicher erscheint die Zulassung jüdischer Aerzte zu Physikatsstellen, welche jenes Gesetz ihnen gleichfalls einräumt, da der Physikus durch sein Amt in die Verwaltung der Gerichts- und Polizeibehörden unmittelbar eingreift und nicht nur, wie der akademische Lehrer, Talent und Kenntniß bedarf, vielmehr auch eine entschieden redliche Gesinnung, Zuverlässigkeit, Uneigennützigkeit und Unbestechlichkeit mitbringen muß, um die ihm als Physikus obligenden Pflichten, wie jene Behörden es zu erwarten berechtigt sind, zu erfüllen (...). Es ist in der That kein Vorurtheil, was dieser Besorgnis zu Grunde liegt, vielmehr eine Ueberzeugung, aus einem vieljährigen Verkehr mit Juden aus allen Klassen und Provinzen des Landes hervorgegangen (...)" (24).

Prinzipiell nahmen auch die Ordinarien der Breslauer Medizinischen Fakultät eine ablehnende Haltung gegenüber Juden und jüdischen Akademikern ein – sofern sie sich nicht taufen ließen. Das Hauptmotiv war und blieb die unerwünschte Konkurrenz (25). Und dieses Motiv wurde in verschiedensten Variationen modifiziert, wiederholt, erneuert und bekräftigt.

Auch der Hinweis auf Aufruhr und Gewalt durfte nicht fehlen, er war jedoch nur die Ouvertüre zu einem zweiten Separatvotum des Anatomen und Physiologen H. K. L. Barkow (1798–1873), welches offenbar nach der Lektüre des entsprechenden Gutachtens von Professor Julius Wilhelm Betschler (1796–1865), des Direktors der Breslauer Universitäts-Frauenklinik, entstand, da hieraus ganze Passagen übernommen wurden. Barkow entwarf ein Szenario, welches für die reagierende, nicht agierende preußische Ministerialverwaltung recht wohl klingen musste:

„Ich halte die Ansicht nur zu begründet, daß die Fakultät jüdisch werden wird, wenn die Schranken gelockert werden sollten, so lange der jetzige Geist unter den Juden fortdauert, und ich kann für ihre Zulassung nicht stimmen, so lange unausstehliche Arroganz und Eitelkeit, und eine Betriebsamkeit, welche zur Erreichung ihres vorgesteckten Ziels keine humane Rücksicht und keine Pietät kennt, bei ihnen vorwaltend ist, weil ich die Ueberzeugung habe, daß die Fakultät es nicht mit einzelnen Persönlichkeiten, sondern mit der Judenschaft zu thun haben wird (...). Die christlichen Privat-Dozenten werden bei der Betriebsamkeit der jüdischen die Konkurrenz mit den jüdischen nicht aushalten, die Zahl der christlichen Privat-Dozenten wird Anfangs abnehmen, und dann wird das Institut jüdisch werden (...). Daß die Zulassung der Juden zu akademischen Lehrämtern als ein Korrektionsmittel für ihren Charakter angewendet werde, muß ich als unzweckmäßig erachten (...). Die Humanität verkenne ich nicht, welche jener Ansicht zum Grunde liegt, aber die Fakultät wird an Achtung verlieren, wenn sie als eine Art Besserungsanstalt betrachtet werden soll (...)" (26).

In die gleiche von Vorurteilen belastete Richtung zielte das Separatvotum des Chirurgen T. W. G. Benedict (1785–1862):

„Die Judenemanzipation kann nur gelingen, sobald der Jude selbst arbeitet, sobald er im Schweiße seines Angesichts sein Brot isst, nicht andere und zwar Christen für sich arbeiten läßt (...) sobald er nicht von dem den Christen abgenommenen Gewinn und von dem Schweiße desselben sich nährt, und diesen für sich arbeiten läßt. Nun ist es aber auffallend, daß alle Versuche, dieses unglückliche Volk zu diesem Bessern und zu der Selbstarbeit anzuleiten, welche beinahe von allen Regierungen in den Ländern, wo Juden zahlreich sind, mit redlichem Sinne unternommen wurden, mißlungen sind (...)" (27).

Und er ließ seinem Zorn über die unerwünschte Konkurrenz freien Lauf, indem er die gesamte Negativliste im allgemeinen Verständnis gängiger jüdischer Eigenschaften aufzählte.

Von Objektivität, wie sie in der Wissenschaft – und auch in der Chirurgie – gefordert wurde, war in dem Augenblick, wo eigene Einflussbereiche und Einkommensmöglichkeiten bedroht schienen, nichts mehr vorhanden:

„Oder der Israelit studiert. Da studiert er entweder die schönen Wissenschaften, oder die Medizin. Aus dem jüdischen Studiosus philosophiae sind nun in den letzten zwanzig Jahren jene zahllosen Journal-Literaten hervorgegangen, welche unsere Journale und Zeitungen größtentheils in der Gewalt haben (...). Der größte Theil derselben besitzt die Kraft, über alles mit dem größten Ungestüm die schimpflichsten Invektiven zu deren Vernichtung loszulassen. Unter der Zahl dieser Literaten befindet sich die größte Zahl der jetzt unser politisches Leben auf gleiche Weise unterwühlenden politischen Agitatoren. Unter 10 politischen Agitatoren der neuern Zeit sind gewiß 6–7 getaufte oder ungetaufte Juden. Diese betreiben vor allem das Emanzipationsgeschäft, um für die Zukunft freiern Spielraum zu haben. Sie sind (...) zum Theil die treuen Helfer der unter uns im Finstern schleichenden revolutionären Propaganda. Es wird dabei die antichristliche Tendenz dieser Parteien immer klarer, wie der doppelte Zweck, den Sturz der legitimen Regierung und den Untergang des positiven Christenthums unter den einzelnen Klassen der Dissidenten zu befördern (...). Da unter unsern Studierenden der Medizin wenigstens 3/5 Israeliten sind, so würden die meisten unserer christlichen Kollegen kein Kollegium mehr zustande bringen, da die jüdischen Mediziner nur bei ihren Leuten hören würden. Ich kann umso eher hierüber sprechen, da ich für das Fach der Chirurgie unbedroht bin, welches den Israeliten weniger zusagt und nur von den besten und tüchtigsten unter ihnen kultiviert wird (...)."

Die fortschreitende Assimilation preußischer Juden, besonders in akademischen Kreisen, wurde ignoriert, jüdische Preußen schien es im Bewußtsein vieler Hochschullehrer nicht zu geben, bestenfalls preußische Juden oder, noch genauer, Juden in Preußen (28).

Doch es fanden sich unter Breslaus Ordinarien auch solche, denen zwar der jüdische „Nationalcharakter" widerstrebte, die aber doch prinzipiell jüdischen Gelehrten nicht die Fähigkeit absprachen, gute Wissenschaftler oder Hochschullehrer zu sein oder zu werden. Einer von ihnen war der bereits erwähnte Geburtshelfer Julius W. Betschler (29). Erwähnenswert ist dieser Geburtshelfer schon deshalb, weil er jahrelang in seiner Klinik einen so hohen Anteil jüdischer Assistenten beschäftigte, dass Barkows Vision vom „jüdischen Institut" hier eigentlich schon Realität geworden war.

Betschler war, neben Frerichs, *der* akademische Lehrer von Wilhelm Alexander Freund und dessen Bruder, Maximillian Bernhard Freund. Professor Betschler, der aufgrund seiner jahrelangen militärärztlichen Gutachtertätigkeit über exzellente Beziehungen verfügte, gelang es nicht, seinen fähigsten Assistenten, W. A. Freund, der erst sehr viel später Ordinarius in Straßburg wurde, auch nur zum außerordentlichen Professor in Breslau zu ernennen. Mehrere seiner Gutachten befinden sich im Geheimen Staatsarchiv Preußischer Kulturbesitz in Berlin (30). Betschler schrieb:

„Die Medizin ist unabhängig von jeder Religion und jeder Konfession und wird von keiner religiösen Ansicht oder Satzung berührt, weder der Christ, noch Jude und Mohamedaner kann nach Maßgabe seines Glaubens irgend einen Theil derselben besonders beanspruchen, denn sie ist und bleibt Allgemeingut. Könnte a priori noch ein Zweifel darüber obwalten, ob der Jude zur Ausübung und Kultivirung der Medizin, sowie zum Lehrer derselben qualifizirt sei: so wird dieser ganz entschieden durch die Erfahrung beseitigt, da fast jede Zeit auch unter den Juden gelehrte Aerzte aufzuweisen hat, und selbst die neueste von der Existenz jüdischer Professoren der Medizin Zeugnis ablegt (...)" (31).

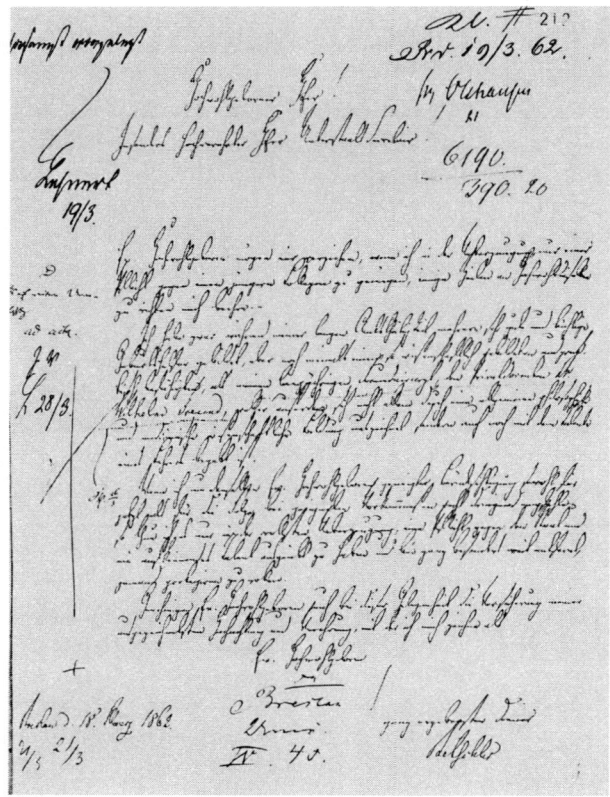

Abb. 3: Antrag J. W. Betschlers auf Ernennung seines Schülers W. A. Freund zum Extraordinarius

Von seinem Pauschalurteil über den *jüdischen Charakter* wandte er sich nach 1855/56 scheinbar ab, da der junge, talentierte Jude W. A. Freund zu seinem engeren Familien- und Freundeskreis gehörte, doch noch 1847 hieß es:

„Es liegt in dem vorwaltenden Egoismus des jüdischen Charakters, welcher nach der einen Seite unausstehliche Arroganz und Eitelkeit, nach der anderen aber eine Betriebsamkeit erzeugt, welche zur Erreichung des vorgesteckten Zieles keine humane Rücksicht und keine Pietät kennt (...)."

Der Befürchtung, dass jüdische Akademiker, jüdische Intelligenz, ja Juden überhaupt, die Grundfesten Preußens und des Christentums erschüttern könnten, stellte sich in seinem Seperatvotum auch der Königsberger Arzt Prof. Hirsch mit Gelassenheit entgegen:

„Lassen wir die Wissenschaft ruhig ihren eignen Weg verfolgen, und werfen wir die kleingläubige Furcht hinter uns, daß das Christenthum in seiner unermeßlichen Lebenskraft durch irgend welche Auffassungen der Natur- und Heilkunde, der Mathematik und Grammatik gefährdet werden könne (...)" (32).

Die Problematik jüdischer Dozenten wurde von Hirsch als willkommener Anlass genommen, die eigene Unzufriedenheit mit einigen preußischen Missständen im Hinblick auf die Wissenschaftspolitik zu besprechen. Hirsch bediente sich dabei einer vorsichtigen, aber deutlichen Sprache:

„Die ausgezeichneten Talente sind aber in keiner Wissenschaft so häufig, daß man nicht trachten sollte, das Gebiet, in dem sie gefunden werden könnten, möglichst weit oder vielmehr gar nicht zu umgrenzen (...)."

Denn es ging nicht mehr nur um die Benachteiligung der Juden, sondern auch um die Zurückstellung von Katholiken, also von Christen, d.h. es ging ihm um Vergeudung wertvollen geistigen Potenzials der Gesellschaft (33). Und sarkastisch befand Hirsch:

„(...) eine Furcht aber vor der jüdischen Konkurrenz in der Wissenschaft ist eine Beschimpfung der Intelligenz unserer christlichen Glaubensbrüder, und die Voraussetzung, daß Juden durch Hilfe von Geld-Konnexion oder anderen Mitteln bei geringer Qualifikation christlichen Mitbewerbern den Rang ablaufen könnten, wäre eine Beleidigung unserer Staatsregierung, deren Widerlegung mir so unziemlich als überflüssig erscheint (...)."

Fasst man die Voten preußischer Hochschullehrer inhaltlich zusammen, so findet man insbesondere bei den Vertretern der medizinischen Fakultäten in erster Linie Hinweise auf eine befürchtete Konkurrenz. Dabei nahmen sich die Ordinarien selbst aus – und projizierten ihre vorurteilsbehafteten Ängste mehrheitlich auf die Gruppe des akademischen Nachwuchses: die Privatdozenten und Extraordinarien. Diese könnten der „Betriebsamkeit" jüdischer Kollegen keinesfalls gewachsen sein. Besonders die Breslauer Mediziner – Breslau hatte eine große jüdische Gemeinde – konnten ihre Befürchtung bezüglich finanzieller Einbußen aufgrund harter Konkurrenz nur schlecht hinter schamhaft national gefärbten Argumenten verbergen. Auch Monika Richarz wies schon auf die im Vormärz bestehende Diskrepanz zwischen der steigenden Zahl von Universitätsabsolventen und der geringen Zahl frei werdender Staatsämter hin (34), also auf den wesentlichen Aspekt zunehmender Konkurrenz, der durch Untersuchungen für die späteren Jahre des 19. Jahrhunderts untermauert wurde.

Noch unter dem Eindruck der revolutionären Ereignisse trat am 27. Dezember 1848 das Gesetz über die Grundrechte des deutschen Volkes in Kraft, welches den Juden die volle Gleichberechtigung verfassungsmäßig garantierte (35). Das religiöse Bekenntnis durfte ab dem 27. Dezember 1848 die staatsbürgerlichen und bürgerlichen Rechte weder bedingen noch beschränken. Doch die liberalen Kräfte waren politisch bereits auf dem Rückzug. Österreich, Preußen, Bayern und Hannover erkannten das Gesetz im Gegensatz zu anderen deutschen Staaten nicht an (36). Nach dem Scheitern der bürgerlichen Revolution hob schon am 23. August 1851 der Bundestag des Deutschen Bundes die Grundrechte offiziell wieder auf. Trotz der politischen Reaktion konnte man nicht mehr zu den vorrevolutionären Ausgangspunkten zurückkehren. In Preußen wurde der Gleichheitsgrundsatz für die religiösen Bekenntnisse

in die revidierte Verfassung vom 31. Januar 1850 übernommen (37). Doch während Artikel 12 der Verfassung den Genuss der bürgerlichen und staatsbürgerlichen Rechte unabhängig vom religiösen Bekenntnis festschrieb, besagte der Artikel 14, dass die christliche Religion, unbeschadet der im Artikel 12 gewährleisteten Religionsfreiheit, bei denjenigen Einrichtungen des Staates, welche mit der Religionsausübung im Zusammenhang stehen, zu Grunde gelegt sei. Bis Ende der 1850er Jahre gab es mehrere Vorstöße, den Artikel 12 ganz zu streichen (38), was zwar vom Gesetzgeber nicht zugelassen wurde, wohl aber zu einer permanenten Aushöhlung der Bedeutung des Artikels führte. Rürup belegte, dass preußische Juden von der Wahrnehmung ständischer Rechte in den Kreis- und Provinziallandtagen ausgeschlossen blieben und zu Schulzenämtern nicht zugelassen wurden. Der Zugang zu öffentlichen Ämtern wurde ihnen erschwert und die juristische Laufbahn verwehrt. Insbesondere blieben sie auch von allen Lehrämtern ausgeschlossen, was sich bei den preußischen Universitäten Berlin, Königsberg, Bonn, Greifswald und Halle 1860 dahingehend äußerte, dass es kaum jüdische Dozenten oder Professoren gab. Aber unter den Hochschullehrern waren zahlreiche Wissenschaftler, die sich noch vor 1848 die Habilitation an einer preußischen Universität mit der Taufe erkaufen mussten, konnten oder wollten (39).

Die Revolution, so Rürup, war nicht der Schlusspunkt der Emanzipationsgeschichte, sondern lediglich der Übergang zu ihrer letzten Phase. Mit dem Wiedererstarken des Liberalismus Ende der 1850er Jahre fielen in zahlreichen deutschen Teilstaaten die letzten Rechtsbeschränkungen, so 1860 in Hamburg, 1862 in Baden, 1864 in Württemberg und Frankfurt/M und 1868 in Sachsen (40). Bereits 1867 erhielten die Juden in Österreich die völlige staatsbürgerliche Gleichstellung. In Preußen erfolgte der Schritt zur völligen Gleichstellung erst mit dem Emanzipations-

Verteilung der Hochschullehrer nach ihrer Religionszugehörigkeit

Hochschullehrer	Gesamt	Ordinarien	Extraordinarien	Privatdozenten
Protestanten	160/200 (80%)	72/76 (94.7%)	33/43 (76.7%)	55/8 (67.9)
Juden	27/200 (13.5%)	1/76 (1.3%)	5/43 (11.6%)	21/81(25.9%)
Katholiken	11/200 (5.5%)	2/76 (2.6%)	5/43 (11.6%)	4/81 (4.9%)
Unbekannt	2/200 (1%)	1/76 (1.3%)	—	1/81 (1.2%)

gesetz des Norddeutschen Bundes vom 3. Juli 1869, welches als Reichsgesetz 1871 übernommen wurde. Rechtliche Unterschiede zwischen Christen und Juden wurden per Gesetz in keinem deutschen Staat mehr zugelassen:

„Alle noch bestehenden, aus der Verschiedenheit des religiösen Bekenntnisses hergeleiteten Beschränkungen der bürgerlichen und staatsbürgerlichen Rechte werden hierdurch aufgehoben. Insbesondere soll die Befähigung zur Teilnahme an der Gemeinde- und Landesvertretung und zur Bekleidung öffentlicher Ämter vom religiösen Bekenntnis unabhängig sein (...)" (41).

Das akademische Umfeld an der Schlesischen Friedrich-Wilhelms-Universität zu Breslau um 1870

Zu Beginn des Jahres 1870 gab es an den preußischen Universitäten 200 Hochschullehrer (42), wozu ordentliche Professoren, ordentliche Honorarprofessoren (43), außerordentliche Professoren und Privatdozenten gezählt wurden (Tabelle).

Auffallend war mit insgesamt 13,5% der hohe Anteil jüdischer Mediziner an den preußischen medizinischen Fakultäten. Ein Blick auf die Religionszugehörigkeit innerhalb der definierten akademischen Gruppen relativiert jedoch diesen Eindruck. Den einzigen jüdischen Ordinarius des Königreiches Preußen stellte die Kieler medizinische Fakultät mit

dem berühmten Pathologen Julius Cohnheim, der, ursprünglich aus Breslau kommend, später an die Universität Leipzig berufen wurde.

Neben der Tatsache, dass auch die akademischen Gruppen der Extraordinarien und Privatdozenten eindeutig von Protestanten dominiert wurden, fällt auf, dass in der Gruppe der Extraordinarien eine Parität zwischen katholischen und jüdischen Gelehrten bestand. Weiter zeigt sich in der Gruppe der Privatdozenten, dass 25,9% dieser Kandidaten für ein Ordinariat Juden waren. Somit waren neben den Protestanten die jüdischen Mediziner die zweitstärkste Gruppe an den preußischen Universitäten, wobei sich dieses Verhältnis in den Besetzungen der Ordinariate nicht widerspiegelte. Jüdische Ärzte und Wissenschaftler lehrten an der Universität in erster Linie als unbezahlte Privatdozenten oder in selteneren Fällen als ebenfalls un- oder unterbezahlte Extraordinarien.

Um die Entwicklung Wilhelm Alexander Freunds besser verstehen zu können, lohnt sich ein Blick auf die Breslauer Medizinische Fakultät zum Zeitpunkt der Reichsgründung – und auf ihre jüdischen Hochschullehrer.

Die Medizinische Fakultät der Schlesichen Friedrich-Wilhelms-Universität zu Breslau bestand 1870 aus 24 Hochschullehrern, wobei den sieben ordentlichen Professoren sechs Extraordinarien und 11 Privatdozenten zur Seite standen (44). 67% des Lehrkörpers waren Protestanten, 8% waren Katholiken und

25 % waren Juden. Die Mehrzahl der Ordinarien (86 %), alle Extraordinarien und 36 % der Privatdozenten waren Protestanten. Ein Ordinarius (14 %) und ein Privatdozent waren Katholiken.

Immerhin 55 % der Breslauer Privatdozenten waren Juden. Dazu zählten neben Wilhelm Alexander Freund (1833–1917), der Pathologe und Physiologe Leopold Auerbach (1828–1897), der Pathologe und Internist Wilhelm Ebstein (1836–1912), der Augenarzt Hermann Cohn (1838–1906), der Hautarzt Heinrich Köbner (1838–1904) und der Hygieniker bzw. Epidemiologe Raphael Finckenstein (1828–1874).

Wer waren diese Männer? Sollten wir sie heute noch kennen?

Leopold Auerbach (45) ist noch heute durch seine Entdeckung des Nervenplexus im Darm (Plexus myentericus, Auerbach'scher Plexus) jedem Studenten der Medizin bekannt. Auerbach wurde am 27. April 1828 in Breslau geboren und studierte Medizin in Breslau, Berlin und Leipzig. 1849 erhielt er den Doktortitel, 1850 seine Approbation als Arzt. 1855 heiratete er Arabelle Heß, mit der er 6 Kinder hatte. Er konnte sich 1863 in Breslau habilitieren, wo er dann 1872 zum außerordentlichen Professor ernannt wurde. Er führte als einer der ersten Wissenschaftler die aufkommenden Färbemethoden in seine neuropathologischen Forschungen ein. Neben der Entdeckung des Plexus myentericus publizierte Auerbach wichtige und z. T. auch bleibende Erkenntnisse über Erkrankungen des Rückenmarkes (1853), über Muskelreizung (1861, 1862), den Bau von Blut- und Lymphkapillaren (1865) und über Muskelhypertrophie (1871). Im o. g. Wintersemester hielt Auerbach die Vorlesung „Grundzüge und Methoden der Elektrotherapie" und „Über den Gebrauch des Mikroskopes".

Leopold Auerbach hatte zwei bekannte Söhne, die inner- und außerhalb des Universitätssystems Karriere machten: Felix Auerbach (1856–1933) (46), der 1889 zum a. o. Professor für theoretische Physik an die Universität Jena berufen wurde, an welcher 1923 seine Berufung zum Ordinarius erfolgte. Friedrich Auerbach (1870–1925) (47) promovierte nach seinem Studium in Breslau und Leipzig 1893 in Breslau, wo er 1893 Assistent am Chemischen Institut unter Professor Ladenburg wurde. Von 1894–1903 arbeitete er in verschiedenen chemischen Laboratorien und ab 1904 im Reichsgesundheitsamt, wo er zum Oberregierungsrat ernannt wurde. Er heiratete Ida Coblenz. Ida Coblenz nahm sich angesichts der drohenden Deportation 1942 das Leben. Aus dieser Ehe stammt Prof. Dr. phil. Charlotte Auerbach, Biologin in Edinburgh.

Der Name Wilhelm Ebsteins ging durch das Ebstein-Syndrom, eine seltene Form der Angiokardiopathie, noch in die aktuelle Auflage des Medizinischen Wörterbuches „Pschyrembel" ein. Ebstein arbeitete zunächst im Physiologischen Institut unter Rudolf Heidenhain (1834–1897), der getauft war, und wurde dann – in den Akten 1880 geführt – Ordinarius für Innere Medizin in Göttingen (48). Seine Berufung nach Göttingen erfolgte allerdings schon 1874. Dort schuf er eine mustergültige Medizinische Klinik mit verschiedenen, z. T. neuartigen Laboratorien. Ebsteins Untersuchungen galten als Beispiele tiefster Gründlichkeit und strengster Kritik. Seine Ideen wirkten sich befruchtend auf die Forschungsgebiete Stoffwechselerkrankungen, Nierenerkrankungen und Lebererkrankungen aus. Mit seinen Studien über Fettleibigkeit, Gicht, Harnsteine und Diabetes schuf sich Ebstein national und international einen Namen als Diagnostiker und Therapeut. Im Untersuchungszeitraum hielt Ebstein eine für Privatdozenten typische Lehrveranstaltung „Über Auskultation und Perkussion" ab, die er durch die speziellere Vorlesung „Über Magenkrankheiten" ergänzte. Später führte er in die klinischen Untersuchungsmethoden die „Tastperkussion" ein.

Hermann Cohn las im Wintersemester 1869/70 „Über das Auge und seine Pflege" und gab praktische Übungen mit dem Augenspiegel. Er wurde am 4. Juni 1838 in Breslau geboren, studierte von 1857–1860 Naturwissenschaften, speziell Physik und Chemie, in Breslau und Heidelberg bei Bunsen, Kirchhoff und Helmholtz und promovierte 1860 in Breslau mit einer von Bunsen betreuten chemischen Untersuchung zum Doktor der Philosophie. Von 1860–1863 studierte er in Breslau und Berlin Medizin, wo er auch zum Doktor der Medizin promovierte. Bis 1866 war Cohn als Assistenzarzt der Augenklinik unter Prof. Foerster und dann als praktischer Augenarzt in Breslau tätig. Seine Habilitation erfolgte 1868, seine Ernennung zum a. o. Professor folgte 1874 (49). Cohn publizierte u. a. „Untersuchungen über die Tages- und Gasbeleuchtung in den Auditorien der Breslauer Universität" (Berliner klin. Wschr., 22/51. – Berlin 1885), „Die Augen der Frauen" (Breslau 1879) sowie „Wie sollen Bücher und Zeitungen gedruckt werden? Vom augenärztlichen und technischen Standpunkt" (zusammen mit R. Rübencamp, Braunschweig 1903). Er publizierte über Schussverletzungen des Auges (Erlangen 1872), über Farbenblindheit (Breslau 1879) sowie über die Verhütung der Augeneiterung bei Neugeborenen (Berlin 1896). Bleibende Verdienste erwarb sich Cohn auch durch die Betonung der augenärztlichen Schulhygiene.

Heinrich Köbner hatte sich 1869 gerade habilitiert, denn sein Name fehlt noch im Vorlesungsverzeichnis. Er wurde in Breslau geboren und studierte an der Universität seiner Heimatstadt und in Berlin von 1855–1859. Seine Dissertation behandelte „Physiologisch-chemische Untersuchungen über Rohrzuckerverdauung" (Breslau 1859). Nach Studienaufenthalten in Wien und Paris folgten weitere Arbeiten zur Thematik Lepra, Schanker und Syphilis. Köbner liess sich in Breslau nieder und gründete 1861 seine erste private Poliklinik für Hautkrankheiten und Syphilis, deren Patientenmaterial er wissenschaftlich auswertete, wie aus seinen zahlreichen Publikationen ersichtlich ist (50). 1869 habilitierte sich Köbner, und bereits 1872 erfolgte der Ruf auf das neu errichtete Breslauer Extraor-

dinariat für Hautkrankheiten sowie 1876 die Berufung zum Direktor der Universitätsklinik und Poliklinik für Hautkrankheiten und Syphilis (51). Die schnelle Ernennung zum a. o. Professor sowie die Berufung zum Direktor legen den Verdacht nahe, dass er sich habe taufen lassen (52). Die tatsächliche Taufe erfolgte jedoch erst am 25.2.1898 in Berlin (53). Anscheinend aufgrund seiner angegriffenen Gesundheit legte Köbner mit knapp 40 Jahren sein Lehramt nieder. 1877 siedelte er nach Berlin über, wo er interessanterweise 1884 erneut eine Poliklinik gründete, die er auch zu Lehrzwecken nutzte. 1897 wurde Heinrich Köbner zum Geheimen Medizinalrat ernannt. Er starb am 3. September 1904.

Sein Sohn, Otto Köbner (54), studierte nach der Reifeprüfung am Berliner Wilhelms-Gymnasium in Freiburg, Berlin und Wien Rechtswissenschaften. Er promovierte 1891 zum Doktor der Rechtswissenschaft und 1895 zum Doktor der Philosophie in Berlin. 1898 wurde Otto Köbner getauft. 1905 erfolgte die Habilitation ebenfalls in Berlin, jedoch bereits 1902 die Ernennung zum Titularprofessor. Otto Köbner war 1891 Referendar in Berlin, wurde 1897 Gerichtsassessor und 1898 Mitarbeiter im Reichsmarineamt. 1900 erfolgte seine Ernennung zum Kaiserlichen Justizrat und etatmäßigen Hilfsrat bei der Zentralverwaltung in Kiautschou. 1901 wurde er Admiralitätsrat, 1906 dann auch Wirklicher Admiralitätsrat und vortragender Rat im Reichsmarineamt. Von 1901–1906 lehrte Köbner Konsular- und Kolonialrecht am Seminar für Orientalische Sprachen der Universität Berlin. 1908 erhielt er die Berufung zum nichtbeamteten a. o. Professor an der Berliner Handelshochschule. Nach seiner Ernennung zum Geheimen Admiralitätsrat 1913 wirkte O. Köbner von 1915–1920 als Referent im Reichsministerium des Innern. 1917 erfolgte die Berufung zum Honorarprofessor der Berliner Universität. Nach der Ernennung zum Geheimen Oberregierungsrat (1919) wurde Köbner 1925 zum ordentlichen Professor für Auslandskunde, Auslandspolitik und Kolonialwesen sowie zum Direktor am Institut für Wirtschaftswissenschaften berufen. Im September 1933 erfolgte die Emeritierung. Am 27.1. 1934 starb Otto Köbner in Heidelberg.

Raphael Finckenstein (1828–1874) lehrte über „Hodegetik und Encyklopädie" sowie „Über die Geschichte der Syphilis". Der gebürtige Breslauer studierte in seiner Heimatstadt von 1846–1850. In den folgenden Jahren arbeitete er als praktischer Arzt, bevor er sich 1854 für das Fachgebiet Geschichte und Geografie der Medizin und Epidemiologie habilitierte. Er publizierte neben zahlreichen Fachaufsätzen größere Arbeiten über Volkskrankheiten (1857) sowie eine Geschichte der Syphilis (Breslau 1870). Außerdem war Finckenstein literarisch begabt, was sich in seinem Buch „Dichter und Ärzte. Ein Beitrag zur Geschichte der Literatur und zur Geschichte der Medicin" (Breslau 1863) sowie in einem Bühneneinakter „Bei Saarbrücken" (1870) niederschlug, der in diesen sehr patriotischen Jahren über die meisten deutschen Bühnen ging. Sein „poetischer Nachlass" erschien nach seinem Tode (31. Juli 1874) in Breslau 1875.

Interessanterweise gab es bereits vor 1860 einen weiteren bekannten jüdischen Privatdozenten der Medizin in Breslau, wie an der Person Bernhard Cohn (1827–1864) (55) belegt werden kann, der in Breslau studierte und 1850 promovierte („De cellularum sanguinearum functione atque structura"). Bereits 1856 konnte sich Cohn habilitieren („De embolia ejusque sequelis experimenta nonnulla") und wurde dann für sieben Jahre Assistent an der Medizinischen Klinik unter Frerichs. Cohn publizierte 1860 seinen Klassiker „Klinik der embolischen Gefäßerkrankungen mit besonderer Berücksichtigung auf die ärztliche Praxis" (Hirschwald, Berlin), für den er 1862 den Monthyon-Preis von der Pariser Akademie verliehen bekam. 1861 wurde er Primararzt am Allerheiligen-Hospital in Breslau. Er starb nach längerem Leiden mit 37 Jahren in seiner Heimatstadt. Auch Gabriel Gustav Valentin (1810–1883), ein Adept aus der physiologischen Schule Purkinjes, begann als Sohn eines jüdischen Goldschmiedes seine wissenschaftliche Laufbahn in Breslau, wurde jedoch aufgrund der konfessionellen Hindernisse Ordinarius für Physiologie in Bern, wobei fast gleichzeitig auch Angebote aus Lüttich und Dorpat vorlagen, die jedoch mit einem Konfessionswechsel verbunden gewesen wären (56).

Zu den Medizinern jüdischer Herkunft sind weiterhin August Wilhelm Eduard Henschel (1790–1856), Moritz Heinrich Mendel (1777–1813) (57) und Samuel Guttentag (1786–1813) zu zählen (58). Der getaufte Internist Henschel war von 1852–1853 Rektor der Breslauer Universität. Mendel gehörte zu den bekannten Geburtshelfern seiner Zeit und war Direktor der geburtshilflichen Klinik. Guttentag verlor nach seiner Habilitation 1815 seine venia legendi 1823 und wurde später dirigierender Arzt des Jüdischen Hospitals in Breslau (59).

Einer der berühmtesten Ordinarien der Breslauer Universität war der Internist Hermann Lebert (1813–1878), der vor seiner Taufe Lewy hieß (60). Lebert, geboren in Breslau, studierte in Berlin und Zürich (bei Schönlein), wo er 1834 promovierte. Die nächsten Monate verbrachte er mit botanischen Studien bevor er zu G. Dupuytren (1777–1835) und P. C. A. Louis (1787–1872) nach Paris ging. 1838 ließ er sich in Bex/Kanton Waadt nieder und pendelte eine Zeit lang zwischen Bex und Paris, wo er vergleichend-anatomische Studien durchführte. Lebert war einer der ersten Mediziner, die das neu erfundene Mikroskop in der pathologischen Anatomie einsetzten. Nach einem Aufenthalt in Berlin (1845/46) ließ er sich in Paris nieder, wo er sowohl klinisch als auch wissenschaftlich tätig war. 1853 folgte er einem Ruf als Professor für klinische Medizin nach Zürich, bevor er 1859 als Ordinarius nach Breslau ging.

Einen immensen und bleibenden Einfluss auf die Medizingeschichte hatte damals ein weiterer jüdischer Gelehrter von der Breslauer *philosophischen* Fakultät, der durch seine eigenen Forschungen und seinen wissenschaftlichen Weitblick Weltruf erlangte: Ferdinand Cohn.

Cohn stammte aus einer begüterten Familie und studierte seit 1844 Naturwissenschaften und Medizin in Breslau und Berlin, habilitierte sich 1850 und war seit 1859 a. o. Professor der Botanik in Breslau, wo er sich zu einem

Begründer der modernen Mikrobiologie entwickelte, verschiedene grundlegende physiologische Prozesse der Mikroorganismen beschrieb und die Grundlagen der modernen Taxonomie schuf. Da es an der Universität in Breslau keine Mittel gab, kaufte Vater Cohn seinem habilitierten Sohn die notwendige Grundausstattung für sein Labor sowie ein Mikroskop. Man sagte, es habe 312 Taler gekostet, was viel Geld war. 1866 gründete F. Cohn das Breslauer Pflanzenphysiologische Institut. Er studierte das pflanzliche Wachstum, die Zellteilung und die zelluläre Differenzierung. Neben vielen anderen Themen untersuchte und beschrieb er den sexuellen Zyklus und die Entwicklung verschiedener Algen, Pilze und Einzeller. Es gelang ihm erstmals bakterielle Reinkulturen herzustellen. Cohn war außerdem aktiv in der botanischen Sektion der Schlesischen Gesellschaft für Vaterländische Cultur, deren Sekretär er von 1856–1897 war. 1872 erfolgte die Berufung Ferdinand Cohns zum ordentlichen Professor der Botanik. Er galt als der Begründer der modernen Bakteriologie, wurde Mitglied der Royal Society und erhielt zahlreiche hochrangige Auszeichnungen. Zudem war Ferdinand Cohn die Schlüsselfigur für eine weitere Entwicklung zum Segen der ganzen Menschheit: Eines Tages erhielt er einen Brief des unbekannten Wollsteiner Arztes Dr. Robert Koch (1843–1910), datiert vom 22. April 1876, in dem dieser erklärte, dass er den Milzbranderreger gefunden habe, und dass er diesen Befund veröffentlichen möchte. Vor der Veröffentlichung bat er um eine Audienz bei Cohn, dem berühmten Forscher, um ihm die Befunde und Experimente demonstrieren zu dürfen. Koch hatte sich bei seinen Studien auf Cohns Monografie „Ueber Bacterien, die kleinsten lebenden Wesen" sowie auf dessen Fachpublikationen gestützt. Ludwig Lichtheim (1845–1928), Pathologe und Internist aus Breslau, schrieb in seinen unveröffentlichten Memoiren:

„Die heutige Wissenschaft hat keine Vorstellung, wie unwahrscheinlich das damals klang. Abgesehen von der Bedeutung der Milzbrandstäbchen für die Milzbranderkrankung (...) war man nicht einmal einig darüber, ob sie wirklich organische Wesen seien, und da kam ein Mann, der sie kurzweg als Pflanzen behandelte und sogar behauptete, ihren Entwicklungsgang demonstrieren zu können. Und dieser Mann war nicht einmal ein berufsmäßiger Forscher, er war ein Unbekannter, ein einfacher Arzt, der in einem fernen Nest in der Provinz Posen wohnte, das nicht einmal mit der Eisenbahn zu erreichen war (...) später hat er (Koch) mir einmal gesagt, er bewundere Cohn, dass er ihm überhaupt geantwortet habe. Cohn war eben eine andere Natur, er gab Koch ein Rendezvous in Breslau. Allerdings merkte Koch ihm sofort an, daß er zu seiner Entdeckung wenig Zutrauen hatte. Er empfing Koch sehr freundlich in seiner Wohnung und forderte ihn auf, mit ihm in sein Institut zu gehen, um die Sache ‚schnell' zu erledigen (...). Koch setzte nun seine Versuche in Gang, und als Cohn deren Ergebnisse sah, fiel er fast auf den Rücken, und schickte nach dem pathologischen Institut, um herbeizuholen, was herbeizuholen war, Weigert und mich, somit konnten auch wir das Wunder, das Koch mit seinem großen Demonstrationstalent zeigte, anstaunen (...)."

Doch nicht nur F. Cohn, L. Lichtheim und C. Weigert kamen als Zeugen zu den wiederholten Experimenten hinzu, sondern auch L. Auerbach, J. Cohnheim, und M. Traube. Es war schon bezeichnend für die Breslauer Wissenschaftslandschaft auf diesem enorm wichtigen Forschungsgebiet, dass alle genannten Breslauer Experten der Bakteriologie, Pathologie bzw. experimentellen Pathophysiologie jüdischer Herkunft waren.

Der Sohn Cohns, Emil Cohn (1881–1948, Schweiz), wurde als Schriftsteller Emil *Ludwig* weltberühmt.

Doch zurück zur medizinischen Fakultät: auch der damals führende Gynäkologe und Geburtshelfer Otto Spiegelberg, als Ordinarius in Breslau Nachfolger von J. W. Betschler und Gegenspieler W. A. Freunds, zählt ebenfalls zu der Gruppe der getauften Wissenschaftler (61), ebenso wie der berühmte Physiologe Rudolf Heidenhain.

Wilhelm Alexander Freunds Entwicklung

Am 26. August 1833 wurde Wilhelm Alexander Freund in Krappitz (Oberschlesien) als Sohn des jüdischen praktischen Arztes Sanitätsrat Dr. med. Heinrich Freund und seiner Frau Rosalie, geb. Sittenfeld, geboren (62). Über die Jugendjahre ist wenig bekannt. Freund selbst berichtete, dass das Leben der Familie eines Kleinstadtarztes mit kargem Einkommen, vier Kindern und einer (später) kranken Frau eine *„harte, mühselige und düstere Sache"* gewesen sei, und dass nur wenige Menschen in der Lage seien, sich wie sein Vater durch Humor und seine Mutter durch *„entschlossene Resignation und strenge Pflichterfüllung über den trüben Wassern solcher Umstände zu halten (...)"* (63).

Nach Abschluss des Gymnasiums in Oppeln wollte der junge Freund Architektur studieren. Seine Bewerbung wurde jedoch von der königlich-preußischen Landesbauschule mit dem Hinweis, dass Juden nicht zugelassen würden, zurückgewiesen. Der Gymnasiast entschied sich daraufhin für das Studium der Medizin und immatrikulierte sich 1851 an der Universität Breslau.

Die notwendigen Examina absolvierte er problemlos, obwohl er sich seinen Lebensunterhalt durch Erteilung von Gymnasialhilfsstunden und Violineunterricht teilweise selbst erwirtschaften musste. Er hörte neben den obligatorischen medizinischen noch philosophische Vorlesungen, dichtete in der Freizeit und wurde gegen Ende der offiziellen Studienzeit zweiter Geiger in einem Quartett, welches der bereits erwähnte Direktor der Breslauer Frauenklinik, Julius Wilhelm Betschler (1796–1865), leitete. Die Mitwirkung in

diesem Quartett ebnete ihm später auch den Weg zur Gynäkologie.

Doch zunächst wurde Freund Volontär bei Th. Frerichs (1819–1885), dem Direktor der Medizinischen Klinik in Breslau, der ihn zur Erstellung grafischer Abbildungen – Freund war zeichnerisch begabt – für Lehrbücher heranzog.

Am 15. August 1855 promovierte W. A. Freund mit der seinem Lehrer Frerichs gewidmeten Arbeit „De indicationibus venaesectionis rationalibus" an der Viadrina.

Dann wurde Freund Assistent an der Breslauer Universitäts-Frauenklinik unter J. W. Betschler (64). Kurz vor Dienstantritt, am 22. Februar 1857, heiratete er das Fräulein Luise Guradze, eine „Tochter aus gutem Hause", dank deren offenbar reichlicher Mitgift die finanziellen Unwägbarkeiten der ersten Jahre gemeistert werden konnten (65). Der zwanzigjährigen glücklichen Ehe entstammten sieben Kinder, drei Söhne und vier Töchter.

Die Söhne nahmen später ebenfalls hervorgehobene Positionen in der Gesellschaft ein: Hermann Wolfgang Freund wurde Direktor der Straßburger Hebammenschule; Friedrich Theodor Freund wurde als Althoff-Schüler Ministerialdirektor im preußischen Innenministerium (66) und Richard Heinrich Freund wirkte als Oberarzt und Professor an der Charité-Frauenklinik unter K. Franz und G. A. Wagner. Richard Freund nahm sich offenbar am Anfang der Nazidiktatur das Leben. Eine Tochter Freunds heiratete in die Familie von Fournier ein, aus der auch bekannte Mediziner hervorgingen.

Die ersten Anregungen zur wissenschaftlichen Arbeit erhielt W. A. Freund offenbar schon während seiner Studienjahre vom Vater, dem er auch seine beiden Erstlingswerke widmete (67). Mit 27 Jahren habilitierte sich Freund (68). Neben seiner Tätigkeit an der Universitäts-Frauenklinik beschritt Freund nun den für die damalige Zeit charakteristischen Berufsweg: Er gründete eine Privatklinik, das „Institut des Dr. Freund", in welcher er mit verschiedenen Assistenten bis zu 700

Konsultationen und Behandlungen pro Jahr durchführte. Den finanziellen Hintergrund für das Unternehmen schien in erster Linie eine Erbschaft seiner Frau zu bilden, welcher Freund in seiner Autobiografie eine *glückliche Hand in Haushaltsdingen* bescheinigte.

Die Arbeit am Krankenbett stand für Freund immer im Zusammenhang mit wissenschaftlichen Gesichtspunkten, davon zeugen mehr als 200 Publikationen und Vorträge. W. A. Freund und L. Joseph beschrieben erstmals die Bedeutung der Ureteren für die gynäkologische Chirurgie, eine vergessene Pioniertat (69), auf welche erst spät hingewiesen wurde (70). Bahnend für Freunds berufliche Entwicklung war die aktive Mitarbeit in der Medizinischen Sektion der *„Schlesischen Gesellschaft für Vaterländische Cultur"* (71). In den Jahresberichten der Gesellschaft finden sich so klangvolle Namen wie Waldeyer, Cohnheim, Auerbach, Förster, Nothnagel, Cohn, Heidenhain und Spiegelberg. Schon 1869 wurde der Gynäkologe W. A. Freund gemeinsam mit dem bekannten Anatomen W. Waldeyer zum Sekretär der Medizinischen Sektion gewählt. Nach der Wahl, so Freund, ging Förster, ein guter Freund und der Ordinarius für Augenheilkunde, schweigsam neben ihm her nach Hause. „Warum sagst Du mir kein Wort zu meiner Wahl?" – *„Weil ich Dich für ungeeignet halte (...) Du hältst deine Sachen nicht in Ordnung."* Freund bekannte später, dass sein mit Skripten, Zeichnungen, Präparaten und Modellen beladenes Zimmer tatsächlich nicht ordentlich und übersichtlich aussah. Doch am Ende seiner ersten Amtszeit bekam Freund auch von Förster eine „gute Zensur". Die zahlreichen Wiederwahlen in dieses Gremium bezeugen die Anerkennung, welche sich Freund als Arzt, Wissenschaftler und sicherlich auch als geschickter Wissenschaftspolitiker erarbeitet hatte. Bemerkenswert sind auch die unter dem Titel „Blicke ins Culturleben" veröffentlichten (72), vor der Gesellschaft gehaltenen nichtmedizinischen Vorträge Freunds, in welchen er sich über zeitgenössische Probleme der Emanzipation der Frauen, die Institution der Ehe und das Bild des Hippokrates äußerte.

Doch trotz seiner erfolgreichen Arbeit in der Klinik, in Lehre und Forschung blieb ihm die offizielle akademische Anerkennung, die Ernennung zum Professor, lange versagt (73). Freund äußerte sich zu dieser Frage in seiner Autobiografie: *„In den Zeiten meines Assistententums habe ich mich der dauernden Gunst Betschlers zu erfreuen gehabt. Zu wiederholten Malen hat er mir nahegelegt, das Hindernis der Konfession zu beseitigen, um akademische Karriere zu machen, und als er im Verein mit dem Physiologen Volkmann mir Aussicht machte, den durch Hohls Tod vakanten Hallenser Lehrstuhl zu erhalten, hatte ich schweren Gewissenskampf zu bestehen (...)"* (74).

Unklar bleiben weiter die Hintergründe der Erwägungen Betschlers und Volkmanns, aber auch über die religiösen Motivationen Freunds gibt es keine gesicherten Informationen. Offensichtlich konvertierte Freund trotz des verlockenden Angebotes nicht, und er blieb auch bei seiner Haltung, als ihm später die Position des Direktors der Hebammenschule in Breslau mit der ausdrücklichen Auflage der Taufe angeboten wurde (75).

Am 17. Februar 1865 starb J. W. Betschler, der Mann, der Freund in den letzten Jahren auch persönlich nahestand. Für die enge und effektive wissenschaftliche Zusammenarbeit spricht u. a. die gemeinsame Herausgabe der Zeitschrift „Klinische Beitraege zur Gynäkologie" (1862–1865) (Abb. 4), in welcher sich fast ausschließlich wichtige Arbeiten Betschlers, W. A. Freunds sowie dessen Bruders (und Mitherausgebers) M. B. Freund finden (76).

Nun wurde W. A. Freund für ein drei viertel Jahr mit der kommissarischen Leitung der Frauenklinik betraut. Der kommissarische Direktor Freund erhoffte sich durchaus eine Anerkennung seiner Leistungen, die jedoch ausblieb. W. A. Freund schrieb später bitter,

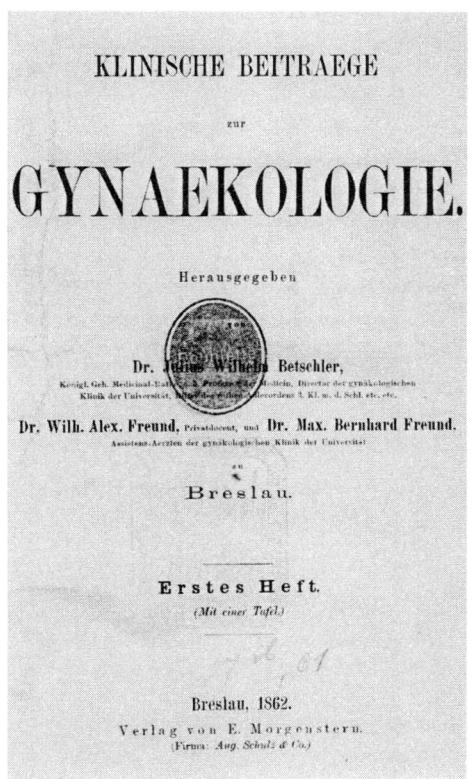

Abb. 4: Die „Beitraege" gehörten seinerzeit zu den viel gelesenen Grundlagen der Gynäkologie

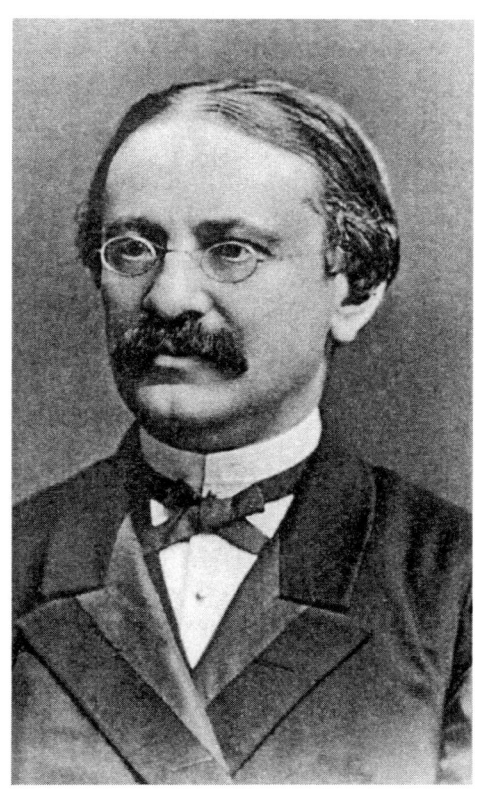

Abb. 5: Otto Spiegelberg, genialer Kollege und Gegenspieler Freunds in Breslau

dass *„weder Dank noch Anerkennung"* ihm zuteilwurde (77).

Zum neuen Direktor der Breslauer Universitäts-Frauenklinik wurde der Königsberger Ordinarius Otto Spiegelberg (1830–1881) berufen. Dieser Schüler des Göttinger Geburtshelfers Eduard Caspar Jakob von Siebold (1801–1861) konnte zu diesem Zeitpunkt schon auf eine erfolgreiche wissenschaftliche Laufbahn verweisen: Mit 31 Jahren wurde der zum Christentum konvertierte Gelehrte Professor in Freiburg, mit 34 Jahren Ordinarius in Königsberg (78).

In der Zwischenzeit betrieb Freund unter dem Eindruck der Neuberufung und auch der Tatsache, dass sich bereits seine eigenen ehemaligen Assistenten an der Universität habilitierten, nochmals die Beantragung seiner Er-

nennung zum Extraordinarius, jedoch hatte er in dem neuen Fachordinarius, Spiegelberg, keinen Gönner. Und Otto Spiegelberg (Abb. 5) wusste, was er tat, war doch die Freund'sche Privatklinik im Verein mit den praktischen Ärzten zu einer echten Konkurrenz für die Universitäts-Frauenklinik geworden. Dem offiziellen Antrag Freunds auf Ernennung zum Extraordinarius verbunden mit einer Begründung, in welcher er u. a. auf die Probleme seiner jüdischen Religionszugehörigkeit hinwies (9.3.1873), folgte am 16.6.1873 ein Antrag der medizinischen Fakultät zu Breslau, welche Freunds Begehren unterstützte (79). Auch Otto Spiegelberg hatte unterzeichnet, jedoch ein ausdrückliches Seperatvotum beigelegt, welches ein bezeichnendes Licht auf beide Männer und die Breslauer Verhältnisse warf (Abb. 6): *„An den Minister. Breslau, 2.7. 1873 (...). Als ich die Leitung der hiesigen Klinik übernahm, war die (...) gynäkologische Abteilung (...) wenig entwickelt, das ambulatorische Material war mit dem bisherigen Assistenten und interimistischen Direktor Dr. Freund zu diesem gezogen. Unter vielen Widerwärtigkeiten, zu deren nicht geringsten die Rivalität des Freund'schen Instituts gehörte, aber wesentlich unterstützt durch die vom vorgesetzten Ministerium gewährten Mittel und die Erweiterung der Anstalt, ist es mir gelungen, eine gynäkologische Klinik zu schaffen, welche – ich darf es ohne Übertreibung sagen – in Deutschland wie im Auslande sich großen Rufes erfreut und ein Anziehungspunkt für deutsche und ausländische Ärzte geworden ist. Ew. Exzellenz werden gewiß nicht wollen, daß der so erreichte (Aufwind) durch stillschweigende Anerkennung einer zweiten gynäkologischen Klinik gefährdet wird; existiert eine zweite solche Klinik bislang an keiner deutschen Universität, selbst nicht an der der Reichshauptstadt, so ist hier bei einer nicht übermäßigen Zahl von Zuhörern und bei den vielen sonstigen, die Kranken dem Unterricht entziehenden Anstalten, am wenigsten Veranlassung gegeben, eine solche zu instituieren (...). Dr. Freund selbst hat sich meinen derartigen Wünschen gegenüber immer absolut ablehnend verhalten. Ich muß deshalb dringend bitten, falls Ew. Exzellenz belieben, den Dr. Freund zum außerordentlichen Professor zu ernennen, ihn ausdrücklich ermahnen zu wollen, daß er damit zum Erteilen von klinischem Unterrichte nicht berechtigt ist und daß in seiner Beförderung eine Anerkennung seines Ambulatoriums als Universitäts-Institut nicht gefunden werden dürfe. Der Direktor der gynäkologischen Klinik und Poliklinik, Dr. Otto Spiegelberg."*

Doch Spiegelberg konnte sich diesmal nicht gegen seine Fakultätskollegen duchsetzen, welche offensichtlich Interesse an der Karriere Freunds hatten. Am 15. September 1873 erfolgte die positive Vorlage der Sache

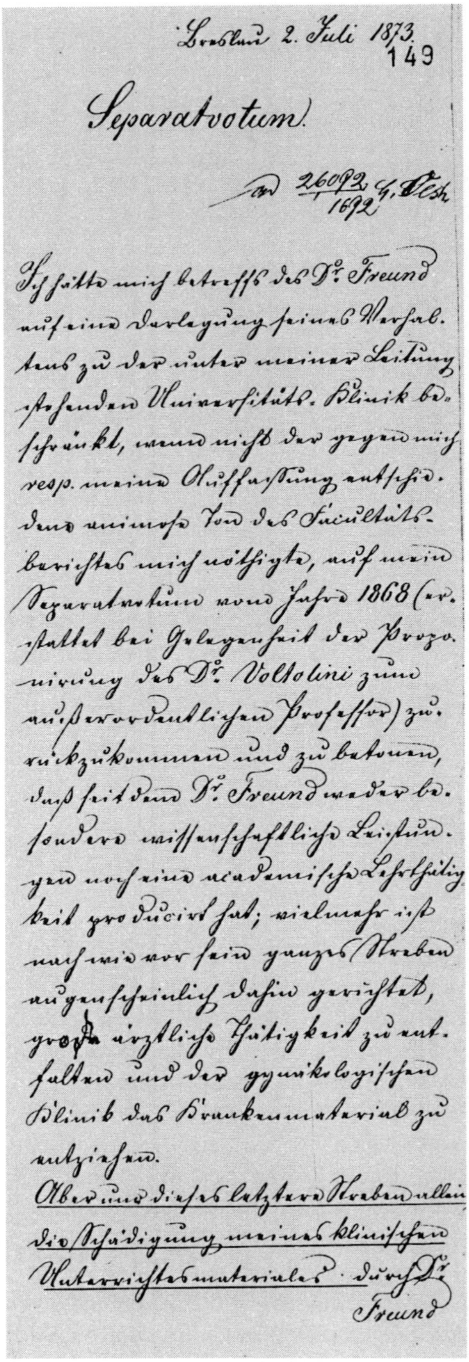
Breslau 2. Juli 1873.
149

Separatvotum.

Ich hätte mich betreffs des Dr. Freund auf eine Darlegung seines Verhaltens zu der unter meiner Leitung stehenden Universitäts-Klinik beschränkt, wenn nicht der gegen mich resp. meine Auffassung entschiedene einmüthige Ton des Facultätsberichtes mich nöthigte, auf mein Separatvotum vom Jahre 1868 (erstattet bei Gelegenheit der Promovirung des Dr. Voltolini zum außerordentlichen Professor) zurückzukommen und zu betonen, daß seit dem Dr. Freund weder besondere wissenschaftliche Leistungen noch eine academische Lehrthätigkeit producirt hat; vielmehr ist nach wie vor sein ganzes Streben augenscheinlich dahin gerichtet, große ärztliche Thätigkeit zu entfalten und der gynäkologischen Klinik das Krankenmaterial zu entziehen.
Aber und dieses letztere Streben allein die Schädigung meines klinischen Unterrichtsmateriales durch Dr. Freund

Abb. 6: Das Seperatvotum Spiegelbergs

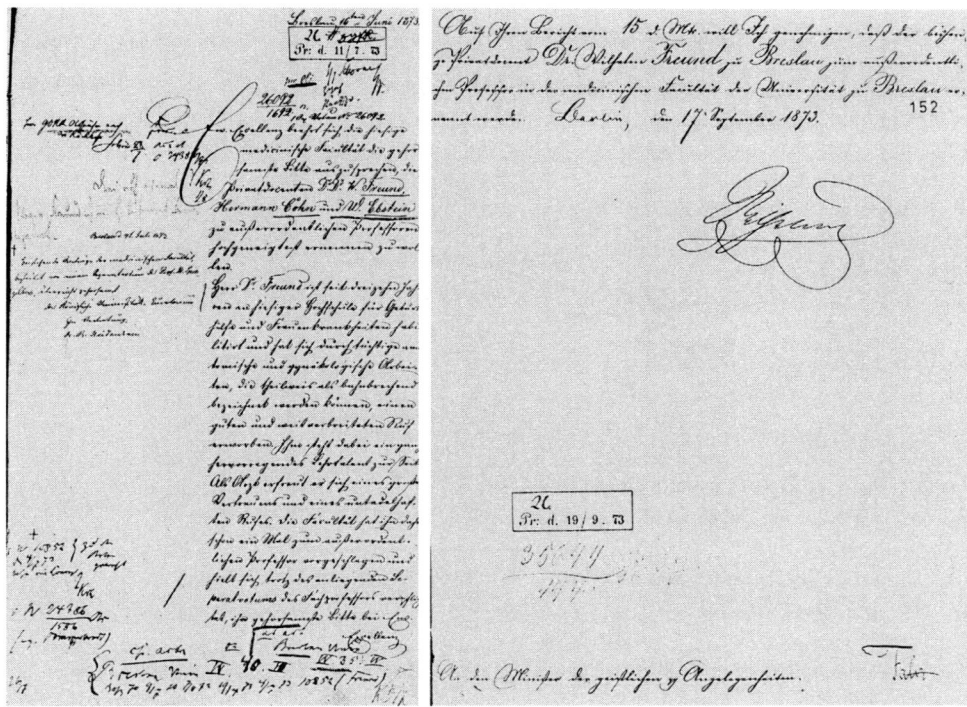

Abb. 7a : Vorlage zur Ernennung Freunds zum Extraordinarius; Abb. 7b: Ernennungsurkunde mit Unterschrift des Kaisers

Freund durch den Staatsminister v. Falk an Kaiser Wilhelm I. (Abb. 7a), und zwei Tage später erfolgte durch allerhöchste Stelle die Berufung (80) (Abb. 7b). Neben den fast gleichaltrigen Professoren Spiegelberg und Freund arbeiteten inzwischen auch die jüdischen Privatdozenten Ernst Fränkel (1844– 1921) sowie Leopold Landau (1848–1920) in Breslau. Das Verhältnis Spiegelberg – Freund war und blieb kühl, wie der berühmte Anatom Wilhelm von Waldeyer-Hartz in seinen Memoiren rückblickend mit Bedauern feststellte.

Die Entwicklung der abdominalen Hysterektomie und ihre persönlichen Folgen

Am 9. August 1877 starb Luise Freund. Nach Freunds autobiografischen Notizen liegt die Vermutung nicht fern, dass die Todesursache Krebs war. W. A. Freund vergrub sich in sei-

ner wissenschaftlichen Arbeit. Es war die Zeit, in welcher die Vorarbeiten zu seiner wichtigsten Entdeckung auf gynäkologischem Gebiet, der abdominalen Totalexstirpation des Uterus, im Sektionssaal des Allerheiligenspitals zu Breslau geleistet wurden. Am 30. Januar 1878 gelang Freund eine bis dahin unmöglich erscheinende Operation an der 62-jährigen Patientin Heidemann (81). Im Wesentlichen waren die Prinzipien des Freund'schen Eingriffes die gleichen, die auch heute noch für die einfache abdominale Hysterektomie gelten (82).

Das Fenster zu einem der dunkelsten Räume der damaligen Frauenheilkunde wurde weit aufgestoßen, um endlich Licht hineinzubringen (Abb. 8). Während jahrhundertelang Frauen am Gebärmutterhalskarzinom oder an dessen Behandlung starben, war nunmehr durch Freund der Paradigmenwechsel, basierend auf neuen Operationstechniken und Listers Carbolspray-Methode (Abb. 9) verbun-

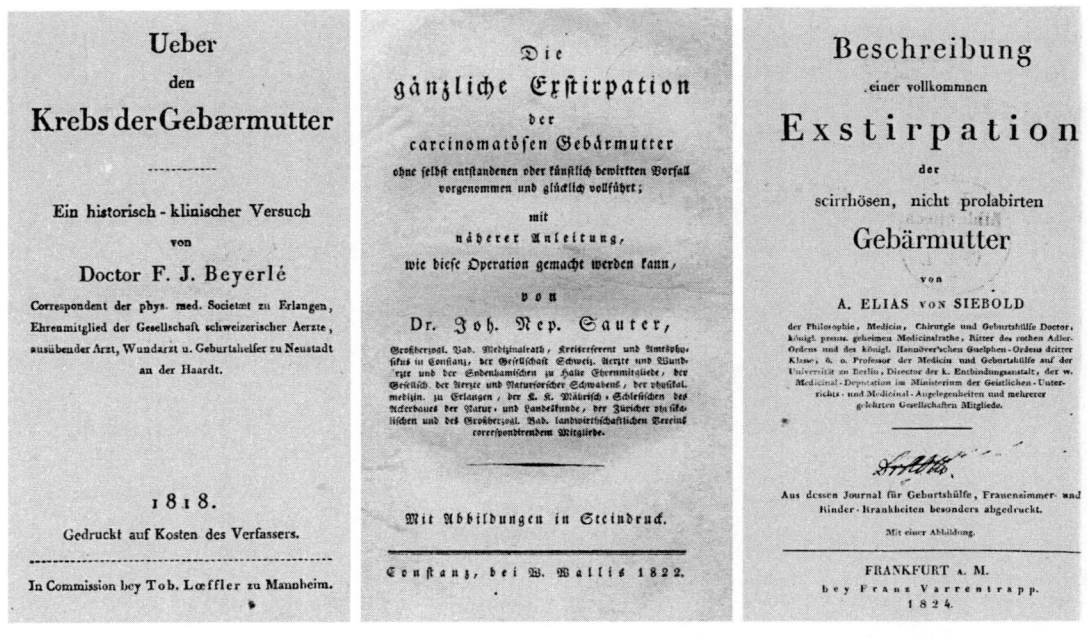

Abb. 8: Das dunkle Kapitel der Gynäkologie. Die zeitgenössichen Standardwerke der operativen Gynäkologie von Beyerle, Sauter und Siebold, die bis über die Mitte des 19. Jahrhunderts hinaus das Denken und Handeln der Frauenärzte prägten.

den mit den Errungenschaften der Anästhesie, eingeleitet. Bald darauf erschien aus der Feder des Chirurgen Vincenz Czerny (Abb. 9) die Erstbeschreibung der vaginalen Hysterektomie.

Später, im Jahre 1900, also ein Jahr bevor Wilhelm Alexander Freund in den Ruhestand ging, schrieb Ernst Wertheim (Abb. 9):

„Alles in allem genommen, glauben wir durch unsere Erfahrungen uns von dem Weiterschreiten auf dem eingeschlagenen Wege nicht abschrecken lassen zu sollen, handelt es sich doch um den Versuch, Frauen noch Rettung zu bringen, die sonst dem Tode verfallen sind. Solange wir über die Aetiologie des Karzinoms nichts Sicheres wissen, ist an eine andere Therapie als die operative nicht zu denken. Dass aber diese eine um so aussichtsvollere sein muß, je radikaler sie ist, das wissen wir vom Karzinom anderer Organe und wird sich wahrscheinlich auch durch die erweiterte Freundsche Operation erweisen." (83).

1878, kurz nach Veröffentlichung der bescheidenen und das Ergebnis relativierenden Publikation *„Eine neue Methode der Exstirpation des ganzen Uterus"* (84; Abb. 10), bahnte sich auch die ersehnte Verbesserung seiner privaten und wissenschaftlichen Situation an. Professor Adolf Gusserow, der Direktor der Frauenklinik an der Kaiser-Wilhelm-Universität zu Straßburg in Elsass-Lothringen, erhielt am 11. Juni 1878 einen Ruf an die neu gegründete Berliner Frauenklinik in der Charité (85). Die Straßburger medizinische Fakultät brachte für seine Nachfolge die Gynäkologen Spiegelberg (Breslau) und Hegar (Freiburg i. Br.) auf die Berufungsliste. Doch beide lehnten eine Berufung ab (86). Unter dem Eindruck der Freund'schen Leistung fiel die Wahl der Straßburger nun auf Wilhelm Alexander Freund (Abb. 11).

Am 16. Dezember 1878 ging aus der für Elsass-Lothringen zuständigen Abteilung des Reichskanzleramtes ein Brief an Kaiser Wil-

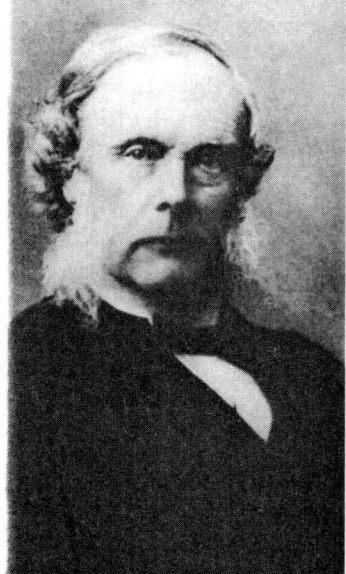 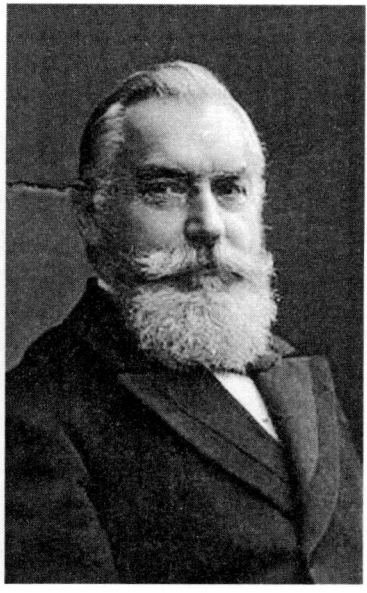 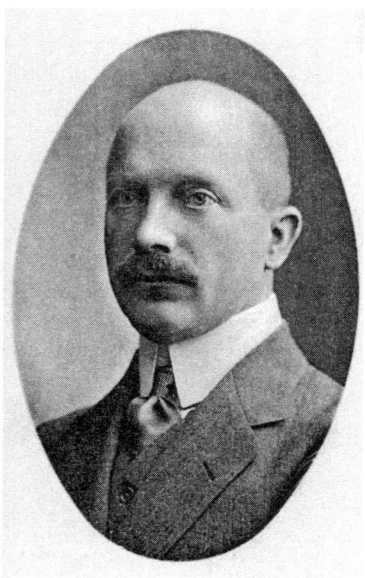

Abb. 9: Der Entdecker des Carbols, Sir J. Lister (links); Vincenz Czerny, Lieblingsschüler Theodor Billroths und Erfinder der vaginalen Hysterektomie (Mitte). Ernst Wertheim, kongenialer Schüler F. Schautas (rechts), entwickelte die Freund'sche Operationstechnik radikal weiter, so dass heute nur noch von der Wertheim-Operation gesprochen wird. Seinerzeit sprach man von der Freund-Wertheim'schen Operation.

helm I., in welchem der Fakultätsvorschlag für die Neubesetzung des Gusserow'schen Lehrstuhls ausführlich begründet wurde:

„(...) Prof. Dr. Freund hat sich nicht nur als Forscher, Schriftsteller und Lehrer, sondern auch als Arzt und Operateur bewährt. Durch eine Reihe von (...) Arbeiten im Gebiete der Gynäkologie und Geburtshilfe hat er diese Fächer in wesentlichen Punkten gefördert und zugleich die Gediegenheit seines allgemeinen medizinischen Wissens bekundet. Auch in anderen Gebieten der medizinischen Wissenschaft ist derselbe als geistvoller Forscher literarisch tätig gewesen. In neuester Zeit hat er sich besonders durch ein von ihm angegebenes eigentümliches Operationsverfahren weit über die Kreise seiner Fachgenossen hinaus allgemeine Anerkennung erworben. Da er in Breslau bereits eine große Privatklinik geleitet hat, sagt die medizinische Fakultät zu Straßburg, daß er die Aufgaben, welche ihn bei der Errichtung und Leitung der gynäkologischen Klinik zu Straßburg erwarten, mit bestem Erfolge lösen werde (...)" (87).

Zwei Tage später (18.12.1878) wurde in Berlin die Bestallung Freunds durch den Kaiser vollzogen und der Dienstantritt auf den 1. April 1879 festgelegt. Am 27.12.1878 wurde der nunmehr ordentliche Professor Dr. Freund vom Reichskanzler Otto von Bismarck zum Direktor der Straßburger Universitäts-Frauenklinik ernannt.

Somit wurde mit Wilhelm Alexander Freund erstmals ein Jude in ein gynäkologisches Ordinariat berufen. Begeistert und voller Nationalstolz schrieb er 35 Jahre später: *„Was mußte alles geschehen, um mich an die unter dem Enthusiasmus des deutschen Volkes gegründete aufblühende Straßburger Universität zu befördern! Ein großer glücklicher Krieg, die Wiederangliederung einer altkultivierten Provinz mit einer hochgebildeten Bevölkerung an ihr früheres Vaterland, die Um-*

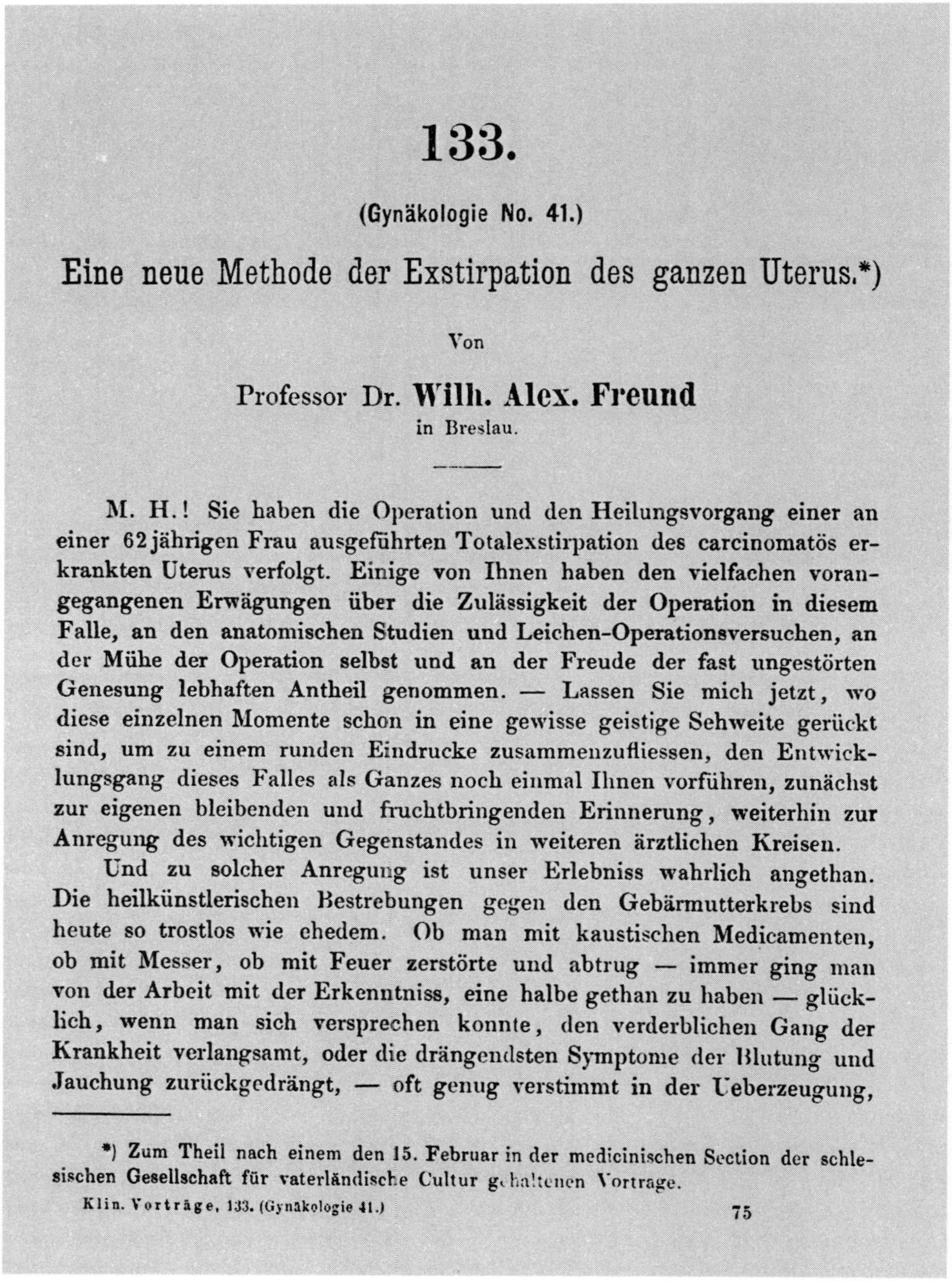

133.

(Gynäkologie No. 41.)

Eine neue Methode der Exstirpation des ganzen Uterus.*)

Von

Professor Dr. Wilh. Alex. Freund

in Breslau.

M. H.! Sie haben die Operation und den Heilungsvorgang einer an einer 62jährigen Frau ausgeführten Totalexstirpation des carcinomatös erkrankten Uterus verfolgt. Einige von Ihnen haben den vielfachen vorangegangenen Erwägungen über die Zulässigkeit der Operation in diesem Falle, an den anatomischen Studien und Leichen-Operationsversuchen, an der Mühe der Operation selbst und an der Freude der fast ungestörten Genesung lebhaften Antheil genommen. — Lassen Sie mich jetzt, wo diese einzelnen Momente schon in eine gewisse geistige Sehweite gerückt sind, um zu einem runden Eindrucke zusammenzufliessen, den Entwicklungsgang dieses Falles als Ganzes noch einmal Ihnen vorführen, zunächst zur eigenen bleibenden und fruchtbringenden Erinnerung, weiterhin zur Anregung des wichtigen Gegenstandes in weiteren ärztlichen Kreisen.

Und zu solcher Anregung ist unser Erlebniss wahrlich angethan. Die heilkünstlerischen Bestrebungen gegen den Gebärmutterkrebs sind heute so trostlos wie ehedem. Ob man mit kaustischen Medicamenten, ob mit Messer, ob mit Feuer zerstörte und abtrug — immer ging man von der Arbeit mit der Erkenntniss, eine halbe gethan zu haben — glücklich, wenn man sich versprechen konnte, den verderblichen Gang der Krankheit verlangsamt, oder die drängendsten Symptome der Blutung und Jauchung zurückgedrängt, — oft genug verstimmt in der Ueberzeugung,

---

*) Zum Theil nach einem den 15. Februar in der medicinischen Section der schlesischen Gesellschaft für vaterländische Cultur gehaltenen Vortrage.

Klin. Vorträge, 133. (Gynäkologie 41.)   75

Abb. *10:* Die entscheidende Publikation in Volkmanns Sammlung Klinischer Vorträge;

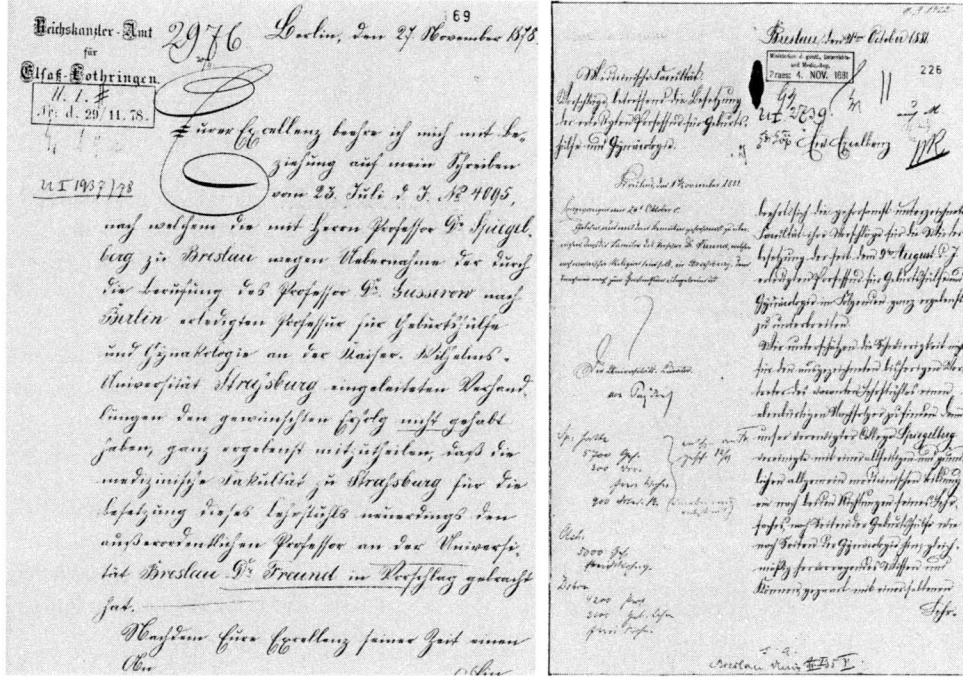

Abb. 11: Die Berufungsverhandlungen mit der Reichsuniversität Straßburg beginnen (GStPK Rep. 76 V Sekt. 4 Tit. 4, No. 35, Bd. V, Bl.169); *Abb. 12:* Berufungsvorschlag der Breslauer Fakultät für die Nachfolge Otto Spiegelbergs

änderung der französischen Universität in eine deutsche, unter Führung eines modernen liberalen Staatsmannes (...); (...) man muß die damalige Zeit miterlebt haben, um auch ohne den Drang meiner Situation die Begeisterung zu begreifen, mit der ein Ruf an die jugendlich frisch herrlich aufblühende Universität Straßburg begrüßt wurde (...)" (88).

Am 21. März 1879 übersiedelte W. A. Freund mit seiner Familie an die neue Wirkungsstätte. Hier, in Straßburg, fand Freund nach anfänglichen Schwierigkeiten seine zweite Heimat, die wissenschaftliche Selbständigkeit und die wirtschaftliche Sicherheit, hier entwickelte er sich zu einem der geschätztesten und einflussreichsten Gynäkologen seiner Zeit sowie zu einem beliebten Lehrer. Doch die Anfangszeit in Straßburg war ungeachtet der wohlwollenden Unterstützung durch die Fakultätsmitglieder, hier insbesondere des alten Bekannten aus Breslauer Tagen Wilhelm

Waldeyers, hart. Die Klinik war klein, das Patientengut eher knapp, die technische Ausrüstung dürftig im Vergleich zu vergleichbaren Einrichtungen an den führenden preußischen Universitäten und ein Neubau bis Ende der 1870er Jahre nicht in Sicht. Die Einrichtung der Privatklinik ging nur schleppend voran.

Da erreichte die medizinische Öffentlichkeit die Nachricht, dass am 9. August 1881 Professor Spiegelberg in Breslau gerade fünfzigjährig infolge eines Herzleidens verstorben sei. Die Berufungsvorschläge der Breslauer Medizinischen Fakultät (Abb. 12) enthielten in der angegebenen Reihenfolge die Namen Freund (Straßburg), Hegar (Freiburg i. Br.), Olshausen (Halle), Breisky (Prag) und Dohrn (Marburg). Interessant ist dieses Dokument u.a. auch deshalb, weil als Zusatz handschriftlich vom Universitätskurator vermerkt wurde, *„daß die Familie des Prof. Dr. Freund, welcher noch mosaischer Religion sein soll, in*

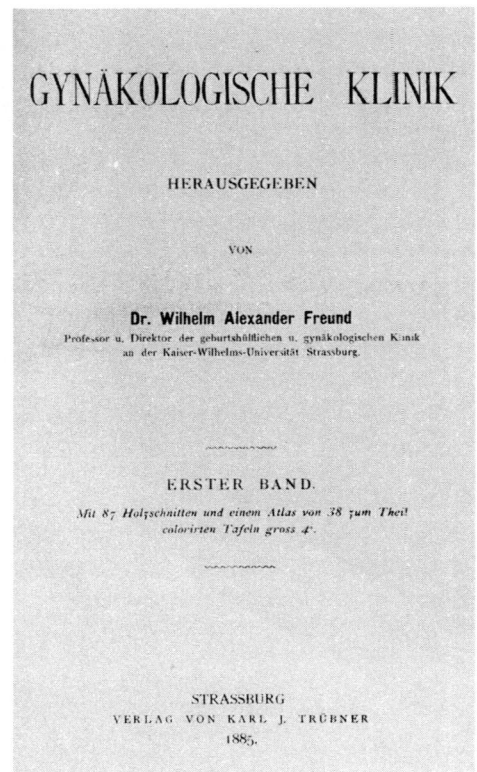

GYNÄKOLOGISCHE KLINIK

HERAUSGEGEBEN

VON

Dr. Wilhelm Alexander Freund

Professor u. Direktor der geburtshülflichen u. gynäkologischen Klinik
an der Kaiser-Wilhelms-Universität Strassburg.

ERSTER BAND.

*Mit 87 Holzschnitten und einem Atlas von 38 zum Theil
colorirten Tafeln gross 4°.*

STRASSBURG
VERLAG VON KARL J. TRÜBNER
1885.

Abb. 13: Das Lehrbuch der Freundschen Klinik war kombiniert mit einem großen, hier nicht dargestellten Farbatlanten

Straßburg dem Vernehmen nach zum Christentum übergetreten ist (...)" (89).

Als Wilhelm Alexander Freund 1881 den ehrenvollen Ruf an die Universität seiner Jugendjahre erhielt, nahm er ihn dankend an, doch durch verschiedene Probleme verärgert, brach Freund jedoch bald die Berufungsverhandlungen in Breslau ab und blieb in Straßburg (90).

Die Modernisierung und die Entwicklung der Straßburger Klinik blieben kompliziert, darüber täuschte den erfahrenen Arzt auch nicht der ihm zum 50. Geburtstag vom Deutschen Kaiser verliehene „Roter Adler-Orden IV. Klasse" hinweg (91). Erst 1887 konnte er nach zähem Kampf mit den zuständigen Behörden die neu erbaute und den modernen

Ansprüchen gerecht werdende Straßburger Universitäts-Frauenklinik einweihen.

In diese Zeit fällt ein für die deutsche Gynäkologie bedeutsames Ereignis: die Gründung der *Deutschen Gesellschaft für Gynäkologie* auf der 58. Naturforscherversammlung in Straßburg, die am 16. September 1885 nach langjähriger Diskussion zwischen den führenden Fachvertretern aus der Taufe gehoben wurde. Wilhelm Alexander Freund, später Ehrenmitglied der Deutschen Gesellschaft für Gynäkologie, war Vorsitzender des Gründungskomitees und bestimmte als Gastgeber der gynäkologischen Sektion der Naturforscherversammlung maßgeblich die Tagesordnung (92).

In der Folgezeit widmete sich Freund inhaltlich voll seinen Aufgaben als Hochschullehrer und Forscher – von den Studenten verehrt, von seinen Assistenten geachtet und bei den Kollegen geschätzt (93). 1885 erschien Freunds *„Gynäkologische Klinik"* (Abb. 13), ein Lehrbuch, in welchem er gemeinsam mit seinem Assistenten H. Bayer die Erfahrungen und Ergebnisse seiner Untersuchungen niederlegte (94). In zahlreichen Publikationen äußerte er sich zu aktuellen Problemen der Gynäkologie. So beschrieb Freund u. a. erstmals ein Vorläuferverfahren der lokalen intraarteriellen antineoplastischen Chemotherapie (95), welches mit der Unterstützung Prof. Friedrich v. Recklinghausens erst im Tierexperiment und später am Patienten untersucht wurde. Ein dringendes Anliegen seiner späten wissenschaftlichen Jahre sah Freund in der Aufstellung strenger Kriterien für seine Operationstechnik (96). In Veröffentlichungen und Vorträgen warnte Freund vor dem kritiklosen Einsatz der Operation:

„Wie die Kriegsbereitschaft manche Nationen kriegslustig macht, so macht die Operationstüchtigkeit manchen Arzt operationslustig. Die Verantwortlichkeit geht gern in der Freude über die glückliche Uebestehung der Operation auf (...). Wir haben alle Ursache, die wissenschaftlichen Grundlagen der

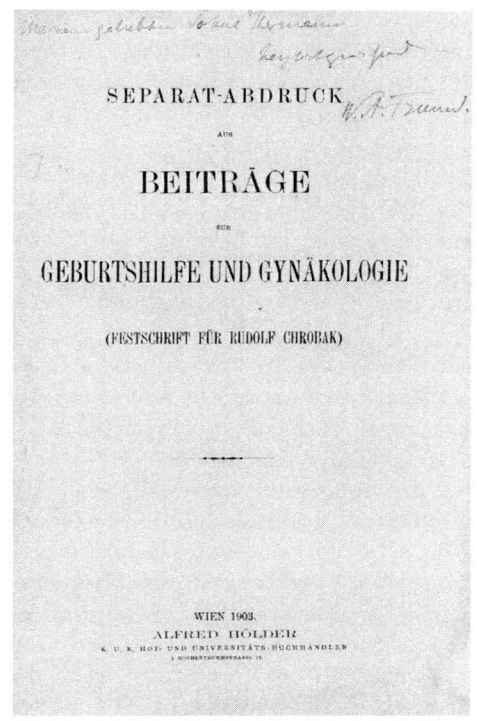

Abb. 14: Körper und Seele als Einheit sehen
(mit Widmung an seinen Sohn Herrmann Freund

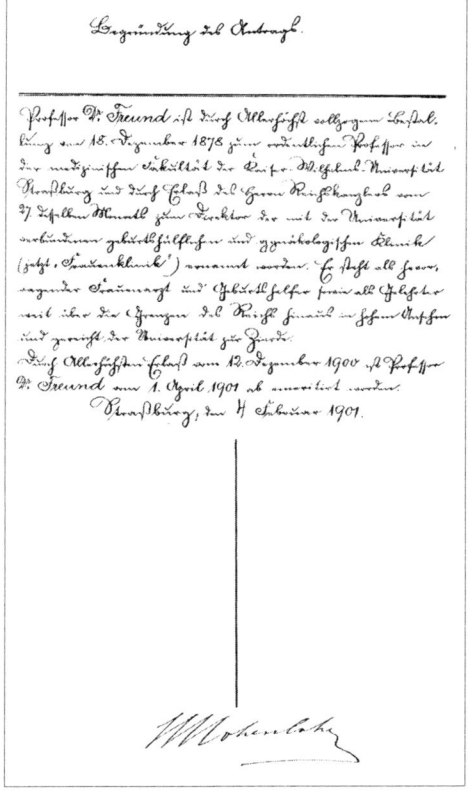

Abb. 15: Begründung der Verleihung des Roter Adler-Ordens III. Klasse aus Anlass der Emeritierung W. A. Freunds.

Berechtigung zur Anwendung unserer Macht-mittel zu prüfen: sonst möchte uns einst bei manchen Erfolgen bange werden (...). Die armselige Geschichte der Gynäkologie drückt und hemmt uns noch heute. Wir haben vieles nachzuholen (...)" (97).

Seine Arbeiten über die Akromegalie, über die Therapie der erkrankten Tuben, zur Dehiszenz des graviden Uterus, zur Anatomie, Physiologie und Pathologie der Douglas'schen Tasche, über Echinococcusbefall, die operative Deckung von Fistel mit dem Uterus bzw. die vaginale Interposition des Uterus u. v. a. fanden großes Interesse in der wissenschaftlichen Öffentlichkeit. Seit langem interessierten die Gynäkologen auch die Zusammenhänge zwischen Psyche und Krankheit, so dass seine Publikationen über die Neurasthenia hysterica und über die Hysterie (Abb. 14) zu kontroversen Diskussionen führten.

Die Fortschritte der medizinischen Forschung waren grandios, das Entwicklungstempo hatte vehement zugenommen. Freund tat, was unüblich war und selten getan wurde: Er suchte im Alter von 67 Jahren um Emeritierung nach. In einer bewegenden Rede anlässlich seiner Emeritierung an den Rektor und den Dekan stellte er fest, dass das wichtigste Moment eines Lehrers und Leiters die Lernfähigkeit sei. Er habe Altersveränderungen an sich bemerkt, die ihn zum Rücktritt von seiner Position bewegten:

„Diese Beobachtungen, welche man mit Interesse, ohne Schmerz, machen soll, sagen einem vernehmlich, dass es ‚an der Zeit' ist. Jetzt merke ich es, Sie noch nicht. Wartet man

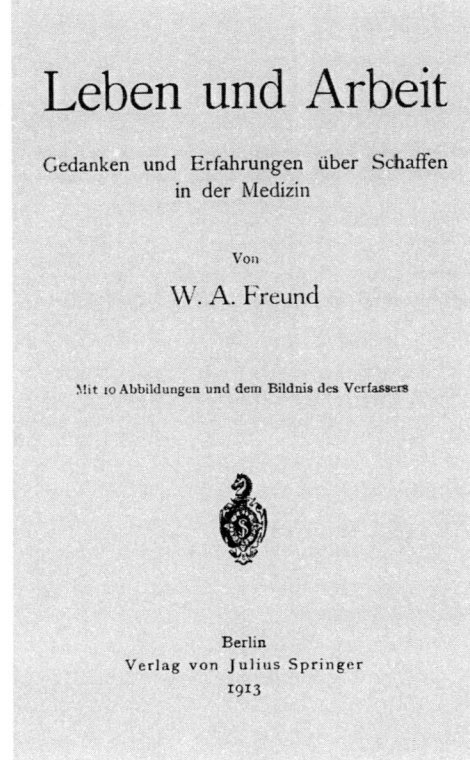

Leben und Arbeit

Gedanken und Erfahrungen über Schaffen
in der Medizin

Von

W. A. Freund

Mit 10 Abbildungen und dem Bildnis des Verfassers

Berlin
Verlag von Julius Springer
1913

Abb. 16: Rückblick zum 80. Geburtstag – die Autobiografie.

über dies ‚an der Zeit', verpasst man diesen Punct, dann merken Sie es und ich nicht mehr – und das ist für die Sache schlimm (...)" (98).

Am 5. Dezember 1900 informierte der Statthalter von Elsass-Lothringen, der Fürst von Hohenlohe, den Kaiser, dass der ordentliche Professor Wilhelm Alexander Freund seine Emeritierung zum 1. April 1901 erbeten habe (99). Zum Abschied wurde Freund der Rote Adler-Orden III. Klasse verliehen (Abb. 15). Wichtiger für den Hochschullehrer und Arzt war jedoch der bis dahin in Straßburg einmalige Fackelzug, den ihm die dankbaren Studenten der Universität boten.

Unruhiger Lebensabend in Berlin

Freund übersiedelte nach Berlin zu seinen Kindern. Doch aus dem geruhsamen Lebens-

abend wurde nichts, denn Freund nahm aktiv an den wissenschaftlichen Sitzungen der traditionsreichen Gesellschaft für Geburtshilfe und Gynäkologie teil. 1903 wählte die Berliner Gesellschaft den bedeutenden Arzt zu ihrem Vorsitzenden. In vielen Diskussionsbeiträgen und Vorträgen gab der 70-jährige Emeritus Freund dem Leben der Gesellschaft neue Impulse. Onkologische Fragestellungen, Probleme der Hysterie und zunehmend auch Fragen der Konstitutionsforschung spielten unter seiner Leitung in der Berliner Fachgesellschaft eine wesentliche Rolle. Bis 1913 erschienen neben seiner Autobiografie (Abb. 16) aus seiner Feder fünf Monografien, davon drei zu konstitutionellen Problemen in der Medizin (100). Außerdem arbeitete Freund noch lange im Pathologischen Institut des Städtischen Krankenhauses im Friedrichshain, wo ihm David von Hansemann großzügige Arbeitsmöglichkeiten bot, da auch hier die Problematik des Krebses im Mittelpunkt der täglichen Arbeit stand (101).

Doch zunehmend wurde es ruhiger um W. A. Freund, der sicherlich mit Freude sah, wie sein Sohn Richard (Abb. 17) zunehmend seine Rolle in der Berliner Frauenheilkunde und in den Sitzungen der altehrwürdigen Gesellschaft für Geburtshilfe und Gynäkologie übernahm. 1914 ging Richard Freund an die Front. Wie sich der erste Weltkrieg und seine Konsequenzen für Deutschland in der Gedankenwelt Freunds spiegelten, ist nicht überliefert. Sein ältester Sohn Hermann wurde wie die meisten deutschen Hochschullehrer nach Kriegsende von den Franzosen aus Straßburg vertrieben. Doch das erlebte der Inaugurator der abdominalen Hysterektomie nicht mehr. Am 24. Dezember 1917 starb Wilhelm Alexander Freund (Abb. 18) in Berlin-Wilmersdorf.

Wenige Tage später, am 11. Januar 1918, tagte die Berliner Gesellschaft unter dem Vorsitz von Alwin Mackenrodt (später von Jolly) sowie in Anwesenheit des Schriftführers Paul Straßmann. Der Vorsitzende Alwin Mackenrodt eröffnete die Sitzung mit den Worten:

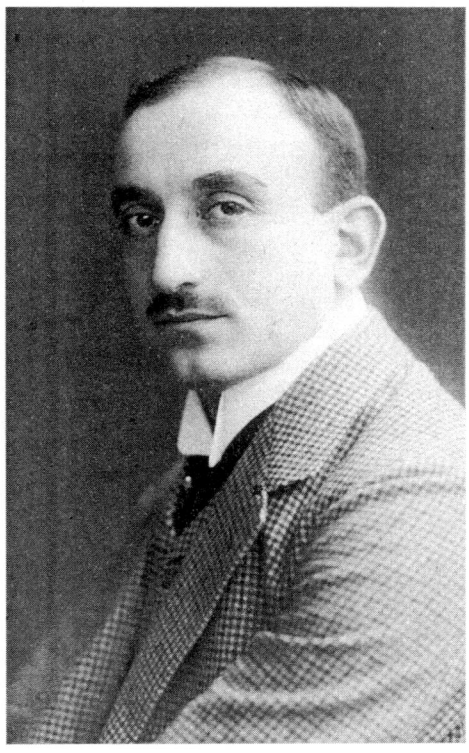

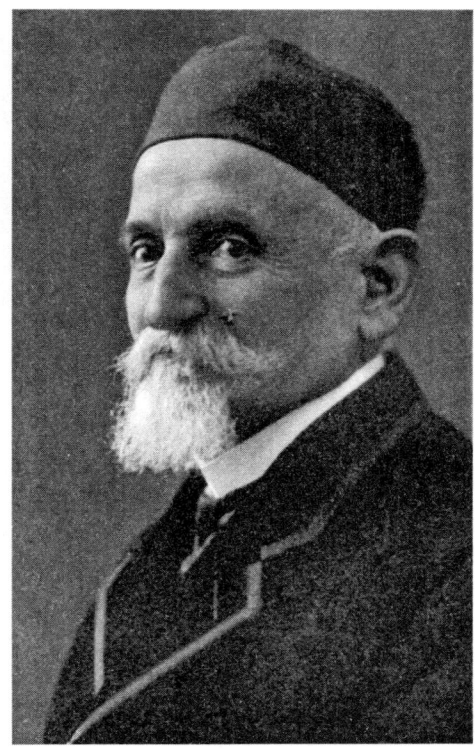

Abb. 17: Richard Freund, Oberarzt und Professor der Gynäkologie in Berlin, Mitglied unserer Gesellschaft.

Abb. 18: Wilhelm Alexander Freund (1913)

„Meine Herren! (...) Ich habe Ihnen zunächst zu berichten, daß unser Ehrenmitglied Wilhelm Alexander Freund am Weihnachtsheiligabend gestorben ist. Sie kennen sein Leben: Es ist einer von den ganz Großen unseres Faches und der medizinischen Wissenschaft überhaupt zu Grabe getragen. Die deutsche Gynäkologie ist ihm besonderen Dank schuldig. Sein Streben war es, die noch nicht klar feststehenden chirurgischen Grundlagen der Gynäkologie durch anatomische und chirurgische Studien zu vertiefen und zu erweitern. Das zeigt sich besonders bei der Entwicklung der abdominalen Radikaloperation. Nach den fehlgeschlagenen Versuchen von Langenbeck hatte Gutberlet 1814 die abdominale Totalexstirpation zunächst theoretisch in ihren Grundzügen festgelegt und später noch praktisch versucht.

Bis Mitte der dreißiger Jahre waren von den verschiedenen Chirurgen ungefähr 28 solcher Operationen ausgeführt, mit wenigen Ausnahmen alles Mißerfolge. Meißner beurteilte diese Operationen 1842 vernichtend: Er glaube nicht, daß ein Arzt so gewissenlos sein könne, die krebsige Gebärmutter auf dem Wege durch die Bauchhöhle oder die Scheide zu entfernen! Wenn Sie bedenken, daß Freund in dieser Lehre aufgewachsen war und daß er trotzdem – allerdings nachdem Lister und Chloroform aufgetaucht waren – mit einem anatomisch genau ausgearbeiteten Operationsvorschlage, der an einer Patientin, die diese Operation überstanden hatte, ausprobiert war, an die Öffentlichkeit trat, so können Sie den ganzen Mut und das zielbewußte Streben dieses Mannes erkennen. Durch diese seine Veröffentlichung lenkte er erneut die Aufmerksamkeit der ganzen Welt auf die deutsche Gynäkologie. Wilhelm Alexander Freund und sein Freund Karl Schröder sind die zwei starken Säulen der deutschen gynäkologischen Chirurgie. – Ich kann hier nur auf die vielen Arbeiten Freunds, auf seinen großen Einfluß auf die Entwicklung der deutschen Gynäkologie nicht im einzelnen eingehen, das wird an anderer Stelle geschehen. Ich will nur noch erwähnen, daß, ebenso wie die abdominale totale Exstirpation von heute nichts weiter als ein weiterer Ausbau der Freundschen Operationen ist, auch die heutige Prolapsoperation als Interposition nichts weiter ist als eine Bestätigung der Freundschen Idee. Ganz originell und vielfach mit Erfolg nachgemacht ist auch sein Vorschlag zur Deckung von großen Defekten des Blasendaches durch den Uteruskörper.

Dieses müssen wir ihm über sein Grab hinaus danken. Möchten wir uns alle an diesem großen Menschen, an dieser Künstlernatur, an diesem von der wissenschaftlichen Wahrheit bis ins Innerste durchdrungenen Charakter ein Beispiel nehmen! Ich bitte Sie, meine Herren, sich zu seinem Andenken zu erheben. (Die Gesellschaft erhebt sich.)" (102)

LITERATUR

1   Freund, W. A.: Eine neue Methode der Exstirpation des ganzen Uterus. Sammlung Klin: Vorträge 133 (1878) 911–924.; Freund, W. A.: Bemerkungen zu meiner Methode der totalen Uterus-Exstirpation. Centralbl. Gynäkol. 2 (1878) 497–500; Freund, W. A.: Zu meiner Methode der totalen Uterus-Exstirpation. Centralbl. Gynäkol. 2 (1878) 265–269.

2   Freund, W. A.: Eine neue Methode der Exstirpation des ganzen Uterus. Sammlung Klin. Vorträge 133 (1878) 911–924.

3   Richarz, M., Der Eintritt der Juden in die akademischen Berufe, Tübingen 1974, S. 206.

4   Ebenda, S. 206 und ADB 54, S. 502–504.

5   Zitiert nach A. Brammer: Judenpolitik und Judengesetzgebung in Preußen 1812–1847, Berlin 1987.

6   Kalisch, M.: Die Judenfrage in ihrer wahren Bedeutung für Preußen, Leipzig 1860, S. 3.

7   Richarz, M., a.a.O., S. 206–217, hier speziell S. 208–209.

8   Getaufte Juden konnten jedoch Eingang in die Universitäten finden. Bekannt ist der Fall des Hardenberg'schen Leibarztes David Ferdinand Koreff (1783–1851), der sich ab ca. 1815 Johann Ferdinand Koreff nannte und nach seiner Taufe ab 1816 als Professor für Psychiatrie und Physiologie an der Berliner Universität lehrte. Noch am 16. September 1885 schrieb die „Kölnische Zeitung": „(...)Der erste Fall betraf die durch Cabinetsordre vom 8. Juli 1816 erfolgte Ernennung des Dr. Johann David Ferdinand Koreff zum ordentlichen Professor der medizinischen Fakultät, in welcher er Vorlesungen über Physiologie hielt und zu einer solchen Stellung auch Berechtigung hatte, er war eben der Leibarzt des Staatskanzlers (...)" Koreff studierte in Halle und Berlin Medizin, er promovierte 1804 in Halle. Bis 1815 lebte und arbeitete er in Frankreich, der Schweiz und in Italien. Am 26. Mai 1815 trat er in preußische Staatsdienste als vortragender Rat im Büro des Staatskanzlers. Er gewann schnell die Gunst Hardenbergs. Drei Jahre später wird J. F. Koreff zum Geheimen Oberregierungsrat ernannt, ab 1820 ist er in der Medizinalabteilung des Ministeriums für geistliche, Unterrichts-, und Medicinalangelegenheiten tätig. 1822 verließ er Preußen und lebte bis zu seinem Tode am 15. Mai 1851 in Paris; vgl. R. Lüdicke, Die Preußischen Kultusminister und ihre Beamten im ersten Jahrhundert des Ministeriums 1817–1917, Stuttgart/Berlin 1918, S. 44–45.; vgl. auch M. Lenz, Geschichte der Berliner Universität, Halle/ S., Band I, S. 552–559, sowie Kotowski, E.-V.: Juden in Berlin, Berlin 2005, S. 154.

9   Zur Bedeutung der „Lex Gans" siehe Annegret H. Brammer, Judenpolitik und Judengesetzgebung in Preußen 1812 bis 1847, Berlin 1987, S. 129–140, hier: S.135–136. Eine ausführliche Erörterung des Problems Eduard Gans findet sich auch bei Barbara Strenge, Der Zugang von Juden zum preußischen Justizdienst 1812–1918, Berlin 1993, S. 25–28. Weiterhin zu Gans siehe auch M. Lenz, Die Geschichte der Universität Berlin, Halle/S. 1910, Band II, erste Hälfte, S. 216–224. Sehr ausführlich ist die Darstellung von J. Braun: Eduard Gans (1797–1839). Ein homo politicus zwischen Hegel und Savigny, In: Heinrichs et al. (Hrsg.): Deutsche Juristen jüdischer Herkunft, a. a. O., München 1993, S. 45–57. Zu Gans siehe ADB 8, S. 361–362.

10 Vgl. Nipperdey, T.: Deutsche Geschichte 1800–1866, München 1987, S. 674–735, aber auch Berding, H.: Moderner Antisemitismus, a. a. O., S. 32ff.; Rürup, R.: Die Emanzipation der Juden ..., a. a. O., S. 20ff.; sehr ausführlich schildert die Situation auch B. Strenge in: Juden im preußischen Justizdienst, a. a. O., S. 79ff.

11 Vgl. Nipperdey, Th.: Deutsche Geschichte 1800–1866, München 1987, S. 272ff.

12 Rürup, R.: The European Revolutions of 1848 and Jewish Emancipation, In: Mosse, W.E. et al. (Hrsg.), Revolution and Evolution, Tübingen 1981, S. 1–53. Weitere Standardliteratur des gleichen Autors: R. Rürup: Emanzipation und Antisemitismus, Göttingen 1975; ders.: Kontinuität und Diskontinuität der Judenfrage im 19. Jahrhundert., In: Wehler, H.-U. (Hrsg.): Sozialgeschichte heute. Festschrift für Hans Rosenberg zum 70. Geburtstag, Göttingen 1974, 388–415; ders.: Emanzipation und Krise. Zur Geschichte der Judenfrage vor 1890, In: Mosse, W.E.; Paucker, A. (Hrsg.): Juden im Wilhelminischen Deutschland 1890–1914, Tübingen 1976, 1–56; ders.: Juden in Preußen, In: Juden in Preußen. Ein Kapitel deutscher Geschichte, hrsg. vom Bildarchiv Preußischer Kulturbesitz, Dortmund 1981, 30–38; ders.: Emanzipation und Antisemitismus. Historische Verbindungslinien, In: Kampe, N., Strauss, H.A. (Hrsg.): Antisemitismus. Von der Judenfeindschaft zum Holocaust, Frankfurt/M/New York 1985, 88–98; ders.: Emanzipationsgeschichte und Antisemitismusforschung zur Überwindung antisemitischer Vorurteile, In: Erb, R.; Schmidt, M. (Hrsg.): Antisemitismus und jüdische Geschichte. Studien zu Ehren von H.A. Strauss, Berlin 1987, S. 467–478.; ders.: Die Emanzipation der Juden und die verzögerte Öffnung..., a. a. O., München 1993, S. 1–25.

13 Kalisch, Die Judenfrage..., a. a. O., S. 72–73.

14 Vgl. hierzu Annegret H. Brammer, Judenpolitik und Judengesetzgebung, Berlin 1987, S. 376ff.

15 Vgl. B. Strenge: Juden im preußischen Justizdienst 1812–1918, München 1996, S. 151ff.

16 Vgl. Vgl. Kotowski, E.-V.: Juden in Berlin. Berlin 2005, S. 206, aber auch ABD 23, S.330–340.

17 M. Kalisch, a. a. O., S. 95–105; vgl. zu August Wilhelm Heffter auch M. Lenz, Geschichte der Universität Berlin, Halle/S. 1910, Band II, erste Hälfte, S. 498ff. Heffter bekleidete seinerzeit die Professur für Staats-und Strafrecht. Vgl. auch ADB 11, S. 250–254.

18 Kalisch, a. a. O., S. 99–100.

19 M. Kalisch, a. a. O., S. 101–102. Zur Problematik des christlichen Staates siehe J. Katz, Vom Vorurteil bis zur Vernichtung. Der Antisemitismus 1700–1933, München 1989, hier: S. 193–200. Zurecht kommt Katz zu dem Schluß, daß die dem Christentum zugeschriebene Rolle in Staatsführung und Staatsbegründung die Rechtfertigung für die Deklassierung der jüdischen Bürger und der Definition ihres ,minderen Status' gewesen sei. Zum ,minderen Status' siehe Stefi Jersch-Wenzel, Der ,mindere Status' als historisches Problem. Überlegungen zur vergleichenden Minderheitenforschung, Berlin 1986, S. 1–20, diess., Die Lage von Minderheiten als Indiz für den Stand der Emanzipation einer Gesellschaft, in: H.-U. Wehler (Hrsg.), Sozialgeschichte Heute, Krit. Studien zur Geschichtswissenschaft, Band 11, Göttingen 1974.

20 Die moralische Disqualifizierung der Juden gehörte zu den gängigen Diffamierungstechniken in allen Epochen. H. Fischer bringt das Beispiel des Staatsministers v. Altenstein, der der Masse der Juden eine „moralische Verderbtheit" vorwarf, die mit politischen Mitteln nicht behoben werden könne, da sie angeboren sei. H. Fischer,

Judentum, Staat und Heer, Tübingen 1968, S. 73. Auch Max Lenz kann sich solcher Bemerkungen nicht enthalten. So erzählt er ungeniert über den Vater von Eduard Gans zwei Annekdoten, welche jenen in einem doch merkwürdigen Lichte erscheinen lassen. Er leitet diese mit den Worten ein: „(...) Der Vater, Abraham Gans, war Berliner Bankier gewesen, von nicht gerade moralischem, aber geschäftlichem Ansehen(...)" M. Lenz, Geschichte der Universität Berlin, Halle/S. 1910, Band II, erste Hälfte, S. 216–218.

21 Kalisch, a. a. O., S. 105.

22 Kalisch, a. a. O., S. 112–113; Justus Friedrich Karl Hecker (1795–1850), Professor für Geschichte der Medizin in Berlin, war einer der einflussreichsten Hochschullehrer der Fakultät. Siehe ADB 11, S. 211–213.

23 Zu Horn siehe ADB 13, S.135–136.

24 M. Kalisch, a. a. O., S. 116–117. Zur Problematik jüdischer Kreisärzte siehe M. Richarz, Der Eintritt der Juden, Tübingen 1974, S. 23–28, wobei hier in erster Linie Wundärzte gemeint sind. Auf S. 176–177 schreibt die Autorin, daß erst 1847 jüdischen Ärzten in Preußen das Physikat grundsätzlich zugänglich gemacht wurde. Schon 1832 soll es einen jüdischen Kreisphysikus in Hessen gegeben haben, S. 177.

25 Eine starke jüdische Gemeinde „vor Ort", hier Breslau, scheint auch in Königsberg und Berlin Einfluß auf Studentenzahlen gehabt zu haben. Kampe gibt für das Studienjahr 1887/1888 in der Berliner Juristischen Fakultät 11.14 %, in der Medizinischen Fakultät 37.36 % und in der Philosophischen Fakultät noch 14.81 % jüdische Studenten (gesamt:20.18 %) an. In Breslau lagen die Verhältnisse wie folgt: 7.89 % – 34.03 % – 7.88 % (gesamt: 22.48 %) und in Königsberg: 3.97 % – 19.92 % – 5.55 % (gesamt: 11.21 %). Sicherlich spielte jedoch auch die Attraktivität der Großstädte und die Kapazität ihrer Universitäten eine Rolle. N. Kampe, Studenten und ,Judenfrage' im Kaiserreich, Göttingen 1988, S. 83–85. Diese Argumentation stellt natürlich meinerseits eine unzulässige Extrapolation auf die Verhältnisse vor 1887 dar. Interessant ist, daß Barkow auf die „geringen Vorurtheile der Christen" verweisen mußte.

26 Ebenda, a. a. O., S. 165ff.

27 Ebenda, S. 174–177.

28 Vgl. zum Problem „Preußische Juden–Juden in Preußen" den Aufsatz von Stefi Jersch-Wenzel, Juden in Preußen-Preußische Juden?, TAJB 1991, S. 437–448 sowie diess., Die Herausbildung eines „preußischen" Judentums 1671–1815, in: P. Freimark (Hrsg.), Juden in Preußen – Juden in Hamburg, Hamburg 1983, S. 11–31. In letzterem resümiert die Autorin, daß die „jüdische Welt" zugunsten eines preußisch-deutschen Nationalbewußtseins in den Hintergrund getreten sei, S. 31.

29 Vgl. ADB 2, S. 577–578.

30 Zu Betschlers Gutachten siehe Exkurs W. A.Freund, Literatur: Geheimes Staatsarchiv Preußischer Kulturbesitz, Merseburg, heute in Berlin-Dahlem.

31 M. Kalisch, a. a. O., S. 181–183 (Betschler).

32 M. Kalisch, a. a. O., S. 199–205 (Hirsch), hier S. 205ff. Hirsch teilte allerdings nach einer anderen Seite hin aus, indem er darauf verwies, daß den Vorwürfen, die dem

Katholizismus gemacht werden, zustimmen müsse. Aber er fand es „verwerflich, den einzelnen Katholiken es entgelten zu lassen, was dem System zur Last fällt" (S. 201). Und er betonte die „gefürchtete Intoleranz und Verfolgungssucht der Katholiken" (S. 202).

33 Interessantweweise zählt M. Richarz Hirsch zu den getauften Juden (S. 162).

34 Monika Richarz, Der Eintritt der Juden..., Tübingen 1974, Schluß. Vgl. auch die Untersuchungen von W. Jochmann, Akademische Führungsschichten und Judenfeindschaft in Deutschland 1866–1918, S. 18, in: W. Jochmann, Gesellschaftskrise und Judenfeindschaft in Deutschland 1870–1945, Hamburg 1988. Was Jochmann für die Zeit des Kaiserreiches beschreibt läßt sich ähnlich für die Zeit vor 1869 sagen. Intensiv wurden die antisemitischen Strömungen im Kaiserreich unter der Studentenschaft von N. Kampe in „Studenten und ‚Judenfrage' im Deutschen Kaiserreich", Göttingen 1988, untersucht.

35 Siehe M. Brenner: Zwischen Revolution und rechtlicher Gleichstellung, In: Brenner, M., Jersch-Wenzel, St., Meyer, M.A. (Hrsg.): Deutsch-jüdische Geschichte in der Neuzeit, Band 2 (1780–1871), München 2000., S. 287–325.

36 siehe M. Brenner: Zwischen Revolution und rechtlicher Gleichstellung, a. a. O., S. 287–325, ebenso Rürup, R.: Die Emanzipation der Juden...,a. a. O., S. 20ff.

37 Rürup, R.: Emanzipation und Krise, a. a. O., S. 1–56.

38 s. Rürup, R., ebenda, S. 14.

39 M. Richarz dokumentierte, dass 1856 in Berlin mindestens 24 Konvertiten lehrten. Siehe in „Eintritt der Juden...", S. 162.

40 vgl. Berding H, Moderner Antisemitismus in Deutschland, Frankfurt a.M. 1988, S. 33.

41 zit. nach Rürup, Emanzipation und Krise, S. 20.

42 GStAPK Merseburg. Ministerium f. geistl.-Unterrichts- und Medicinalangelegenheiten, Acta betreffend die Aufstellung einer Statistik über die Lehrer bei den Universitäten.Rep. 76 Va Sekt. 1 Tit. IV No. 28 Bl.485–486: Religion bzw. Konfession der Lehrer an den Universitäten (nach den akademischen Graden der Lehrer geordnet). Vgl. auch GStAPK Merseburg. Ministerium f. geistl.-Unterrichts- und Medicinalangelegenheiten. Acta betreffend die Aufstellung einer Statistik über die Lehrer bei den Universitäten. Rep. 76 Va Sekt. 1 Tit. IV No. 28 Bl.473–477: Übersicht über die Religion bzw. Konfession der Lehrer an den Preußischen Universitäten, der Akademie zu Münster und dem Lyceum zu Braunsberg (Stand: 1. Januar 1870).

43 Honorarprofessuren konnten in ordentlichen Honorarprofessuren und Honorarprofessuren unterschieden werden. Erstere hatten die Bedeutung eines persönlichen Ordinariates teilweise jedoch ohne Einfluss des ordentlichen Professors in der Fakultät, während letztere verdienten Gelehrten im Sinne einer Ehrung verliehen werden konnte und statusmässig über der einfachen Titular-Professur rangierte.

44 GStAPK Merseburg. Ministerium f. Geistl.-Unterrichts- und Medicinalangelegenheiten, Acta betreffend die Aufstellung einer Statistik über die Lehrer bei den Universitäten. Rep. 76 Va Sekt. 1 Tit. IV No. 28 Bl. 375–379: Übersicht der der religiösen Verhältnisse im Lehrkörper

der Königl. Universität zu Breslau am 01. Januar 1870. Die Ordinarien finden sich auf Bl. 377: Barkow, Häser, Lebert, Heidenhain, Spiegelberg, Waldeyer und Fischer. Nur der spätere Berliner Anatom Waldeyer war Katholik, alle anderen – auch die konvertierten Lebert, Heidenhain und Spiegelberg – waren Protestanten. Nicht zahlreicher waren die außerplanmäßigen Professoren (Bl. 377–378): Grosser, Förster, Neumann, Klopsch, Voltolini, Friedberg. Die Gruppe der Privatdozenten wurde auf Bl. 379 vermerkt: Reymann, Paul (Katholik), Lewald, Finkenstein, Freund, Auerbach, Cohn, Richter, Ebstein, Köbner und Maas.

45 Vgl. ADB 46, S. 85–87.

46 Vgl. NDB 1, S. 433

47 Vgl. NDB 1, S. 433

48 Vgl. NDB 4, S. 270

49 Vgl. NDB 5, S. 456 und NDB 7, S. 581.

50 vgl. Gurlt III, S. 567.

51 Die Klinik wurde 1877 im Breslauer Allerheiligen-Hospital eingerichtet. Biermer übernahm die Vertretung bis Simon 1878 sein Amt antrat. Albert Neisser wurde 1892 ein Neubau gewährt. Er wurde erst 1907 persönlicher Ordinarius, dann 1912 planmässiger Ordinarius. Siehe hierzu Eulner HH, Die Entwicklung der medizinischen Spezialfächer...a. a. O., S. 237.

52 Vgl. Eulner, H.-H.: Die Entwicklung der medizinischen Spezialfächer an den deutschen Universitäten., S. 227–229. Es ist ein Verdienst Köbners, dass aufgrund seines Engagements in Breslau eine Universitäts-Hautklinik gegründet wurde. Das Köbnersche Extraordinariat wurde erst 1907 unter Neisser in ein persönliches Orinariat umgewandelt. Siehe auch Lowenthal, E.G.: Juden in Preussen. Berlin 1981, S. 120.

53 Vgl. Heuer, Siegbert, Die Juden der Frankfurter Universität, Frankfurt/New York 1997, S. 225–227.

54 Ebenda, S. 225–227. Vgl. auch Lowenthal, E.G.: Juden in Preussen. Berlin 1981, S. 120

55 Vgl. Gurlt II, S.65.

56 Vgl. ADB 39, S. 463–464

57 Vgl. Lowenthal, E.G.: Juden in Preussen. Berlin 1981, S. 155. Mendel lehrte seit 1811 an der Breslauer Universität und war Direktor der geburtshilflichen Klinik.

58 Vgl. Schwerin, K.: Die Juden im wirtschaftlichen und kulturellen Leben Schlesiens. In: Jahrbuch der Schlesischen FWU zu Breslau, Band XXV, 1984, S. 93–177. Siehe auch Lowenthal, E.G.: Juden in Preussen. Berlin 1981, S. 81.

59 Vgl. Andreas Reinke: Judentum und Wohlfahrtspflege in Deutschland. Das jüdische Krankenhaus in Breslau 1726–1944, Hannover 1999, S. 69ff. sowie Lowenthal, E.G.: Juden in Deutschland. Berlin 1981, S. 89.

60 ADB-Hirsch, Bd. 18, S.94., siehe auch Lowenthal, E.G.: Juden in Preussen. Berlin 1981, S. 131.

61 vgl. Kaznelson, S: Juden im deutschen Kulturbereich. Berlin 1959., S. 504, aber auch ADB 35, S. 159–161 und NDB 17, S. 392.

62 Bayer, H.: Wilhelm Alexander Freund. Zentralbl Gynäkol 42 (1918) 73–81.

63 Freund, W.A.: Leben und Arbeit. Berlin 1913.

64 Vgl. ADB 2, S. 577–578.

65 Freund, W.A.: Leben und Arbeit. Berlin 1913.

66 Ackerknecht, E.H.: Friedrich Theodor Althoff (1859–1908) und die deutschen Universitäten um 1900. Schweiz med Wschr 118 (1988) 812–813.

67 Freund, W. A.: Beiträge zur Histologie der Rippenknorpel. Breslau 1858, sowie Freund, W. A.: Der Zusammenhang gewisser Lungenkrankheiten mit primären Rippenknorpelanomalien. Breslau 1859.

68 Freund, W.A.: De fistula uretero-uterina conspectu historico fistularum urinariarum mulierum praemisso. Breslau 1860.

69 Freund, W.A., Joseph, L.: Ueber die Harnleiter-Gebärmutter-Fistel nebst Untersuchungen über das Verhalten der Harnleiter im weiblichen Becken. Berliner Klin Wschr 47 (1869) 504–509.

70 Fischer, I.: Historischer Rückblick über die Leistungen des XIX. Jahrhunderts auf dem Gebiet der Geburtshilfe und Gynäkologie. In: Halban J, Seitz L (Hrsg.): Biologie und Pathologie des Weibes. Berlin 1928.

71 Siehe hierzu ausführlicher M. R. Gerber: Die Schlesische Gesellschaft für vaterländische Cultur (1803–1945), In: Beihefte zum Jahrbuch der Schlesischen Friedrich-Wilhelms-Universität zu Breslau, Heft IX, Sigmaringen 1988.

72 Freund, W.A.: Blicke ins Culturleben. Breslau 1878.

73 GStAPK Merseburg, Rep. 76, Va, Sekt. 4, No. 40, Vol. I, Bl.185, 212, 253, 261–262, 267, 269.

74 Freund, W.A.: Leben und Arbeit. Berlin 1913.

75 Freund schrieb dazu, dass der Schriftwechsel in Breslauer Archiven vorliegen müsse.

76 Betschler, J.W.; Freund, W.A.; Freund, M.B. (Hrsg.): Klinische Beiträge zur Gynäkologie. Breslau 1862–1865.

77 Freund, W.A.: Leben und Arbeit. Berlin 1913.

78 Gauß, C.J.; Wilde, B.: Die deutschen Geburtshelferschulen. München-Gräfelfing 1956 sowie ADB 35, S.159–160.

79 Geheimes Staatsarchiv Preußischer Kulturbesitz Merseburg (GStAPK), Kultusministerium, Acta betreffend die Anstellung und Besoldung der ordentlichen und außerordentlichen Professoren. Universitätssachen Breslau. Rep. 76, Va, Sekt. 4, No. 35, vol. 4, Bl. 146–154. sowie GStAPK Merseburg, Rep. 76, Va, Sekt. 4, No. 40, vol. II, Bl. 108–113.

80 Ebenda

81 Freund, W.A.: Eine neue Methode der Exstirpation des ganzen Uterus. Sammlung Klin Vorträge 133 (1878) 911–924.; Freund, W.A.: Bemerkungen zu meiner Methode der totalen Uterus-Exstirpation. Centralbl Gynäkol 2 (1878) 497–500; Freund, W.A.: Zu meiner Methode der totalen Uterus-Exstirpation. Centralbl Gynäkol 2 (1878) 265–269.

82 Zander, J.: 100 Jahre gynäkologische Krebstherapie. Geburtsh Frauenheilk 38 (1978) 711–715, sowie Zander, J.: Meilensteine in der Gynäkologie und Geburtshilfe – 100 Jahre Deutsche Gesellschaft für Gynäkologie und Geburtshilfe. In: Beck, L. (Hrsg.): Zur Geschichte der Gynäkologie und Geburtshilfe. Berlin–Heidelberg–New York 1986.

83 Wertheim, E.: Zur Frage der Radikaloperation beim Uteruskrebs. Arch Gynäkol LXI (1900) 627–668.

84 Freund, W.A.: Eine neue Methode der Exstirpation des ganzen Uterus. Sammlung Klin Vorträge 133 (1878) 911–924.

85 GStAPK Merseburg, Rep. 89 H, 2.2.1., No. 21693, Bl. 88–89, 94–96, 163, 168–169.

86 GStAPK Merseburg, gleiche Rep., No. 35, vol. 5, Bl.151–152, 156, 169–173, 222, 226–232, 244, 250–259.

87 Ebenda, sowie Archiv der Universität Strasbourg. Personalakte Prof. Dr. W. A. Freund 1878–1901.

88 Freund, W.A.: Leben und Arbeit. Berlin 1913.

89 GStAPK Merseburg, gleiche Rep., No. 35, vol. 5, Bl.151–152, 156, 169–173, 222, 226–232, 244, 250–259, sowie GStAPK Merseburg, Nachlaß Althoff, Rep. 92 B No. 44, Bl. 154ff.

90 Anrich, G.: Die Kaiser-Wilhelm-Universität Straßburg in ihrer Bedeutung für die Wissenschaft 1872–1918. Berlin-Leipzig 1923.

91 GStAPK Merseburg, Rep. 89 H, 2.2.1., No. 21693, Bl. 88–89, 94–96, 163, 168–169.

92 Zander, J.: Meilensteine in der Gynäkologie und Geburtshilfe – 100 Jahre Deutsche Gesellschaft für Gynäkologie und Geburtshilfe. In: Beck, L. (Hrsg.): Zur Geschichte der Gynäkologie und Geburtshilfe. Berlin–Heidelberg–New York 1986.

93 Mackenrodt, A.: Nekrolog auf Wilhelm Alexander Freund. Sitzung der Berliner Gesell Geburtsh Gynäkol am 11.01.1918, und Müllerheim, R.: Zum 70. Geburtstag von Wilhelm Alexander Freund. Dtsch med Wschr 35 (1903) 631–632.

94 Freund, W.A.: Gynäkologische Klinik. Straßburg 1885.

95 Freund, W.A.: Zur Naturgeschichte der Krebskrankheit nach klinischen Erfahrungen. Z Krebsforsch 3 (1905) 1–33, sowie Freund, W.A.: Zur Karzinombehandlung. DMW 21 (1912) 980–983.

96 Freund, W.A.: Über die Methoden und Indikationen der Totalexstirpation des Uterus, speciell in Bezug auf die Behandlung des Uteruskarzinoms. Beitr Geburtsh Gynäkol I (1898) 343–404.

97 Freund, W.A.: Gynäkologische Klinik. Straßburg 1885.

98 Freund, W.A.: Reden. Straßburg 1901.

99 GStAPK Merseburg, Rep. 89 H, 2.2.1., No. 21693, Bl. 88–89, 94–96, 163, 168–169.

100 Von bleibendem Interesse sind Freund, W.A., Mendelsohn, L.: Der Zusammenhang des Infantilismus des Thorax und des Beckens. Stuttgart 1908 sowie Freund, W.A., Velden, R.v.d.: Anatomisch begründete Konstitutionsanomalien. Konstitution und Infantilismus. In: Mohr, L.; Staehelin, R. (Hrsg.): Handbuch der Inneren Medizin. Berlin 1912.

101 Aus dieser Zeit stammen u.a. Zur Naturgeschichte der Krebskrankheit..., Z. Krebsforsch. 3, 1–33, 1905 sowie Zur Karzinombehandlung, Dtsch. Med. Wschr. 21, 980–983, 1912.

102 Vgl. P. Straßmann: Verhandlungen der Gesellschaft für Geburtshülfe und Gynäkologie zu Berlin. Stuttgart 1912, S. 1–2.

Matthias David

AUGUST MARTIN

(1847–1933)

Am 26. November 1933 starb August Martin an den Folgen eines Schlaganfalls (Abb. 1). Zu Beginn der darauffolgenden Sitzung der Gesellschaft für Geburtshilfe und Gynäkologie in Berlin am 8.12.1933 sprach der damalige Vorsitzende Geheimrat Stoeckel Worte des Gedenkens, die man in der damals führenden gynäkologischen Fachzeitschrift, dem Zentralblatt für Gynäkologie, nachlesen kann: *„Mit August Martin ist der letzte der Männer dahingegangen, in denen die Entwicklung der ganzen deutschen Gynäkologie verkörpert war (...)"* (Stoeckel 1934). Und A. Döderlein schrieb ebenfalls im „Zentralblatt" vom 13. Januar 1934: *„August Martins Lebenswerk und Dasein füllt eine lange Zeitspanne aus und steht in einer wichtigsten Entwicklung der deutschen Gynäkologie. Man kann sich die letzten 50–60 Jahre ohne diese Persönlichkeit nicht denken, und sein Andenken wird unvergänglich in der Geschichte der Geburtshilfe und Gynäkologie bleiben (...)"* (Döderlein 1934).

Es scheint aber, dass sich die Bedeutung Martins über die Jahrzehnte relativiert hat, und dass heutzutage mit dem Namen August Martin kaum ein Fachkollege oder eine Fachkollegin noch etwas verbindet, was, wie die nachfolgende historische Reminiszenz beweisen wird, bedauerlich ist.

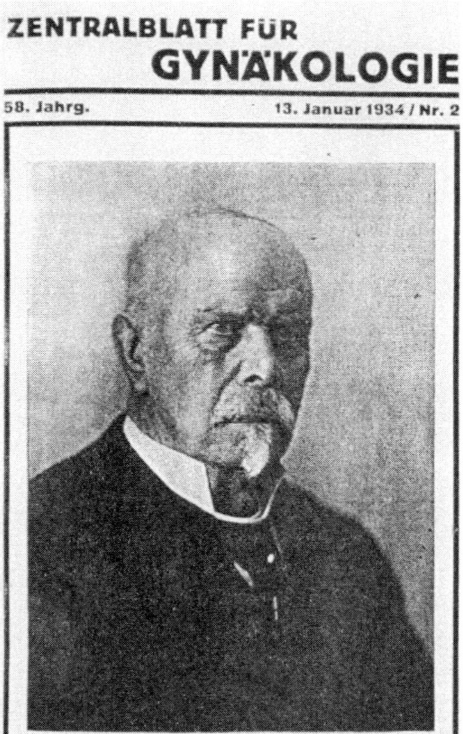

Eduard August Martin wurde am 14. Juli 1847 in Jena geboren. Sein Vater war der bekannte, zunächst an der Jenenser, dann an der Berliner Universitäts-Frauenklinik wirkende Geheimrat Professor Eduard Arnold Martin (1809–1875); (Ebert u. David 1994); (Abb. 2).

ZENTRALBLATT FÜR GYNÄKOLOGIE
58. Jahrg.   13. Januar 1934 / Nr. 2

August Martin †

Abb. 1: Nachruf für August Martin im Zentralblatt für Gynäkologie 1934

Zur Unterscheidung von seinem Vater und von seinem später ebenfalls wissenschaftlich tätigen Bruder Ernst entschloss sich Martin am Beginn seiner akademischen Laufbahn, seinen zweiten Namen August voranzustellen und ging also als August Martin in die Geschichte unseres Faches ein.

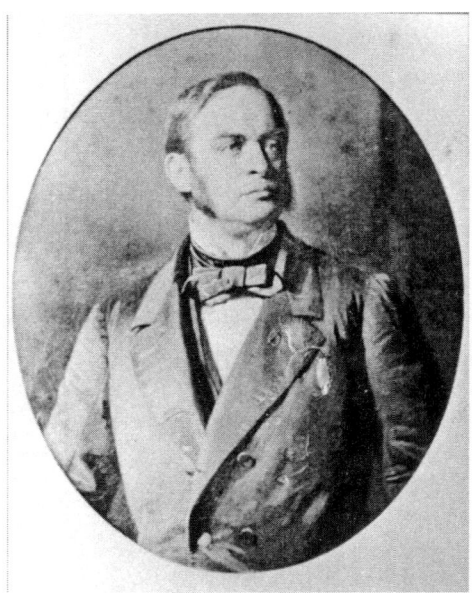

Abb. 2: Eduard Martin, Vater von A. Martin

Seine Kindheit in Jena wurde Ostern 1857 durch den Beschluss seiner Eltern beendet, ihm wie seinem älteren Bruder eine strenge Internatserziehung angedeihen zu lassen, und so reiste er zu seinem Onkel, der ein solches Internat hatte, *„das zwischen 28 und 35 Knaben in der Mehrzahl Engländer aus guter Familie, daneben Franzosen, Belgier, auch Russen beherbergte (...)"*. Durch diese „Zusammensetzung" seiner Klassenkameraden lernte Martin früh Englisch und Französisch, was sich später überaus positiv in wissenschaftlicher und gesellschaftlicher Hinsicht auswirkte (Martin 1924).

Zunächst zeigte jedoch weniger die englische Sprache Wirkung als vielmehr ein „Englischer Boxkampf", in dessen Verlauf sich Martin die Pulsader an einer zu Bruch gegangenen Fensterscheibe aufschlitzte. Er trug eine lebenslange Innervationsstörung des rechten Zeigefingers davon, die ihn aber – wenn man seine weitere Laufbahn betrachtet – offenbar bei seiner operativen Tätigkeit nicht gestört hat. Nach vier Jahren Internat zog er wieder zu seinen Eltern. Sein Vater war inzwischen

zum ordentlichen Professor für Geburtshilfe an die königliche Friedrichs-Wilhelm-Universität in Berlin berufen worden.

Seine Gymnasialzeit verbrachte er in Berlin und Coburg, wo er anlässlich der Stiftungsfeier des Gymnasiums 1865 seine erste freie Rede hielt: *„Als unser Turnlehrer von meiner Absicht* [die Stiftungsrede erstmals nicht abzulesen – der Verf.] *Nachricht bekommen hatte, nahm er mich wiederholt mit auf den Turnplatz, ließ mich auf das höchste Gerüst klettern und von dort aus meine Rede halten. Dabei habe ich eine nachhaltige Förderung für mein ganzes Leben im freien Vortrag gewonnen (...)"* (Martin 1924).

Von 1866 bis 1872 studierte er in Jena und Berlin Medizin, unterbrochen von einem Jahr Freiwilligendienst im Deutsch-Französischen Krieg. 1870 hat er promoviert, Ende Januar 1872 wurde er nach dem Ablegen der Staatsexamina als Arzt approbiert. Über den Abend nach der letzten Prüfung schreibt August Martin in seinen 1924 veröffentlichten Lebenserinnerungen „Werden und Wirken eines Deutschen Frauenarztes" (Abb. 3): *„Es war späte Abendstunde, als ich nach Hause kam. Ich war erschöpft, setzte mich zuerst in meine Stube hin, bis mein Vater, der mich mit einer gewißen Unruhe erwartete, mich aufsuchte und mit einer Zärtlichkeit begrüßte, die seinem sonst so zurückhaltenden Wesen durchaus nicht eigen war. In der Freude seines Herzens spendierte er eine Flasche des herrlichen St. Perray-Burgunders (...). So haben wir Stunden in trautem Geplauder, in Erinnerungen und Plänen zugebracht; eine Stunde der Intimität mit meinem Vater, wie sie nicht wiedergekehrt ist (...)"* (Martin 1924).

Es folgten, auf Wunsch seines Vaters, Studienreisen nach England, Wien, Prag und Breslau. Ab September 1872 war er dann Assistenzarzt an der Berliner Universitäts-Frauenklinik. Diese Klinik leitete sein Vater, der gegenüber dem zuständigen Ministerium zuvor die Ausnahme vom Gesetz, dass der Sohn nicht beim Vater Assistent sein dürfe, durchsetzen musste.

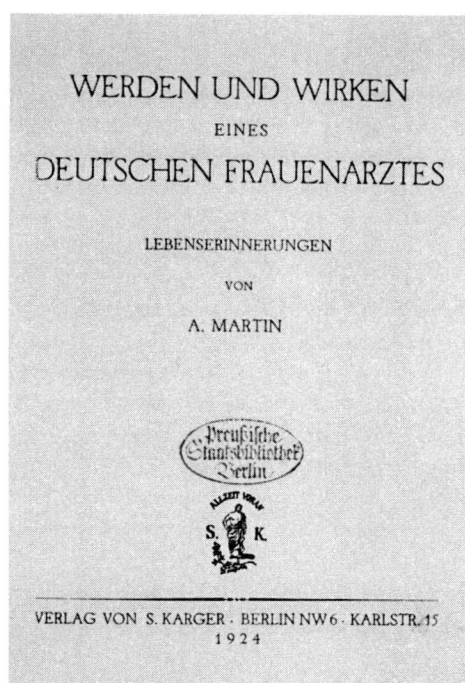

WERDEN UND WIRKEN
EINES
DEUTSCHEN FRAUENARZTES

LEBENSERINNERUNGEN

VON

A. MARTIN

VERLAG VON S. KARGER · BERLIN NW 6 · KARLSTR. 15
1 9 2 4

Abb. 3: Titelseite der 1924 erschienenen Lebenserinnerungen von A. Martin

Von nun an nahm August Martin auch re-
gelmäßig am regen gesellschaftlichen und wis-
senschaftlichen Austausch im Rahmen der
Berliner Geburtshilflichen Gesellschaft teil.
Dazu schreibt er: *„Diese Gesellschaft (...) pfleg-
te sich alle 14 Tage zu vereinigen, um nach
Anhören und Besprechen wissenschaftlicher
Mitteilungen zu gemeinsamem Abendessen
zusammenzubleiben. Begreiflicherweise war
der Träger der Arbeit die Klinik und ihre
Schüler. Es fehlte nicht an Mißgunst und
Neid gegen diese erfolgreichen Arbeiter. Das
Ende war, daß der Vater seinen Vorsitz nie-
derlegte und austrat, die Schüler und Freunde
folgten. Wir bildeten sofort eine neue Gynä-
kologische Gesellschaft, in der das wissenschaftliche Treiben rasch unter der regelmä-
ßigen Teilnahme des Vaters erblühte und
Früchte trug (...)"* (Martin 1894).
Im Dezember 1875 starb der Vater von
August Martin an den Folgen einer Typhus-

erkrankung. Nach einer kurzen Übergangs-
zeit, in der Martin kommissarisch die geburtshilfliche Klinik und der älteste Privatdozent,
Kristeller, die gynäkologische Abteilung der
Charité geführt hatte, übernahm Carl Schröder die Leitung der Klinik. Dieser vereinigte
dann im Mai 1876 auch die am 9. Dezember
1873 gegründete zweite (gynäkologische)
Fachgesellschaft wieder mit der geburtshilflichen zur Berliner Gesellschaft für Geburtshilfe und Gynäkologie (Ebert u. Pritze 1994).
August Martin habilitierte sich im Juli
1876. Der Ordinarius, Professor Schröder,
bot ihm an, weiter als Privatdozent an seiner
Klinik zu bleiben, aber die Mitassistenten
Veit und Benicke lehnten eine Verlängerung
der Ausbildungszeit, die auch mit einer Ge-
haltsaufbesserung verbunden gewesen wäre,
über die drei üblichen Jahre hinaus ab. So verließ Martin die Berliner Universitäts-Frauenklinik und richtete sich zunächst zusammen
mit dem Chirurgen Karl Langenbuch in einem Haus in der Elsasser Straße einige Räume zur operativen Behandlung gynäkologischer Patientinnen ein. Nach etwa einem Jahr
mietet er sich eine Etage im Nebenhaus. Eine
Krankenpflegerin übernahm die fachliche
und wirtschaftliche Pflege, während verschiedene Assistenzärzte Martin bei den Operationen zur Hand gingen. Diese halfen ihm auch
bei der Aufarbeitung des wissenschaftlichen
Materials und der Durchführung der Ärztekurse. Das unzulängliche Quartier in der Elsasser Straße hat er bald aufgegeben. Er mie-
tete in der Eichendorffstraße 4 eine ganze Etage, an die sich bald nach Durchbrechung der
Brandmauer die Hälfte der ersten Etage des
Nebenhauses anschloss. In Martins Memoiren findet sich auch eine kurze Beschreibung
seines Tagesablaufes in jenen Jahren: *„Früh
Kolleg, eine Stunde reiten, dann Arbeit in der
Klinik, Krankenbesuche in der Stadt, um 3 Uhr
sollte gegessen werden, dann war Sprechstun-
de, an diese schloß sich eine kurze Pause an,
abends bin ich regelmäßig zu Patienten in die
Klinik gegangen oder auf Praxis (...) Schon*

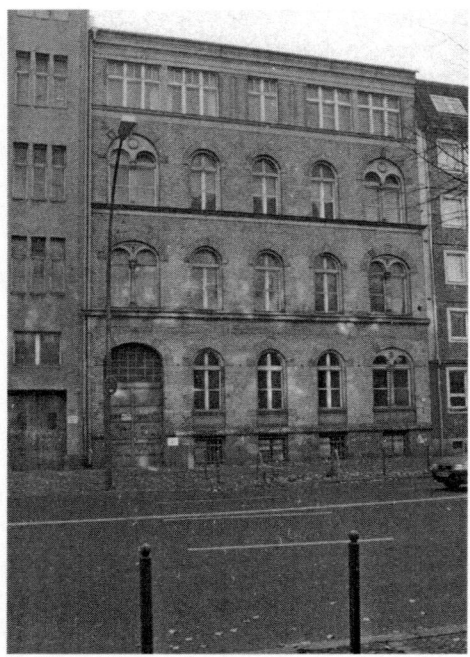

Abb. 4: Gebäude der ehem. Martin'schen Klinik in der Berliner Elsasser Straße 85 heute

sehr früh mußte ich darauf verzichten, längere gesellige Freuden auszugießen. Ich strebte meist danach, daß wir um 11 Uhr (nachts) heimkehrten, so daß mir noch 1–2 Stunden blieben, um meine Arbeit zu fördern (...)" (Martin 1924).

1885 baute Martin in der Elsasser Straße 85 ein eigenes Krankenhaus auf einem Grundstück, auf welchem die Brandenburgisch-Afrikanische Palmkernöl-Gesellschaft aus den Zeiten des Großen Kurfürsten ein Lager hatte (Abb. 4). Martin berichtete, dass das ganze Erdreich über vier Meter tief verseift und dadurch aseptisch gewesen sei, ein günstiger Umstand, auf den Robert Koch bei seinen Besuchen in der Klinik wiederholt zu sprechen kam. Die Klinik übernahm später sein Assistent Orthmann, der sie 1909 an die jüdisch-orthodoxe Adass-Jisroel-Gemeinde verkaufte (Offenberg 1986).

Martin und andere chirurgisch orientierte Frauenärzte dieser Zeit haben mit ihren neu-

und weiterentwickelten Operationstechniken die Gynäkologie reformiert. An die Stelle „orthopädischer Behandlungen" mit Ringen und Stiften traten plastische Operationen, an die Stelle von Lokalbehandlungen mit Spülungen, Ätzungen und Badekuren an der Anatomie orientierte, korrekt durchgeführte chirurgische Eingriffe. Die radikalen Krebsoperationen wurden von Freund, Martin, Mackenrodt, Riess, Veit, Wertheim und anderen entwickelt und vervollkommnet. *„Bezeichnend für die anfängliche Ablehnung plastischer Operationen bleibt, daß man mich, da ich von Anfang meiner Tätigkeit an die unzulängliche Pessarbehandlung ablehnte, mit dem Ehrentitel der ‚blutige August' oder ‚Damenschneider' belegte (...)"*, so Martin in seinen Lebenserinnerungen (Martin 1924).

Bereits in seiner ersten kleinen Privatklinik in der Etagenwohnung in der Elsasser Straße hatte Martin sog. Ärztekurse abgehalten. Diese vom Berliner Dozentenverein veranstalteten Ferienkurse für praktische Ärzte wurden in den siebziger Jahren des 19. Jahrhunderts eingerichtet, um Ärzten die Gelegenheit zu geben, Wissenslücken aufzufüllen und sich mit modernen Methoden der Medizin vertraut zu machen. August Martin demonstrierte nicht nur Untersuchungs- und Operationstechniken am Phantom, es bestand auch die Möglichkeit, ihm bei Operationen zuzusehen. *„Sobald (...) Martin selbst, sei es bei den Operationen, sei es bei erläuternden Vorlesungen, zu den vorgestellten Fällen das Wort ergriff, wurde man von seiner Persönlichkeit gefangen (...). Mit einfachstem Instrumentarium (...) konnte Martin vaginale und abdominale Eingriffe in kürzester Zeit mit seiner souveränen Beherrschung der Technik vollbringen (...)"* (G. Döderlein 1974). So wie der hier zitierte Albert Döderlein hospitierten viele Gynäkologen aus dem In- und Ausland bei Martin. Neben von Rosthorn wurde auch Schauta durch Martin geprägt, so dass er diesen als *„indirekten Gründer der österreichischen Gynäkologie"* bezeichnete (Schauta 1934).

Umso erstaunlicher, dass sich in Martins Lebenserinnerungen der Satz findet *„Ich bin von Hause aus mit meinen intimsten Neigungen Geburtshelfer (...)"* (Martin 1924). Er hat 50 Aufsätze, Monographien und Vorträge zu geburtshilflichen Themen veröffentlicht und sein „Kombinierter Handgriff zur Entwicklung des nachfolgenden Kopfes" ist unter dem Titel Wiegand-Martin-von Winckel'scher-Handgriff oder kurz „Drei-Männer-Handgriff" in die geburtshilflichen Lehrbücher eingegangen (Martin 1886, 1905; Abb. 5). Er beschreibt die Anwendung eines Handgriffes bei Beckenendlagengeburten, wenn der Kopf nicht in das Becken eintritt. Darüber, ob sein Interesse für die Beckenendlagenentwicklung auch familiengeschichtlich zu erklären ist, kann nur spekuliert werden. Sein Vater Eduard Martin war ja zur Geburt des deutschen Prinzen Wilhelm hinzugezogen worden, nachdem der zuständige Oberstabsarzt festgestellt hatte, dass es sich nicht um eine Schädellage handelte. Die höfischen Etiketten zwangen Martin dazu, die bei der Steißlagenentwicklung notwendigen Handgriffe gewissermaßen „im Dunkeln" auszuführen, da die Kronprinzessin nicht entkleidet gesehen werden durfte. Die Entbindung gestaltete sich sehr schwierig, Martin musste das Kind unter Chloroformnarkose der Mutter als „ganze Extraktion" entwickeln. Das Neugeborene war offenbar längere Zeit asphyktisch. Bei der Entbindung kam es zu einer Epiphysenlösung, was zu einer bleibenden Verkürzung und Verkrüppelung des linken Armes bei dem späteren Kaiser Wilhelm II. führte (Döderlein 1974, Maass 2004).

Am 4. Oktober 1886 findet sich in der „Berliner Klinischen Wochenschrift" eine ers-

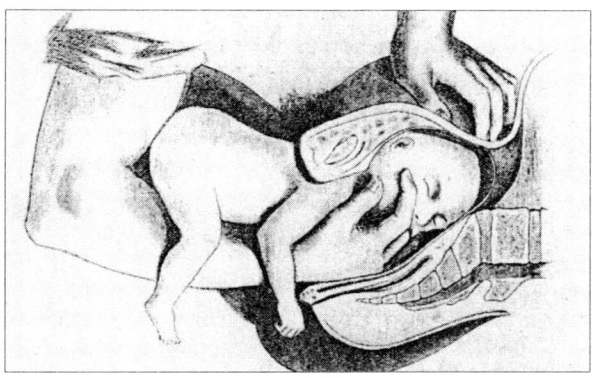

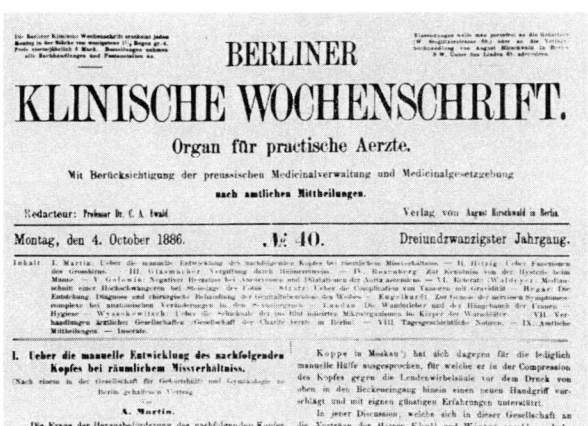

Abb. 5: Abbildung zum „Drei-Männer-Handgriff";
Abb. 6: Publikation von A. Martin „Ueber die manuelle Entwicklung des nachfolgenden Kopfes bei räumlichem Mißverhältnis" in der Berliner Klinischen Wochenschrift 1886

te Arbeit zum „Handgriff", die er nach einem Vortrag vor unserer Berliner Gesellschaft für Geburtshilfe und Gynäkologie verfasst hatte. Fast 20 Jahre später sprach Martin abermals im Rahmen klinischer Vorträge in Greifswald über den „kombinierten Handgriff" (Martin 1886, 1905; Abb. 6).

Während der Ruf Martins als begnadeter Operateur und akademischer Lehrer sich weiter festigte, bekam er 1885 seine ersten schweren Gichtanfall. Es folgten Kuraufenthalte in Karlsbad.

Seit sich August Martin 1876 an der Medizinischen Fakultät der Berliner Universität als Privatdozent habilitiert hatte, war sein er-

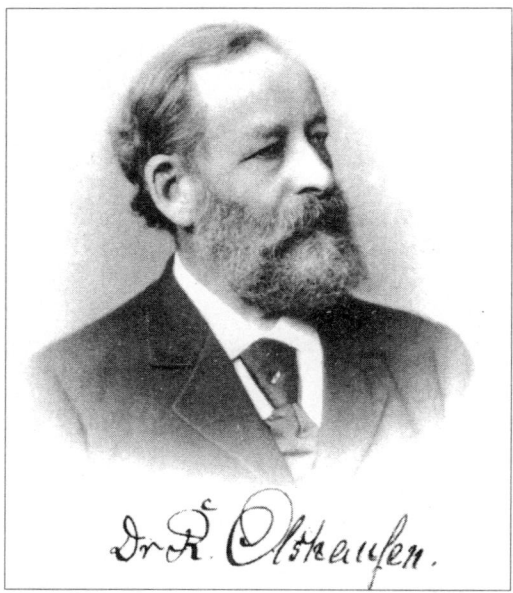

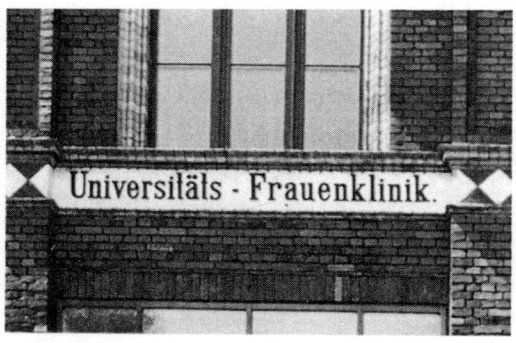

Abb. 7 (oben): Robert von Olshausen;
Abb. 8: Eingang zur Greifswalder Universitäts-Frauenklinik

klärtes Lebensziel die akademische Laufbahn, das Ordinariat. Dass es trotz seines fachlichen Könnens, seiner internationalen Kontakte und seines internationalen Renommees 15 Jahre dauerte, bis Martin vom Privatdozenten zum außerordentlichen Professor aufrücken konnte, hatte sicher vor allem zwei Gründe: *„Er galt zwar als bedeutend, aber auch als rücksichtslose Kampfnatur, als draufgängerisch, als zu operativ eingestellt, als ein Mann, dem man eine ruhige Einstellung auf die systematisch geregelte Arbeitsweise des akademischen Lehrers und Klinikers und eine*

sozusagen unparteiische Lehrmethode nicht zutrauen wollte (...)" (Stoeckel 1934).

Der zweite Grund war sein Intimfeind Robert von Olshausen, der seit 1887 Lehrstuhlinhaber für Geburtshilfe und Gynäkologie an der Universitäts-Frauenklinik in Berlin (Abb. 7) war. Offenbar ausgehend von fachlich-kritischen Auseinandersetzungen in der Berliner Geburtshilflichen Gesellschaft bildete sich eine tiefe Animosität zwischen den beiden Kollegen heraus. Olshausen hatte bis zuletzt versucht, die Professur für Martin zu verhindern. Als Grund für diese Ablehnung führte Olshausen an, dass er es nicht vertragen könne, dass Martin immer anderer Meinung sei als er ...

Als 1899 zeitgleich zwei Berufungen nach Prag und Greifswald vorlagen, wechselte August Martin zum Erstaunen aller in die *„vorpommersche Kleinstadt"* (Abb. 8). *„Daß er diesen Ruf* [nach Greifswald] *annahm, daß er seine beneidete Stellung in Berlin aufgab, um an die Peripherie des Reiches, in die kleinste Universitätsstadt Preußens überzusiedeln – das zeigt, wie stark das akademische Blut seiner Ahnen in ihm pulsierte, wie tief die Sehnsucht in ihm saß, akademisch wirken zu dürfen (...)"* – so interpretiert Stoeckel in seinem Nachruf diese Entscheidung August Martins für Greifswald (Stoeckel 1934).

Das Kapitel „Greifswald" umfasst in August Martins Lebenserinnerungen 20 Seiten. Er schreibt hier, dass ihm selbst hohe (Berliner) Ministerialbeamte davon abrieten, nach Greifswald zu gehen, da *„die Greifswalder Frauenklinik einer vollständigen Reorganisation bedürfe, nachdem der derzeitige Inhaber einige 30 Jahre sie zuletzt mit weitgehender Indolenz verwaltet habe (...)"*, und dass ihm *„im Finanzministerium ein Mann gegenüberstehe, namens Lehnert, der als ‚Ablehnert' bekannt sei (...)"* (Martin 1924). Den kannte Martin aber über einen gemeinsamen Bekannten und so erhielt er ohne Probleme die finanziellen Mittel für eine Modernisierung der Klinik. Es entstand ein Flügel mit Dienstwohnungen und einer Poliklinik; im alten Haus wurden Laboratorien eingerichtet, moderne Baderäume, ein Fahrstuhl, große Gebärsäle und Operationsräume wurden gebaut. Andere Erweiterungen folgten, wie auch eine Reorganisation des gesamten Klinikbetriebs. Auch ein Ärztekasino ließ Martin einrichten, um, wie er in seinen Lebenserinnerungen schreibt, die Assistenten *„vor dem bis dahin üblichen Kneipenleben zu bewahren (...)"* (Martin 1924). Zur gleichen Zeit wie Martin trat auch August Bier das Ordinariat für Chirugie in Greifswald an. Mit Bier freundete sich Martin bald an, beide verband bis an ihr Lebensende eine enge Freundschaft (Abb. 9).

Das gesellschaftliche Leben in Greifswald war sehr von den akademischen Kreisen der Universität geprägt. Das Verhältnis zwischen diesen und den Bürgern der ältesten preußischen Universitätsstadt war offenbar nicht ganz ungetrübt. Martin schreibt dazu *„Der Greifswalder Bürger empfand einen gewissen Gegensatz gegen die Universität; er beneidete angesichts seiner eigenen geringen Arbeitsleistung die Professoren, von denen er glaubte, daß sie für ihr hohes Gehalt keinerlei Arbeit zu leisten hätten (...)"* (Martin 1924).

Martin erweiterte und renovierte nicht nur die Universitäts-Frauenklinik und verhalf ihr so zu neuem wissenschaftlichen Ansehen; er gründete 1902 auch eine „Pommersche - gynäkologische Gesellschaft", deren erste Tagung dann im selben Jahr im Mai in Greifswald zum Thema „Bekämpfung des Wochenbettfiebers und Genitaltuberkulose" stattfand (Köhler 1992).

Leider kam es 1904 zu einer folgenschweren Auseinandersetzung mit dem preußischen Kultusministerium, weil Martin als damaliger Dekan nicht den vom Ministerium präferierten Nachfolger für einen vakanten Lehrstuhl akzeptieren wollte. Der Ministerialdirektor Althoff (Abb. 10) verzichtete zwar schließlich auf seinen Kandidaten, sperrte der Greifswal-

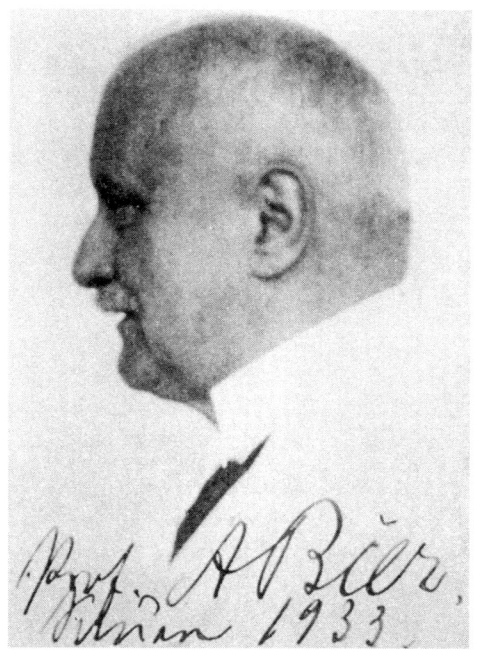

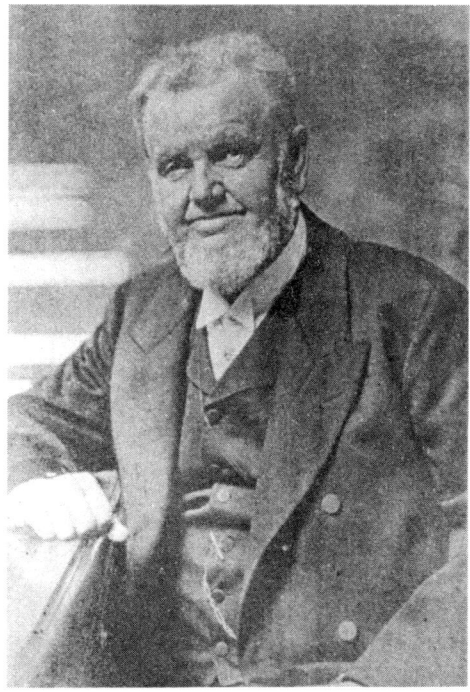

Abb. 9 (oben): August Bier, chirurgischer Ordinarius in Greifswald; *Abb. 10 (unten):* Ministerialdirektor im preußischen Kultusministerium, Friedrich Althoff

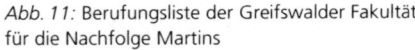

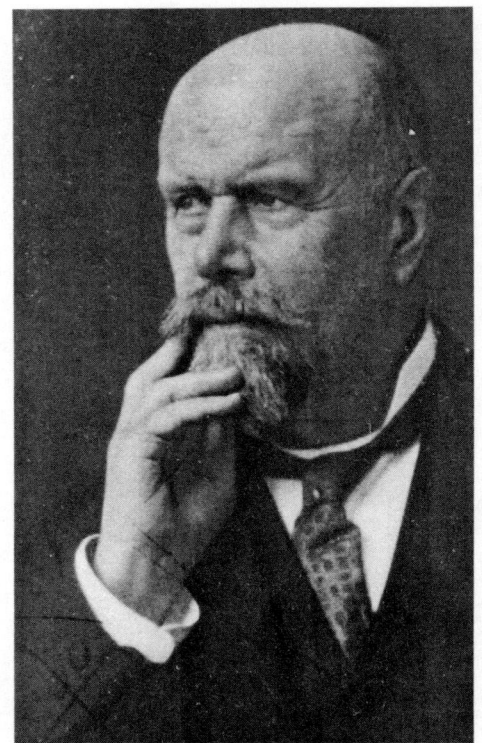

Abb. 11: Berufungsliste der Greifswalder Fakultät für die Nachfolge Martins

Abb. 12: August Martin

der Frauenklinik aber ab sofort jegliche finanzielle Unterstützung. Es folgen ständige – aus Martins Sicht – schikanöse Kontrollen von Verwaltung und Finanzen seiner Klinik, so dass er schließlich, nachdem sich auch sein Gesundheitszustand durch weitere Gichtanfälle und ein Gehörleiden verschlechtert hatte, 1907 um seine Entlassung aus dem Staatsdienst bat und mit der Familie nach Berlin zurückkehrte. Stoeckel wurde zu seinem Nachfolger in Greifswald bestimmt (v. Stoldt 1907; Abb. 11).

Ein Jahr später, also 61-jährig, stellte Martin seine praktische ärztliche Tätigkeit ganz ein und widmete sich neben dem wissenschaftlich-gesellschaftlichen Leben völlig der Herausgeberschaft der „Monatsschrift für Geburtshülfe und Gynäkologie", die er 1895 gegründet hatte. Anläßlich des 70. Geburtstages von August Martin im Jahre 1917 wurde dem Jubilar ein ganzes Heft gewidmet. Diese Festschrift enthielt neben Arbeiten von Schülern, Freunden und zwei Söhnen Martins auch eine Verzeichnis seiner mehr als 500 Veröffentlichungen. Nach dieser großen Geburtstagsfeier zog sich Martin, inzwischen ertaubt, mit seiner Frau nach Ratzeburg zurück, wo seine Tochter wohnte, und betätigte sich nun vor allem schriftstellerisch. 1924 erschien seine schon mehrfach erwähnte Autobiographie mit dem schönen Titel „Werden und Wirken eines deutschen Frauenarztes", in der er plastisch und interessant ein halbes Jahrhundert deutscher und internationaler Gynäkologie-Entwicklung aus eigener Anschauung schildert.

In den letzten Lebensjahren wurde Martin wiederholt von Schlaganfällen heimgesucht, die er völlig überwand, bis er dann am 26. November 1933 doch nach einem erneuten Anfall starb.

Stoeckel schloss seinen Nachruf, den er auf der Sitzung der Berliner Gesellschaft für Gynäkologie und Geburtshile im Dezember 1933 hielt, mit den Worten: *„Mit August Martin ist eine ruhmvolle Zeit unseres Faches zu Grabe gegangen/Möge die Zukunft uns Männer schenken, die das gleiche leisten (...)"* (Stoeckel 1934; Abb. 12).

LITERATUR

1. Stoeckel, W.: Gedenkwort für August Martin. Zentralbl. Gynäkol. 58 (1934) S. 993–996.

2. Döderlein, A.: August Martin zum Gedächtnis. Zentralbl. Gynäkol. 58 (1934) S. 81–86.

3. Ebert, A., M. David: Eduard Arnold Martin – Gründer der Berliner Gesellschaft für Gynäkologie, in: Die Berliner Gesellschaft für Geburtshilfe und Gynäkologie 1844–1994, hrsg. von A. Ebert und H. K. Weitzel, W. de Gruyter, Berlin, New York 1990.

4. Martin, A.: Werden und Wirken eines deutschen Frauenarztes. S. Karger, Berlin 1924.

5. Martin, A. Allgemeine Gesellschaftsgeschichte, in: Geschichte der Gesellschaft für Geburtshülfe und Gynäkologie zu Berlin 1844–1894. Dargestellt von den Schriftführern A. Martin u. J. Veit.: Z Geburtsh. Gynäkol. 30 (1894), S. 3–17.

6. Ebert, A., W. Pritze, U. Ulrich: Carl Schröder, die Vereinigung der Fachgesellschaften, in: Die Berliner Gesellschaft für Geburtshilfe und Gynäkologie 1844–1994, A. Ebert und H. K. Weitzel (Hrsg.) W. de Gruyter, Berlin, New York 1994.

7. Offenberg, M.: Das orthodoxe jüdische Krankenhaus in Berlin, in: Adass Jisroel: Die jüdische Gemeinde in Berlin (1869–1942). Vernichtet und Vergessen, M. Offenberg (Hrsg.): Museumspädagogischer Dienst und Landesarchiv Berlin , Berlin 1986.

8. Döderlein, G.: Erlebtes und Geschichten aus der deutschen Gynäkologie in alter Zeit. MMW-Taschenbuch, J. F. Lehmanns, München 1974.

9. Schauta, F.: Herrn Geheimrat Prof. Dr. August Martin, Berlin. Zur Feier seines 70. Geburtstages. Monatsschr. Geburtsh. Gynäkol. 96 (1934), S. 109–110.

10. Martin, A.: Ueber die manuelle Entwicklung des nachfolgenden Kopfes bei räumlichem Missverhältnis. Berliner Klin. Wochenschr. 23 (1886), S. 661–663.

11. Martin, A.: Ueber den kombinierten Handgriff zur Entwicklung des nachfolgenden Kopfes. Medizin. Klinik. Wochenschr. für praktische Ärzte 1 (1905), S. 537–539.

12. Maass, H.: Das Geburtrauma bei Kaiser Wilhelm II. Frauenarzt 45 (2004), S. 582–584.

13. Köhler, G.: Zur Geschichte der klinischen Geburtshilfe und Gynäkologie an der Universität Greifswald. Frauenarzt 33 (1992), S. 303–308.

14. v. Stoldt: An seine Majestät den Kaiser und König, Brief vom 12. Juni 1907, Deutsches Zentralarchiv, Hist. Abt., 11.2.2.1, S. 72–73, Akten der Univ. Greifswald 1906–1913.

15. Monatsschrift für Geburtshilfe und Gynäkologie, Band 65 (1917) gewidmet August Martin zum 70. Geburtstag.

Matthias David

ALWIN MACKENRODT

(1859–1925)

„Klagen über den Niedergang des ärztlichen Standes sind heute nichts Neues. Durch eine weit über das Bedürfnis nach Aerzten hinausgehende Ueberfüllung des Standes, durch die billige Massenarbeit bei den Krankenkassen, durch die gewerbliche Freigabe der Heilkunde an Jedermann und die hiernach unausbleibliche täglich wachsende Concurrenz der Kurpfuscher sind die ärztlichen Leistungen im Preise gesunken. Die Erwerbsbedingungen gestalten sich immer unsicherer und schwieriger. Der harte Druck verborgener Noth hat leider auch in ideeller Beziehung schädliche Folgen – Collegialität und wissenschaftliche Objectivität, heilige und traditionelle Güter des ärztlichen Standes, sind unter dem Einfluß des übergroßen Wettbewerbes, nicht zum wenigsten der Charlatane, gefährdet, der oft genug nicht mehr allein mit den Waffen einer wissenschaftlichen Kunst, sondern mit Politik angetreten werden muß" (Mackenrodt 1898).

Als Alwin Mackenrodt dies 1898 schrieb, war er – als Schüler August Martins – auf dem Wege dazu, einer der operationstechnisch überragenden und innovativsten deutschen Gynäkologen zu werden (Ludwig 2003; Abb. 1).

Ein Vierteljahrhundert später musste der damalige Vorsitzende Paul Straßmann am Beginn der Sitzung der Berliner Gesellschaft für Gynäkologie und Geburtshilfe mitteilen, dass Alwin Mackenrodt am 29. Dezember 1925 im Alter von 67 Jahren gestorben war. Und, wie er es formulierte, *„einer unserer hervorragendsten Männer, – verdient (...) es wohl, daß wir seinen Lebenslauf durchgehen (...)"* (Straßmann 1926).

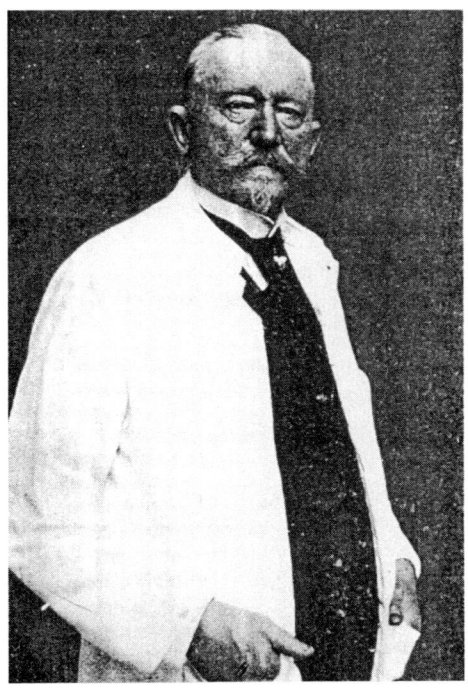

Abb. 1: Alwin Mackenrodt

Alwin Mackenrodt wurde am 12. November 1859 in Kleinbodungen im Kreis Nordhausen geboren, wo sein Vater ein Rittergut besaß. Die Mackenrodts waren ein alteingesessenes Bauerngeschlecht aus der südlich des Harzes gelegenen Grafschaft Hohenstein.

Zunächst lernte Alwin Mackenrodt in der Dorfschule seines Geburtsortes und besuchte dann *„anfänglich sehr gegen seinen Trieb zum Landleben (...)"* das Gymnasium im thüringischen Nordhausen, später in Mühlhausen (Mackenrodt 1926).

Im Oktober 1881 begann er an der Universität Jena auf Weisung seines strengen Vaters wie seine beiden Brüder Theologie zu studieren. Er kehrte dieser Fachrichtung aber bald heimlich den Rücken und wandte sich der Medizin zu. Seinen Vater, dessen ganzer Stolz es gewesen wäre, seine drei Söhne Pastoren werden zu lassen, überraschte er 1883 mit dem bestandenen Physikum. Das Wintersemester 1883/84 absolvierte er in Berlin, wo er u. a. Vorlesungen von Eduard Martin, von Ohlshausen und Virchow hörte (Mackenrodt 1885).

Im Frühjahr 1884 übersiedelte Alwin Mackenrodt dann nach Halle, wo er am 5. August 1885 das Examen rigorosum bestand. Am Montag, dem 21. September des gleichen Jahres, verteidigte er seine Doktorarbeit, die sich mit dem Chloasma uterinum beschäftigte, und war mit 26 Jahren Arzt (Mackenrodt 1885; Abb. 2 u. 3).

Er begann zunächst als Volontär an der Klinik des berühmten Hallenser Chirurgen R. v. Volkmann zu arbeiten, war dann für einige Zeit Assistent in der Landesirrenanstalt Roda in Sachsen-Altenburg und ließ sich schließlich 1886 in Staßfurt als praktischer Arzt und Knappschaftsarzt nieder.

Wenig später wurden seine Kenntnisse und sein Können durch eine große Diphterieepidemie auf eine erste Probe gestellt. Er rettete durch die rechtzeitige Durchführung von Tracheotomien, ein damals nicht sehr verbreiteter und den im Raum Staßfurt arbeitenden ärztlichen Kollegen wohl völlig fremder Eingriff, vielen Kindern das Leben und wurde damit zum bekanntesten und vielbeschäftigsten Arzt der ganzen Gegend. (Dützmann vermutet in seinem Nachruf auf Mackenrodt, dass er mit der Tracheotomie wohl auch seine Begabung für die Chirurgie entdeckt habe; Dützmann 1926).

Trotz seiner gut gehenden Privatpraxis hielt es ihn nicht lange in den beengten und beengenden Verhältnissen der kleinen Bergwerkstadt Staßfurt. Nach nur drei Jahren gab er

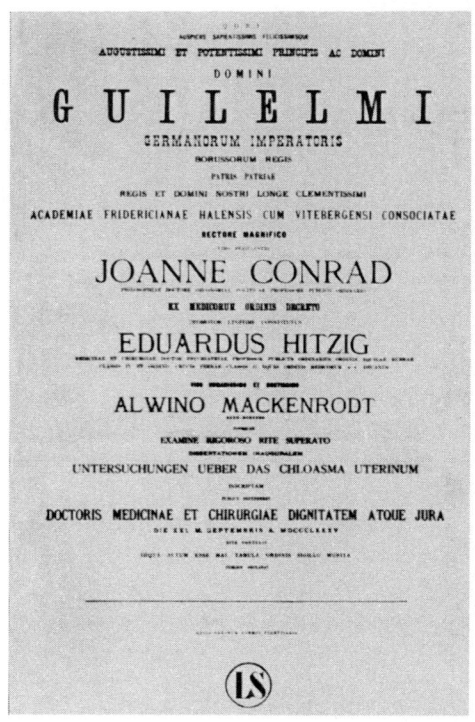

Abb. 2: Titelblatt der Doktorarbeit von Mackenrodt (1885)

seine Praxis auf und ging, zunächst als unbezahlter Volontär, an die private Frauenklinik von August Martin nach Berlin (Abb. 4). Damit begann seine eigentliche gynäkologische Laufbahn. Schon nach einem halben Jahr war er Oberarzt und zugleich erster Leiter der geburtshilflichen Abteilung. Die Martin'sche Klinik war Auftakt und Ausgangspunkt der weiteren Entwicklung Mackenrodts zu einem innovativen und technisch geschickten Operateur. Als Schüler von August Martin eignete er sich in intensiver Arbeit neben seiner wissenschaftlichen Ausbildung eine überragende operative Technik an (Ludwig 2003).

Nach fünfjähriger Tätigkeit bei Martin gründete 1895 in der so genannten alten Klinikgegend im damaligen Norden Berlins eine eigene Privatklinik. Sie befand sich in der Johannisstraße 10 (Abb. 5). Rechter Hand, nur einen Steinwurf entfernt, in der Artillerie-

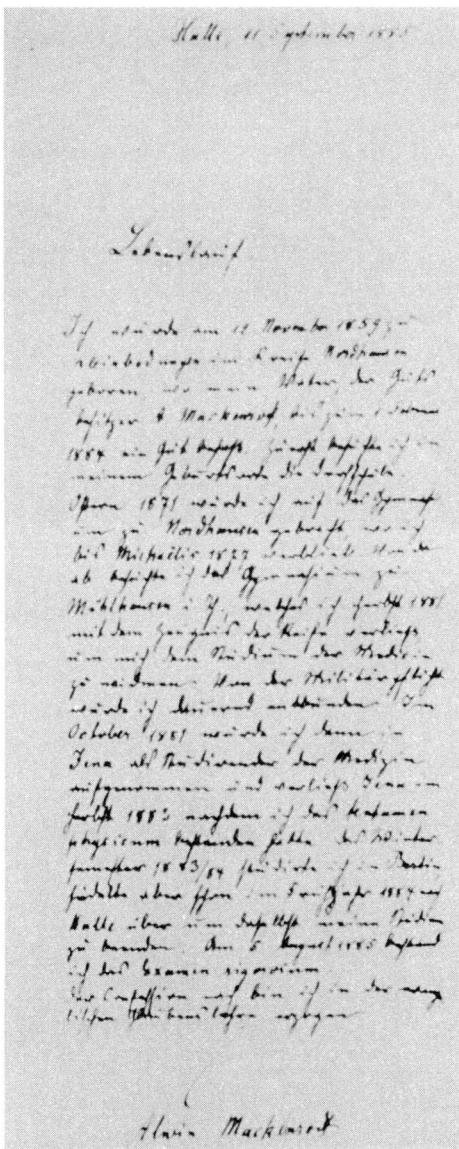

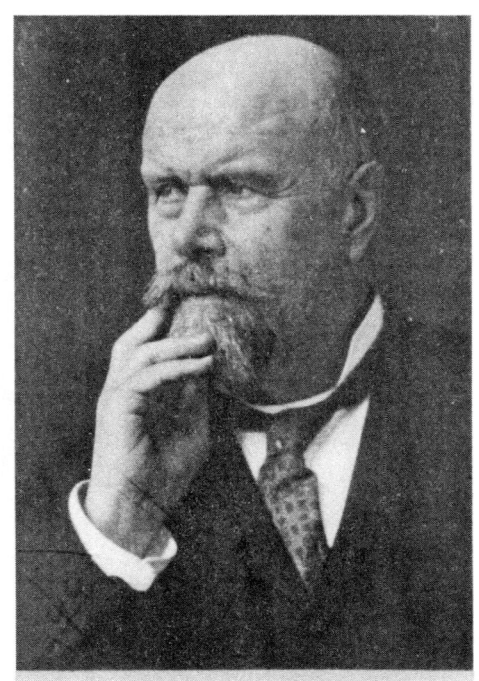

Abb. 4: August Martin

Abb. 3: (Sept. 1885) Handgeschriebener Lebenslauf von A. Mackenrodt

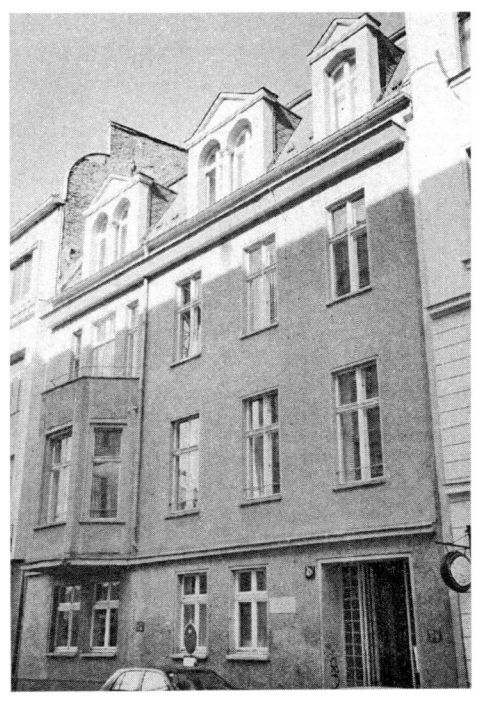

Abb. 5: Erste Privatklinik Mackenrodt in der Johannisstraße 10 in Berlin-Mitte, Gebäudeansicht Ende der 1990er Jahre

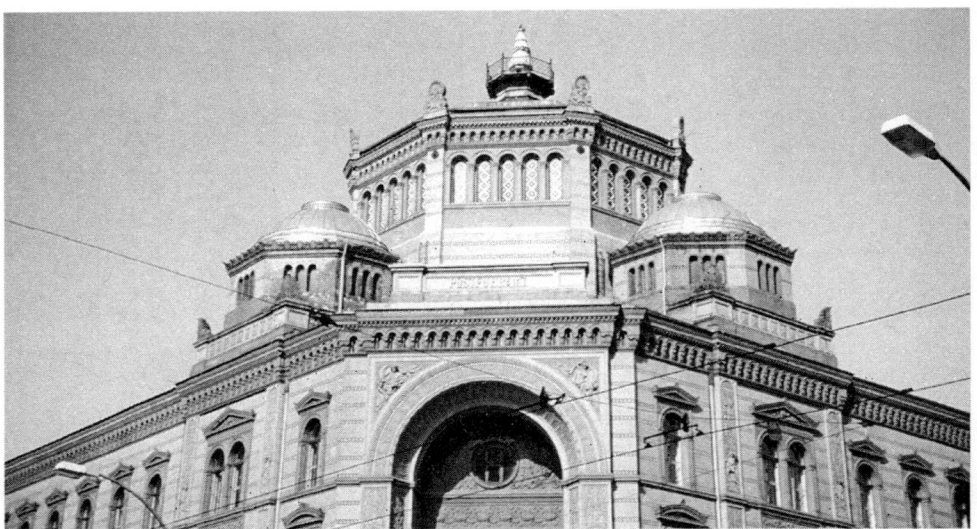

Abb. 6: Postfuhramt Oranienburger Straße in Berlin-Mitte

straße (heute Tucholskystraße) war die Universitäts- Frauenklinik, wendet man sich nach links, sieht man in der Oranienburger Straße das alte Berliner Postfuhramt (Abb. 6).

Mackenrodt wurde zu einem der bekanntesten und gesuchtesten Frauenärzte Berlins. Die Klinik wurde zu klein. Deshalb eröffnete er 1907 im Tiergartenviertel, in der Bendler Straße 19, eine größere Klinik, an der er dann selbst viele Gynäkologen ausbildete. Die Familie Mackenrodt wohnte in der Belletage im Vorderhaus des Gebäudes, die Klinik selbst befand sich im hinteren Teil des Hauses, das im II. Weltkrieg zerstört wurde.

1918 berichtete Alwin Mackenrodt auf einer Sitzung der Berliner Gesellschaft für Gynäkologie und Geburtshilfe, deren Vorsitzender er damals war, über „Den Einfluß des Krieges auf den Operationsbetrieb und Operationserfolg". Man erfährt so einiges über seine Klinik, die zu der Zeit 60 Betten hatte, von denen etwa ein Drittel der Versorgung von Kriegsverwundeten dienen musste. In den Jahren vor dem Ersten Weltkrieg hatte sich sein „Betrieb" so entwickelt, dass die Patientinnen fast ausschließlich zu Mackenrodt kamen, um operiert zu werden (Abb. 7). Die

Klinik verfügte zwar über eine kleine geburtshilfliche Abteilung, hier konnten aber nur Privatpatientinnen in beschränkter Zahl aufgenommen werden. Außerdem gab es noch eine Röntgeneinrichtung mit zwei Apparaten für Tiefenbestrahlungen. Mackenrodt berichtet weiter, dass er die Operationen nur mit einem Assistenten durchführen müsse. Als besonderen Mangel empfand er, dass nach einer Vorschrift des Polizeipräsidiums das Verbands- und Tupfermaterial nach „gehöriger Reinigung und Sterilisation" wieder verwendet werden mußte. Es kam erwartungsgemäß zu Abszessbildungen und ungünstigen Heilungsverläufen. Auch die Notwendigkeit des Operierens ohne Handschuhe, insbesondere bei septischen Fällen, störte ihn sehr, so dass er zum Abschluss seines Vortrages am 11. Januar 1918 meinte: „Wenn mich heute ein Gewaltiger der Regierung, welcher über die Kriegsvorräte gebietet, fragen wollte, welchen Wunsch er mir erfüllen könnte, dann würde ich ihm antworten: Seife, Gummihandschuhe und Rizinusöl(...)." – Letzteres zur postoperativen Darmstimulation (Mackenrodt 1918).

Im Jahre 1904 war Alwin Mackenrodt in Anerkennung seiner wissenschaftlichen Verdienste Titular-Professor geworden. Ähnlich wie sein Lehrer August Martin wurde Mackenrodt bei der Besetzung gynäkologischer Lehrstühle in Berlin immer übergangen, beispielsweise im Juni/Juli 1910, als es um die Neubesetzung des Lehrstuhls der Frauenklinik der Charité ging. Bumm sollte als Nachfolger von Ohlshausen als Ordinarius und Leiter der Universitäts-Frauenklinik in die Artilleriestraße wechseln, so dass der Posten an der Charité-Frauenklinik vakant wurde. Bei Nachforschungen im Geheimen Preußischen Staatsarchiv stößt man in den Universitätsakten auf einige, nicht für die damalige Öffentlichkeit bestimmte Briefwechsel zwischen dem Dekan und der medizinischen Fakultät, dem preußischen Minister der Geistlichen-, Unterrichts- und Medizinalangelegenheiten und Ordinarien anderer Universitäts-Frauenkliniken. Es ging um eine Empfehlung für einen geeigneten Nachfolger für Professor Bumm, ein offenbar nicht ganz leichtes Unterfangen ...

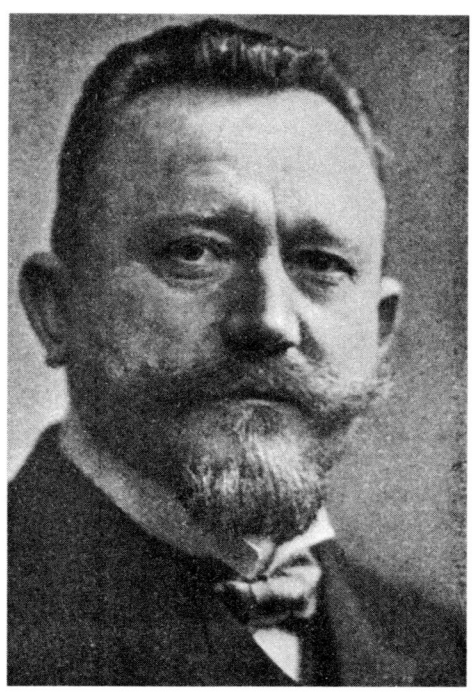

Abb. 7: A. Mackenrodt

Mehrmals taucht auch der Name Mackenrodt in diesen Gutachten und Empfehlungen auf. Zwar hebt z.B. Prof. Krönig (Freiburg) hervor, dass Mackenrodt ein guter Operateur sei. Er schreibt aber gleichzeitig einschränkend: *„Mackenrodt ist ausschließlich Assistent von Professor Martin in seiner Berliner Privatklinik gewesen, daher klinisch geburtshülflich überhaupt nicht geschult (...). Mackenrodt kann meines Erachtens für die Charité nicht in Betracht kommen, da er wissenschaftlich rein gar nichts geleistet hat. Ich kann nicht umhin, seine eventuelle Berufung an die Charité für ein großes Unglück für die ganze Entwicklung unserer deutschen Geburtshilfe und Gynäkologie zu halten"* (Krönig 1910).

Nicht ganz so vernichtend ist das Urteil Albert Döderleins, der, nachdem er selbst die Nachfolge ausgeschlagen hatte, ebenfalls gebeten wurde, einen Kandidaten für die Ordinariatsnachfolge in Berlin zu empfehlen: *„Ausschließen möchte ich die Herren Amann, Füth, Mackenrodt und Walter. Gemeinsam ist die-*

sen Vieren, daß sie alle bisher noch keine akademische Tätigkeit entfaltet haben. Sie sind wohl alle angesehene und tüchtige praktische Gynäkologen und Operateure aber die Tätigkeit solcher ist naturgemäß ausschließlich gynäkologisch und dadurch tritt die Geburtshilfe in den Hintergrund (...). Die Ärzte bedürfen aber in unserem Fach vor allem einer guten geburtshilflichen Ausbildung und die kann nur ein Dozent geben, der (...) nicht nur geburtshilflich wissenschaftlich tätig war, sondern auch ausreichende geburtshilfliche Erfahrung gesammelt hat (...)" (Döderlein 1910).

Abschließend sei aus der Einschätzung von Geheimrat Prof. Zweifel (Leipzig) zitiert: *„Auch Mackenrodt nenne ich im negativen Sinne, obwohl ich seine hervorragenden operativen Leistungen voll anerkenne. Er betont aber diese etwas zu laut, als daß er darin als Muster vor der akademischen Jugend gelten könnte, ist auch in seinen Publikationen zu einseitig. Er hat sehr gute Vorschläge zu Ope-*

rationen gemacht, aber seine Veröffentlichungen bewegen sich ganz ausschließlich im operativen technischen Gebiet. Er hat sein großes operatives Material wissenschaftlich nicht so bearbeitet oder bearbeiten lassen, wie das in den guten Privatkliniken geschah. So sehr die operative Tätigkeit nötig ist, weil sie die Hauptaufgabe – das Heilen – erfüllt, so muß doch für die Lehrer erwartet werden, daß sie sich um die allgemeinen wissenschaftlichen Fächer, (...) die Pathologie, die Bakteriologie (...) bekümmern, so daß sie Bescheid wissen und Anregung geben können (...)" (Zweifel 1910).

Natürlich wundert es nach einem solchen kritischen Grundtenor nicht, dass Mackenrodt nicht in den engeren Kandidatenkreis für eine Nachfolge des Ordinarius kam.

Dabei hatte sich Mackenrodt durchaus über den möglicherweise engen Horizont einer Privatklinik hinausgehende Gedanken zur weiteren Profilierung des Faches Gynäkologie und Geburtshilfe, aber auch zum Inhalt und zur Struktur der studentischen Ausbildung gemacht. Er veröffentlichte sie im Heft 1 seiner „Arbeiten aus der Privat-Frauenklinik von Dr. A. Mackenrodt in Berlin". Es ist ein umfassender, fundierter, aber auch kritischer und in vielen Passagen heute noch modern anmutender Beitrag (Mackenrodt 1898); (Abb. 8).

Diese Hefte sollten sicher auch gegenüber seinen Kollegen und der akademischen Welt, die seine universitäre Karriere verhindert hatte, seine wissenschaftliche Kompetenz untermauern. Ähnlich wie August Martin oder Paul Straßmann hat Mackenroth es wohl trotz seiner Anerkennung durch die Fachwelt nie ganz verwunden, dass ihm die Leitung einer (großen) Universitäts-Frauenklinik verwehrt blieb.

Daß er durchaus nicht nur operativ sondern sozusagen auch psychosomatisch orientiert war, zeigen die nachfolgenden Passagen aus dem Artikel von 1898: „Nicht geringe Pflege erheischt der Unterricht in der Physiologie des Weibes. Das ist die Lehre von (...) der aufsteigenden, constanten und absteigen-

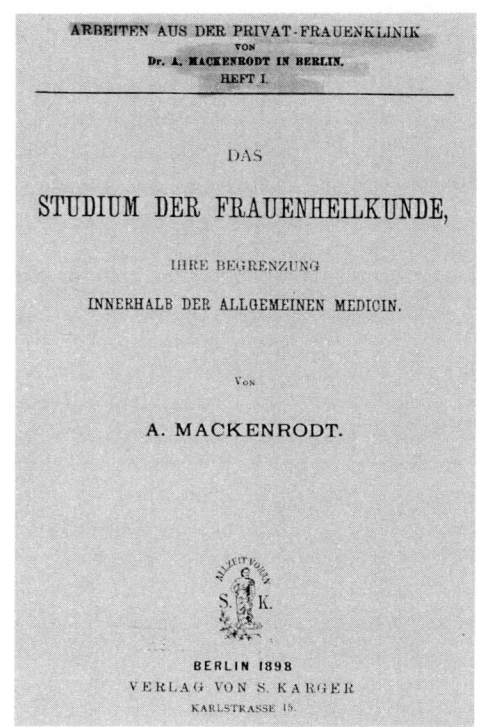

Abb. 8: A. Deckblatt von Heft 1 der „Arbeiten aus der Pivat-Frauenklinik von Dr. A. Mackenrodt in Berlin" 1898

den weibliche Energie (...). Diese Betrachtungen führen uns auf weibliches Temperament, Gefühls- und Gemüthsleben, die als integrirender Bestandtheil weiblicher Organisation unzertrennlich von dieser sind und zusammen mit den körperlichen Eigenthümlichkeiten den weiblichen Typus ausmachen. Die Abhängigkeit des inneren Lebens des Weibes von dem Ablauf der physischen Functionen seiner specifischen Organe, der Einfluß des Temperamentes wie auch ganz äusserlicher Umstände auf den Grad der psychischen und gemüthlichen Beeinflussung kann nicht eingehend genug erforscht werden. Es gehört ein geschultes und sicheres Urtheil dazu, um hier Ursachen und Wirkungen in ein richtiges Verhältniss zu einander zu bringen, um die oft weiten Grenzen des noch normalen oder schon pathologischen zu erkennen.

Nicht allein mit Rücksicht auf die richtige Behandlung der Frauen müssen wir ihr innerstes Wesen studiren und verstehen lernen, sondern gerade die Frauenärzte bedürfen dieser psychologischen Studien für die eigene ärztliche Erziehung. Wer das Verständnis weiblichen Wesens so beherrscht, daß ihm keine, auch scheinbar noch so paradoxe oder exaltirte Offenbarung desselben der ärztlichen Beachtung unwürdig erscheint, der wird den weiblichen Schwächen mit Humanität und richtigem Takt gegenüberstehen, welcher im Verkehr mit Frauen selbstverständlich ist.

Mag auch heute die Frauenbewegung diese Thatsache in den Hintergrund zu drängen versuchen, sie kann dennoch von einer objectiven Kritik als Thatsache nicht erschüttert werden (...)" (Mackenrodt 1898).

Mackenrodts zahlreiche Arbeiten, seine Bibliographie umfasst 73 Titel, standen zumeist in Beziehung zur operativen Gynäkologie bzw. zur Operationsanatomie. Im „Lexikon hervorragender Ärzte des neunzehnten Jahrhunderts" findet sich folgender, von Mackenrodt selbst verfasster Eintrag: *„(...) Mackenrodts Bemühungen richteten sich auf eine rationelle chirurgische Verbesserung der alten typischen Operationen. Für [die] operative Heilung der Retroflexion und des Prolapses hat er eigene Methoden der Operation angegeben, welche weite Verbreitung gefunden haben. Ebenso sind seine Operationen der Ureter- und Blasenfisteln originell und anerkannt. Seine größte Aufgabe hat sich M. in [der] Radikalheilung des Genitalkrebses des Weibes gestellt (...)"* (Fischer 1933).

Von großem Interesse für den operativ tätigen Gynäkologen war im ausgehenden 19. Jahrhundert die Therapie der so genannten pathologischen Lagen des Uterus, insbesondere der Retroflexio uteri. Es wurde viel operiert und „aufgerichtet", obwohl, wie Mackenrodt konstatierte, *„die Ursachen der normalen Gestalt und Lage des Uterus in ihrem innersten Kern als eine offene Frage betrachtet werden"* müssen (Mackenrodt 1895).

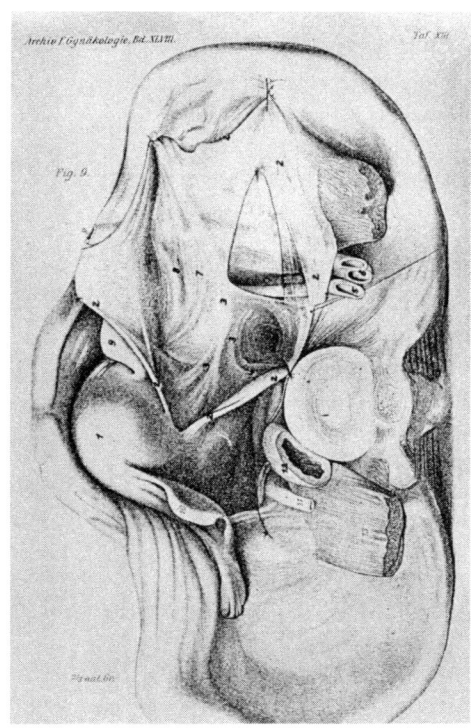

Abb. 9: Originalabbildung aus Mackenrodts Arbeit im „Archiv für Gynäkologie" 1895 über das Ligamentum transversale colli

Im „Archiv für Gynaekologie" publizierte er 1895 eine umfassende und sehr exakte Beschreibung des uterinen und pelvinen bindegewebigen Halteapparates, die er aus Studien an Föten bzw. Totgeborenen herleitete. Um sich Gewissheit darüber zu verschaffen, dass die Ligamenta rotunda keine Rolle für Lageveränderungen des Uterus spielen, führte er bei einigen Frauen nach Entfernung von großen, den Uterus verlagernden Kystomen einen quasi experimentellen Zusatzeingriff durch: Er resezierte jeweils beidseits 2 cm des Bandes. Anschließend, so schreibt er, *„wurde der Uterus so weit als möglich hinten übergelegt, Därme in die Excavatio vesico-uterina gepackt, dann schnell der Bauch geschlossen. Bei Entlassung der reactionslos genesenden Kranken lag der Uterus [wieder] vollständig normal (...)"* (Mackenrodt 1895).

Als wirklich wichtige Struktur für die Lage des Uterus erkannte und benannte er an der Basis des Ligamentum latum verlaufende, besonders kräftige, mit glatter Muskulatur durchsetzte Bindegewebszüge zur Cervix, das Ligamentum transversale colli (Mackenrodt 1895; Abb. 9).

Die Identifizierung dieses Bandes mit seiner besonderen Bedeutung für den uterinen Halteapparat und die Wertheim-Operation haben eine interessante Geschichte. Unabhängig von Mackenrodt hatte Kocks bereits 15 Jahre zuvor diese Strukturen als Ligamenta cardinalia bezeichnet. Andere vor und nach ihm wählten andere Bezeichnungen für die gleiche anatomische Struktur (Abb. 10). Die Benennungen von Mackenrodt und Kocks hat der Anatom Waldeyer 1899 in die allgemeine Anatomie eingeführt und Halban und Tandler haben sie dann 1907 erstmals in der gynäkologischen Anatomie verwendet. Wie es dazu kam, dass schließlich die „Misch"-Bezeichnung Ligamentum cardinale Mackenrodt Eingang in die modernen Anatomiebücher und Operationsatlanten gefunden hat, obwohl es eigentlich Lig. transversale Mackenrodt oder Lig. cardinale Kocks heißen müsste, wird wohl ungeklärt bleiben.

Einen seiner bedeutendsten Vorträge hielt Mackenrodt 1901 vor der Berliner gynäkologischen Gesellschaft „Ueber die Radicaloperation des Gebärmutterscheidenkrebses mit Ausräumung des Beckens". Bereits einige Jahre zuvor hatte er sich kritisch über wenig objektive fachliche Diskussionen zum Thema Operationsstandards geäußert: *„Das fortwährende Gezänk der Gynaekologen über operative Fragen hat seinen innersten Grund in der technischen Unvollkommenheit einzelner, welche zuerst durch ihre mißlungenen Versuche eine Operation ruiniren und dann*

Für das *Ligamentum cardinale Mackenrodt* gebrauchte Termini in chronologischer Reihenfolge (nach Artner, Holzner und Schaller, Wien 1972)	
Terminus	Autor(en)
Ligamenta lata und tiefere Bindegewebslager	R. Virchow (1840)
untere Abteilung der breiten Mutterbänder	H. Luschka (1864)
Pars cardinalis ligamenti lati (Lig. cardinale uteri)	J. Kocks (1880)
Ligamentum transversale colli	A. Mackenrodt (1895)
Tunica vasorum uteri	R. Merkel (1907)
Gaine hypogastrique	P. Delbet
Retinaculum uteri, Pars media	A. Martin (1911)
Frontaler Bindegewebsgrundstock	J. Amreich (1930)
Parangium hypogastricum Web	E. Pernkopf (1941), J.V. Meigs, W.C. Quinby (1954)

Abb. 10: Synonyma für das „Ligamentum cardinale Mackenrodt"

sich mit der Allgemeinheit identificiren und zum autoritativen Sprecher über Dinge machen, die ihrer Bedeutung als Operateure keinesfalls entsprechen (...)" (Mackenrodt 1901).

Bereits 1894 – und damit vor der Publikation von Wertheim – hatte Mackenrodt mit ebenso ausgedehnten Operationsgrenzen unter Mitnahme der regionären Beckenlymphknoten abdominal Zervixkarzinome operiert. Die Erfolge ließen jedoch zu wünschen übrig, so dass er sich zunächst dem vaginalen Weg zuwandte. Als Hauptmangel der *„gewöhnlichen vaginalen Totalexstirpation"* sah er deren ungenügende Radikalität (Mackenrodt 1901).

Mackenrodt betonte in dem o. g. Vortrag, dass man die Ligamente, die Beckenlymphknoten und die angrenzende Scheide mit entfernen müsse. Um den Zugang zum Operationsfeld bequem zu gestalten, hatte er bereits 1894 die tiefe Scheiden-Damm-Inzision empfohlen, ein Vorgehen, das von Schuchhard weiterentwickelt wurde.

Da Mackenrodt den Krebs für *„eine parasitäre Neubildung pflanzlicher Herkunft"* und damit für übertragbar hielt, fürchtete er immer eine so genannte Operationsinfektion, d.h. eine Übertragung von Karzinomanteilen in das umliegende Operationsgebiet. Deshalb entwickelte er die sog. Igniexstirpation des Uterus (vom lateinischen ignis – das Feuer). Er beschreibt sein Vorgehen folgendermaßen: *„Also (...) habe ich die Operation (...) mit Hülfe des glühenden Messers ausgeführt und zwar so, daß ich die Wunde im Moment der Entstehung durch Brandschorf geätzt und demgemäß für die Aufnahme von Carcinomelementen unfähig gemacht habe"* (Mackenrodt 1901).

Die Entfernung der *„Drüsen"*, d.h. der Beckenlymphknoten, war auf dem von ihm bevorzugten vaginalem Wege nicht zu erreichen. Wie W.A. Freund (Abb. 11) – ein Bild von ihm mit der Widmung „Dem tapferen Vorkämpfer im Kampfe gegen den Krebs" hing in Mackenrodts Arbeitszimmer – kombinierte er deshalb abdominales und vaginales Vorgehen zur Therapie des Zervixkarzinoms. Mackenrodt entwickelte mehrere Modifikationen, um möglichst extraperitoneal (!) – zur Vermeidung von Infektionen – sowohl den Uterus mit breiten Ligamentstümpfen zu entfernen als auch eine radikale Ausräumung der Lymphknoten vorzunehmen. Er forderte, dass *„in allen (...) insbesondere auch bei Frühfällen, eine Radikaloperation mit Lymphknotenentfernung beim Carcinom erfolgen muß(...)"* (Mackenrodt 1901).

In der zweiten Dekade des 20. Jahrhunderts kam es vor allem in Deutschland zu einem raschen Aufstieg der Strahlentherapie. Inoperable Tumoren schienen plötzlich heilbar. *„Was Wunder"*, schreibt Mackenrodt, *„wenn da Männer, welche Operationsbücher glänzend geschrieben hatten, ihre Werke still in den Schrank schloßen, ihrem alten chirurgischen Glauben abschworen, Buße taten und Priester des neuen Lichtes wurden(...)"* (Mackenrodt 1917).

Er meldete jedoch aus seiner langjährigen klinischen Erfahrung heraus starke Bedenken an der ausschließlichen Behandlung des Car-

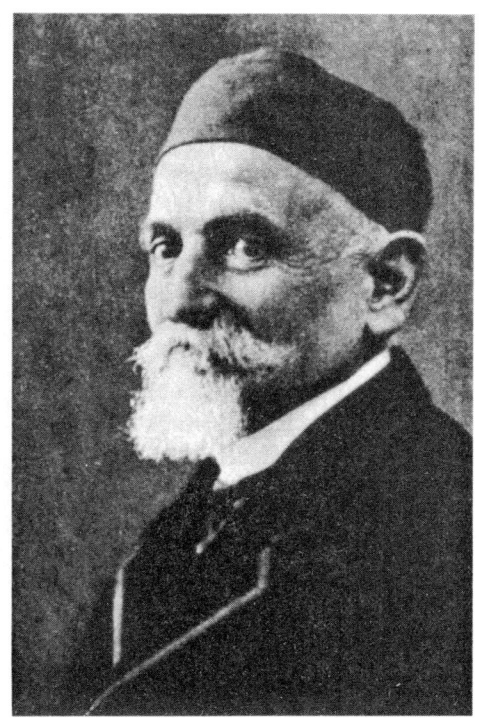

Abb. 11: W. A. Freund

cinoms mittels Bestrahlung an: *„Ist das Messer nicht mehr möglich, dann freilich, wenn wir uns doch auf örtliche palliative Mittel einlassen müssen, kommt vielleicht als bestes und bequemstes Radium in Frage"* (Mackenrodt 1917).

In seiner Arbeit „Bestrahlen? (oder) Operieren?" stellt er 1917 gleichzeitig sein Therapie-Konzept für inoperable Karzinome von Scheide, Damm, Rectum und Collum uteri vor: Zunächst wurde der Tumor in Narkose aufgeschnitten und *„ausgelöffelt"*, mit 5%iger Chromsäure geätzt und dann in späteren Sitzungen abwechselnd mit Röntgenstrahlen und Chromsäureätzungen nachbehandelt (Mackenrodt 1917).

In den letzten Jahren seines Lebens widmete sich Mackenrodt in intensiver Laboratoriumsarbeit der Erforschung der Karzinomätiologie. Außerdem war er oft und gern

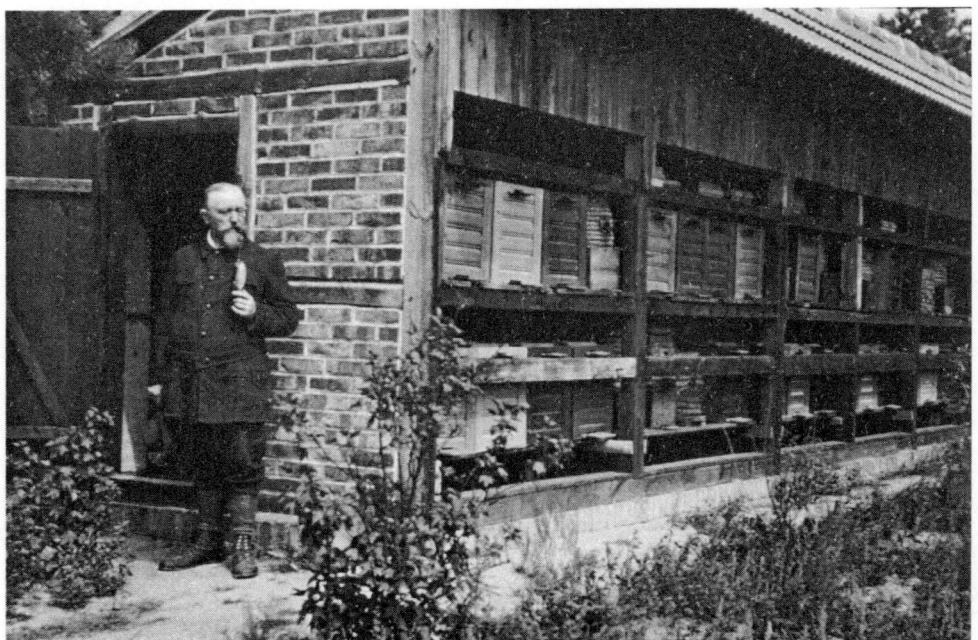

Abb. 12: Mackenrodt in seinen letzten Lebensjahren auf seinem Gut Waidmannsruh

auf seinem Gut Waidmannsruh, wo er auch Bienen züchtete (Abb. 12).

Paul Straßmann berichtet außerdem in seinem Nachruf über Mackenrodts Leidenschaft für das Autofahren und die Jägerei (Straßmann 1926).

Abschließend soll sein Sohn und Schüler Hans Mackenrodt zitiert werden, der in seinem Nachruf konstatierte: *„Die moderne Gynäkologie geht heute verschlungene Wege. Einstweilen ist aber immer noch ihre Hauptgrundlage die operative Therapie. Darum Hut ab vor den alten, in manchem Streit erprobten Gynäkologen, die an ihrem Teil die operative Gynäkologie auf die heutige Höhe bringen helfen! Ein sehr Großer unter ihnen war Alwin Mackenrodt."* (Mackenrodt 1926).

LITERATUR

1. Mackenrodt, A.: Das Studium der Frauenheilkunde, ihre Begrenzung innerhalb der allgemeinen Medizin. Arbeiten aus der Privat-Frauenklinik von Dr. A. Mackenrodt in Berlin, Heft 1, S. 3–35. S. Karger, Berlin 1898.

2. Ludwig, H.: Alwin Mackenrodt (1859–1925), in: Gynäkologe 36 (2003), S. 165–166.

3. Straßmann, P.: Nachruf auf Mackenrodt. Sitzung vom 22. Januar 1926. Verhandlungen der Gesellschaft für Geburtshülfe und Gynäkologie zu Berlin, in: Z. Geburtsh. Gynäkol. 90 (1926), S. 370–372.

4. Mackenrodt, H.: Nachruf Alwin Mackenrodt, in: Zentralblatt Gynäkol. 50 (1926), S. 1041–1050.

5. Mackenrodt, A.: Lebenslauf. In: Untersuchungen über das Chloasma uterinum. Inauguraldissertation, Halle 1885.

6. Mackenrodt, A.: Untersuchungen über das Chloasma uterinum. Inauguraldissertatation, Halle 1885.

7. Dützmann, M.: Nachruf Alwin Mackenrodt, in: Monatsschrift Geburtsh. Gynäkol. 73 (1926), S. 380–382.

8. Mackenrodt, A.: Einfluß des Krieges auf den Operationsbetrieb und Operationserfolg. Verhandlungen der Gesellschaft für Geburtshülfe und Gynäkologie zu Berlin. Sitzung vom 11. Januar 1918, S. 10–18.

9. Dekan der Kaiser-Wilhelm-Universität Berlin an den Minister der Geistlichen-, Unterrichts- und Medizinalangelegenheiten. Brief vom 28. Januar 1910. Geheimes Staatsarchiv Preußischer Kulturbesitz, Rep. 76, Va, Sekt. 2, Tit. 4, Band 19.

10. Prof. Krönig an Geheimrat Fritsch. Brief vom 9. Juli 1910. Geheimes Preußisches Staatsarchiv Preu-ßischer Kulturbesitz, Rep. 76, Va, Sekt.2, Tit. 4, Band 19, Blatt 169.

11. Döderlein, A. an Geheimrat Fritsch. Brief vom 9. Juli 1910, Geheimes Preußisches Staatsarchiv Preu-ßischer Kulturbesitz, Rep. 76, Va, Sekt.2, Tit. 4, Band 19.

12. Prof. Zweifel an Geheimrat Fritsch. Brief vom 9. Juli 1910. Geheimes Preußisches Staatsarchiv Preu-ßischer Kulturbesitz, Rep. 76, Va, Sekt.2, Tit. 4, Band 19, Blatt 172.

13. Mackenrodt, A.: Arbeiten aus der Privat-Frauenklinik von Dr. A. Mackenrodt in Berlin. S. Karger, Berlin 1898.

14. Fischer, I.: Biographisches Lexikon der hervorragenden Ärzte der letzten fünfzig Jahre. Urban & Schwarzenberg, Berlin, Wien 1933

15. Mackenrodt, A.: Ueber einige neuere Operationsmethoden. In: Festschrift gewidmet August Martin zur Feier seines 25jährigen Doktorjubiläums am 15. Juli 1895. Beiträge zur Geburtshilfe und Gynäkologie. S. Karger, Berlin 1895.

16. Mackenrodt, A.: Über die Ursachen der normalen und pathologischen Lagen des Uterus, in: Arch. Gynäkol. 48 (1895), S. 393–421.

17. Mackenrodt, A.: Über die Radicaloperation des Gebärmutterscheidenkrebses mit Ausräumung des Beckens. Verhandlungen der Gesellschaft für Geburtshülfe und Gynäkologie zu Berlin. Sitzung am 14. Juni 1901, S. 120–137.

18. Mackenrodt, A.: Bestrahlen? Operieren?, in: Monatsschrift Geburtsh. Gynäkol. 46 (1917), S.162–173.

Matthias David

ALBERT (1860–1941)
UND GUSTAV (1893–1980) DÖDERLEIN

Das 2003 erschienene „Personallexikon zum Dritten Reich ..." infomiert über die 4.300 wichtigsten Personen der NS-Zeit. Darunter finden sich nur wenige Ärzte. Aber auf der Seite 114 werden nacheinander Vater Albert und Sohn Gustav Döderlein aufgeführt (Klee 2003). Diese Tatsache und die besonderen Verbindungen der Döderleins zur Berliner Gynäkologie waren Veranlassung, sich intensiver mit diesen beiden Persönlichkeiten zu beschäftigen. (Abb. 1 und 2).

„Die Quelle aller Geschichte ist Tradition und das Organ der Tradition ist die Sprache." – Mit diesem Zitat aus Schillers akademischer Antrittsrede in Jena 1789 eröffnete Gustav Döderlein den 33. Kongress der Deutschen Gesellschaft für Geburtshilfe und Gynäkologie (DGGG) in München. Dies war in zweierlei Hinsicht eine besondere Tagung. Zum einen kam es damit zu der einmaligen Novität, dass wie der Vater 1911 nun der Sohn 1960 Ausrichter eines solchen Kongresses war, zum anderen blickte man zurück auf die Tagung anlässlich des 50. Gründungsjubiläum der DGGG 1935 in Berlin (Ludwig 1999).

Leider fand aber Gustav Döderlein auch 15 Jahre nach Kriegsende keinerlei kritische Worte zur NS-Zeit oder zum Ausschluss der jüdischen Mitglieder aus der DGGG in den 1930er Jahren. War es noch zu früh für Selbstkritik, die ja in unserem Berufsstand ohnehin selten ist? Gehen wir als mit der „Gnade der späten Geburt" Ausgestattete zu streng mit

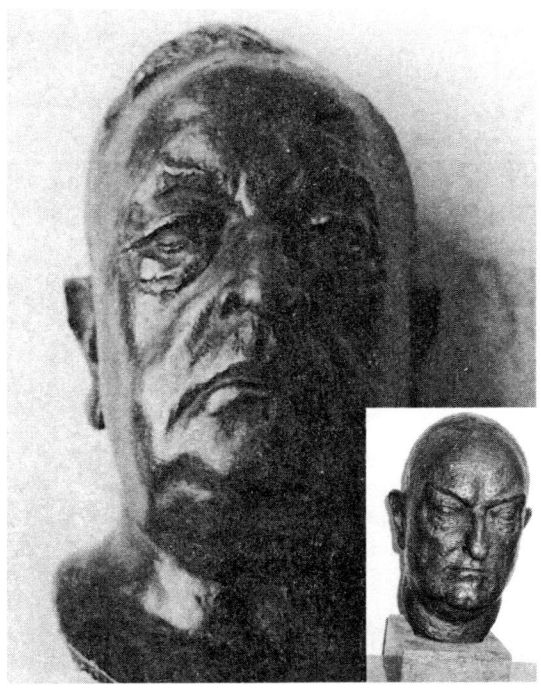

Abb. 1: Büste von Albert Döderlein; Abb. 2 (klein): Büste von Gustav Döderlein (Standort: Universitäts-Frauenklinik Jena)

jener Generation um oder ist dieser Mangel in der Döderlein'schen Biographie selbst begründet!? Hätte auch Döderlein es ähnlich formuliert wie Albert Speer im Gespräch mit Joachim Fest: *„Warum wird einer überhaupt Historiker, wenn er weder den Willen noch das Vermögen zur Einfühlung in vergangene Umstände aufbringt?"* (Fest 2005).

Nachfolgend soll auf die 100 Jahre deutscher Gynäkologie überspannenden Lebensläufe von Vater und Sohn Döderlein näher

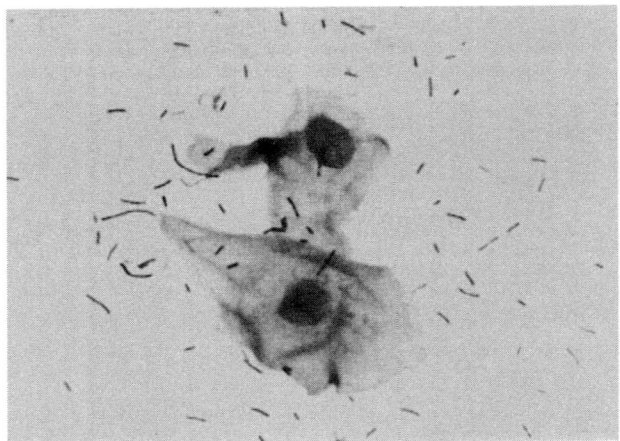

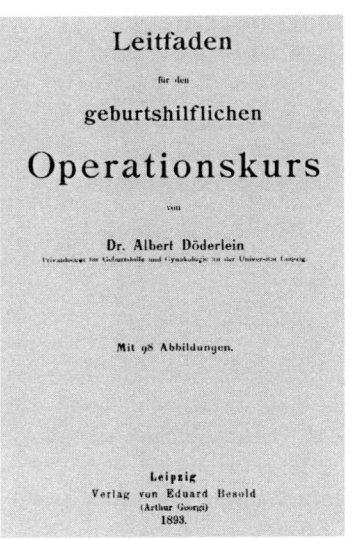

Leitfaden

für den

geburtshilflichen

Operationskurs

von

Dr. Albert Döderlein

Privatdocent für Geburtshilfe und Gynäkologie an der Universität Leipzig

Mit 98 Abbildungen.

Leipzig
Verlag von Eduard Besold
(Arthur Georgi)
1893.

Abb. 3: Mikroskopisches Bild eines Scheidenabstrichs mit Döderlein-Stäbchen; *Abb. 4:* „Leitfaden für den geburtshilflichen Operationskurs" (1893) von A. Döderlein, Titelblatt der ersten Auflage

eingegangen und Erklärungen für Verhaltensweisen, die sich möglicherweise aus solchen „Umständen" ergeben haben, gesucht werden.

Der Name Döderlein ist über die Grenzen des Faches Gynäkologie und der Geburtshilfe mit dem Lactobacillus acidophilus, dem Döderlein-Stäbchen, verbunden. Gustavs Vater Albert Döderlein war der Erstbeschreiber dieses in der Scheide vorkommenden Bakteriums. (Abb. 3).

Er wurde am 5. Mai 1860 in Augsburg geboren. Sein Vater war Regimentsarzt, was schon eine gewisse ärztliche Traditionslinie in der Familie begründete. Nach dem Medizinstudium war er zunächst Assistent bei Paul Zweifel in Erlangen und ging dann mit diesem als Oberarzt nach Leipzig. Nachdem er vorübergehend in einer privaten Praxis in Leipzig tätig war, erhielt Döderlein 1897 einen Ruf an die niederländische Universität Groningen, den er zunächst annahm. Er blieb jedoch nicht lange, sondern wechselte bald auf das „renomiertere" Ordinariat nach Tübingen. In seiner Tübinger Zeit schrieb er u. a. seinen bekannten „Leitfaden für den geburtshilflichen Operationskurs", der bis 1941 17 Auflagen erlebte und den man vielleicht

als Vorgänger der heute zahlreich vorhandenen „Checklisten" und „Taschenbuchkurzlehrbücher" ansehen kann (Bundesarchiv Berlin, Englisch 1993; Abb. 4).

1907 erhielt Döderlein einen Ruf als Nachfolger von Franz v. Winkel nach München, der ihn seinerzeit beim Examen im Fach Frauenheilkunde und Geburtshilfe fast hatte durchfallen lassen. Nun wurde er sein Nachfolger und blieb trotz des Angebots, 1909 in Berlin in Nachfolge Bumms die Universitäts-Frauenklinik der Charité zu übernehmen, bis zum Ende seiner beruflichen Karriere in der bayerischen Landeshauptstadt (Mayer 1930).

Nach seiner Emeritierung 1934 lebte er mit seiner zweiten (jüdischen) Ehefrau, Helene von Zwehl, bis zu seinem Tod 1941 vor allem in seinem Haus imbayerischen Grainau. Frau von Zwehl, die Hofdame des bayerischen Königs war, lernte Döderlein wahrscheinlich 1918 bei konsiliarischen Besuchen im Königshaus kennen. Wie es damals üblich war, hatte er nicht nur beim Vater, einem General der Infanterie, um die Hand der Tochter angehalten, sondern auch beim König um die Hand der Hofdame von Zwehl ... (Englisch 1993; Abb. 5).

Die Verdienste von Albert Döderlein für das Fach Frauenheilkunde und Geburtshilfe sind so zahlreich und sein Ruf war so exzellent, dass das Archiv für Gynäkologie zu seinem 70. Geburtstag ihm einen ganzen, von seinen Schülern gestalteten Band widmete. Im Einleitungstext heißt es dort im etwas pathetischen Stil der Zeit: *„Seit mehr als 40 Jahren sind Sie uns als Bahnbrecher stets vorangeeilt. Es gibt keine Frage in der Geburtshilfe und keine in der Gynäkologie, die Sie nicht durch Forscherarbeit vertieft*

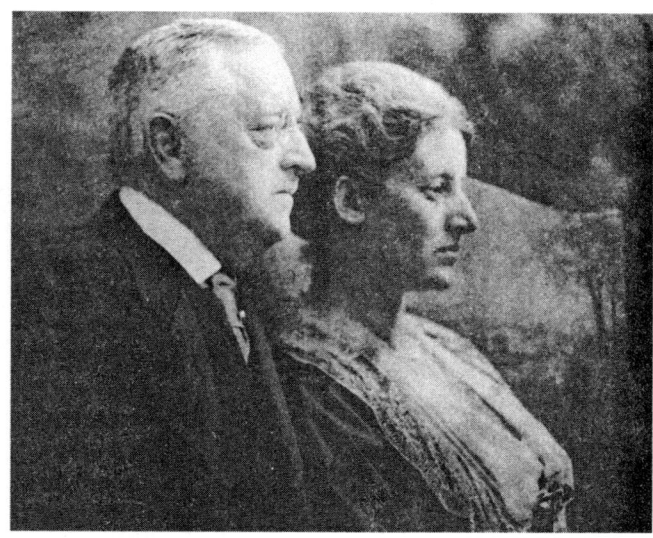

Abb. 5: A. Döderlein mit seiner zweiten Ehefrau Helene (aus: Englisch 1993)

und für die praktische Seite unseres Faches erst allgemein nutzbar gemacht hätten" (Meyer 1930).

Mit der Entdeckung des schon erwähnten Lactobacillus kann Albert Döderlein als einer der Hauptbegründer der gynäkologischen Bakteriologie gelten. Bakteriologische Untersuchungen hatten gezeigt, dass im normalen Scheidensekret gesunder Frauen ein Bakterium vorherrscht, das heute noch des Namens seines Entdeckers trägt. Nachdem er die Zusammensetzung des normalen Vaginalsekrets erklären konnte, war Döderlein auch in der Lage, pathologische Zustände zu definieren. Um seine Beobachtungen zu beweisen, analysierte er das Scheidensekret bei Jungfrauen. Da sich bei intaktem Hymen ebenfalls Lactobacillen in der Scheide befanden, stellte er fest: *„Das Sekret, das dem Sekret der jungfräulichen, nie berührten Scheide entspricht, ist unstreitig normal und physiologisch. Das physiologische Scheidensekret reagiert sauer und besteht aus Lactobacillen."* Döderlein brach das Dogma, dass die Vagina einer gesunden Frau als aseptisch anzusehen sei, und es gelang ihm zu beweisen, dass die natürliche Scheidenbesiedlung eine sinnvolle Einrichtung

der Natur zum Schutz vor Infektionen ist. (Aus „100 Jahre Lactobacillen" Fa. Nourypharma 1993).

Über ein weiteres Verdienst Döderleins gibt eine Würdigung Sellheims zu Döderleins 70. Geburtstag Auskunft, *„Es gibt drei geburtshilfliche Großtaten, die wirklich nebeneinander gestellt gehören: Die Entdeckung und Behandlung des Kindbettfiebers durch Semmelweiß, die Erfindung der Geburtszange durch Palfin und die Einführung der absoluten Asepsis in Geburtshilfe und Gynäkologie mittels der Gummihandschuhe durch Döderlein"* (Sellheim 1930).

In einer Rede über die Entstehung und Verhütung des Puerperalfiebers in London führte Albert Döderlein dazu 1910 aus: *„Die (...) der generellen Einführung der Tuchierhandschuhe entgegenstehende Schwierigkeit, daß namentlich die Hebammen mit dem Anziehen eines solchen dünnen und naturgemäß deshalb auch zerreißlichen Handschuhs nicht fertig werden können, habe ich dadurch zu beseitigen gesucht, daß ich einen zweifingrigen Tuschierhandschuh konstruierte, dessen Anziehen mit leichter Mühe gelingt und der den übrigen Teil der Hand (...) mit einer glo-*

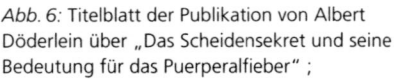

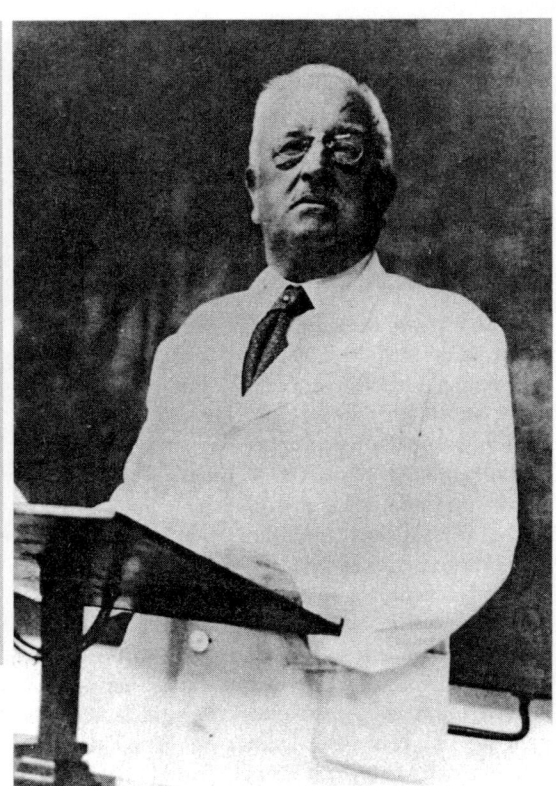

Abb. 6: Titelblatt der Publikation von Albert Döderlein über „Das Scheidensekret und seine Bedeutung für das Puerperalfieber" ;

Abb. 7: Albert Döderlein bei einem Vortrag

ckenförmigen Kappe bedeckt" (Ludwig 1999; Abb. 6 und 7).

Schon 1913 begann Albert Döderlein mit der Erforschung und Anwendung der Strahlentherapie beim Uteruskarzinom. Nachdem für die Bestrahlungsverfahren, was Methodik, Technik und Dosierung betraf, Regularien etabliert worden waren, entschloss er sich zur ausschließlichen Therapie des Zervixcarzinoms mittels Bestrahlung. Sein Ausspruch, dass er angesichts der Erfolge der Strahlenbehandlung das Messer weggelegt habe, fand zunächst lebhaften Widerspruch bei Fachkollegen. Trotzdem setzte er sich, wie es heißt, *„mit der Wucht seiner Persönlichkeit"* dafür ein und wurde *„zum Vorkämpfer für die Strahlenbehandlung des Krebses".* A. Mayer schrieb dazu 1930 in der Münchner Medizinischen Wochenschrift: *„Die Größe dieses*

Entschlußes erkennt nur der, der ihn psychologisch betrachtet und sieht, was es für einen Hauptvertreter der operativen Gynäkologie bedeutet, auf der Höhe seiner Bahn die Linie umzubiegen und auf etwas zu verzichten, was ihn großgemacht hat (Mayer 1930).

Bevor auf Albert Döderleins Sohn Gustav eingegangen werden soll, ist ein Blick auf eine in neueren biographischen Würdigungen häufig verschwiegene Seite Döderleins nötig. – Die I. Universitätsfrauenklinik München war stets eine führende Frauenklinik Deutschlands mit bedeutenden, das Fach Gynäkologie und Geburtshilfe prägenden Ordinarien an ihrer Spitze. Die Direktoren Albert Döderlein und sein Nachfolger H. Eymer haben – 1933 bzw. 1935 – vielleicht deshalb – die gynäkologischen Begleitartikel für das „Gesetz zur Verhütung erbkranken Nachwuchses vom

Gesetz zur Verhütung
erbkranken Nachwuchses
vom 14. Juli 1933
mit Auszug aus dem Gesetz gegen gefährliche Gewohnheitsverbrecher und über Maßregeln der Sicherung und Besserung vom 24. Nov. 1933

Bearbeitet und erläutert von

Dr. med. Arthur Gütt   Dr. med. Ernst Rüdin
Ministerialdirektor   o. ö. Professor für Psychiatrie an der Universität und Direktor
im Reichsministerium des Innern   des Kaiser Wilhelm-Instituts für Genealogie und Demographie
    der Deutschen Forschungsanstalt für Psychiatrie in München

Dr. jur. Falk Ruttke
Geschäftsführer des Reichsausschusses für Volksgesundheitsdienst
beim Reichsministerium des Innern

Mit Beiträgen:

Die Eingriffe zur Unfruchtbarmachung des Mannes
und zur Entmannung
von Geheimrat Prof. Dr. med. Erich Lexer, München

Die Eingriffe zur Unfruchtbarmachung der Frau
von Geheimrat Prof. Dr. med. Albert Döderlein, München

Mit 15 zum Teil farbigen Abbildungen

J. F. Lehmanns Verlag / München 1934

224

Die Eingriffe zur Unfruchtbarmachung der Frau
Mit 3 Abbildungen
Von
A. Döderlein, München

Aus vielen Gründen sind die zur Sterilisierung der Frau in Betracht kommenden Operationen anders zu bewerten als die beim Manne. Es handelt sich hier um einen schwereren Eingriff in den Körper, und es bedurfte erst großer Forschung und Erfahrung, um unter den vielen hier in Betracht kommenden Operationsmöglichkeiten die besten ausfindig zu machen. Noch sind wir nicht an diesem Ziele angelangt, und dies hat wohl seinen Hauptgrund darin, daß bisher die sterilisierenden Operationen bei der Frau doch nur selten ausgeführt wurden.

Daß die Sterilisierungsoperation bei der Frau schwieriger ist als beim Manne, hat seinen Grund besonders in der topographischen Anatomie der weiblichen Genitalien. Die Organe, an denen die Eingriffe gemacht werden müssen, liegen hier nicht wie beim Manne außerhalb, sondern innerhalb der Bauchhöhle, sind also nicht ohne weiteres zugänglich, sondern erfordern die Eröffnung der Peritonealhöhle auf irgendeinem Wege.

Wie in der ganzen operativen Gynäkologie, so schwankte auch hier zu den verschiedenen Zeiten die Vorliebe für den Zugang zur Bauchhöhle. Es konkurrieren auch heute noch hier wie überhaupt die beiden Möglichkeiten: Laparotomie, also von oben, oder durch die Scheide, Colpocoeliotomia anterior oder posterior. Es ist kein Zweifel, daß das vaginale Operieren eine geringere Gefährdung der ganzen Bauchhöhle zur Folge hat und deshalb auch mit weniger Schmerzen und Unzuträglichkeiten nach der Operation verbunden ist. Demgegenüber steht allerdings der Umstand, daß die Übersichtlichkeit des ganzen Operationsgebietes beim Vorgehen von oben sehr gewinnt.

Gemäß der allgemeinen Richtung man für die selbständigen Sterilisierungsoperationen die Laparotomie dem vaginalen Vorgehen vorziehen. Auch als Ergänzungsoperation bei den vaginalen Eingriffen bei Totalprolaps ist von vornherein der Weg für die Sterilisierungsoperation gegeben, und zwar hier der vaginale Weg, den ja gerade die zugrunde liegende Erkrankung mit Erschlaffung aller Ligamente besonders begünstigt.

Will man aber die Sterilisierung als selbständige Operation per vaginam ausführen, so muß man auch hier wie bei allen vaginalen Eingriffen die Fälle sorgfältig auswählen, die sich dazu eignen, und andererseits solche ausschließen, die ja große Schwierigkeiten bieten. Es kommt hier die Weite der Scheide, die Einstellungsmöglichkeit des Scheidengewölbes, das Tiefertreten des Uterus in Betracht, was sich alles vor der Operation leicht feststellen läßt.

Die Bevorzugung der Laparotomie bei der selbständigen Sterilisierungsoperation wird deshalb auch künftighin mehr Anhang finden, als wir in dem Pfannenstielschen Querschnitt den großen Vorteil der sicheren Verhütung post-

Abb. 8 (links): Das Buch mit dem „Gesetz zur Verhütung erbrankranken Nachwuchses" vom Juli 1933 mit dem Beitrag von A. Döderlein zur Sterilisation der Frau; *Abb. 9 (rechts):* Erste Seite des Beitrags von A. Döderlein

14. Juni 1933" geschrieben (Döderlein 1936); (Abb. 8 und 9). Beide haben jedenfalls, so Stauber und Kindermann (1994), damit die Idee der Rassenhygiene und ihre Konsequenzen für das Fach Frauenheilkunde und Geburtshilfe gestützt.

Es ist nicht klar, ob dies durch die Beziehungen zu dem den Nationalsozialisten nahestehenden Eigentümer des auf medizinische, kolonial- und rassepolitische Titel spezialisierten Münchner Verlags J. F. Lehmanns initiiert wurde, oder ob es die nationalkonservative Gesinnung Döderleins war, die dem Zeitgeist des frühen 20. Jahrhunderts entsprang und auch der eugenische Bewegung positiv gegenüberstand.

1934, als dieses Gesetz in Buchform publiziert, aber auch sein Vater emeritiert wurde,

war Gustav Döderlein gerade ein Jahr außerordentlicher Professor und als Oberarzt an der Universitäts-Frauenklinik der Charité unter G. A. Wagner tätig. Er hatte einen Teil seiner Ausbildung bei seinem Vater in München, den größeren Teil bei Stoeckel in Berlin erhalten (Abb. 10). Beide hatten wohl auch dafür gesorgt, dass er schon kurz nach seiner Habilitation, nämlich 1929, als Oberarzt von der Artilleriestraße an die sog. II. Universitäts-Frauenklinik auf das Gelände der Charité wechseln konnte (Personalakte G. Döderlein, Universitätsarchiv der Humboldt-Universität).

Der Beginn seiner Karriere als Professor fällt mit der Gründung des Dritten Reiches zusammen. Wie viele andere musste und wollte er sich wohl auch in irgendeiner Weise mit diesem neuen politischen System arran-

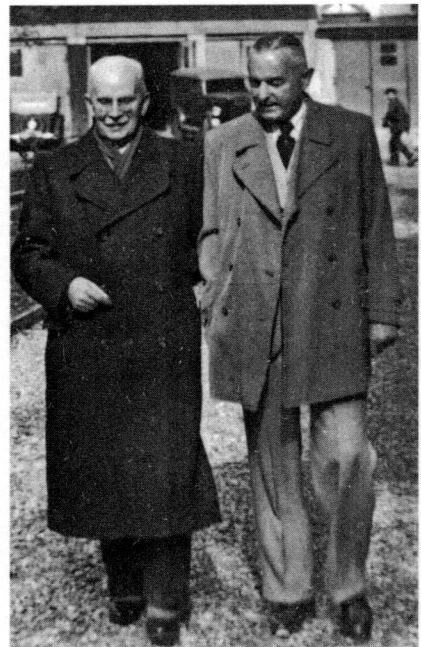

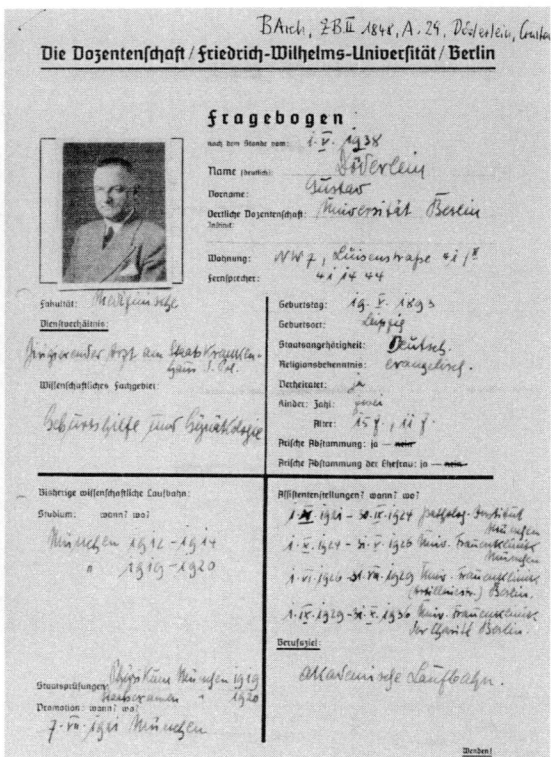

Abb. 10 (links): W. Stoeckel und G. Döderlein im Gespräch; *Abb. 11 (rechts):* Fragebogen der Dozentenschaft der Friedrich-Wilhelms-Universität Berlin um 1937

gieren: Er trat nicht nur in den NS-Lehrerbund, die spätere Dozentenschaft ein, sondern wurde im August 1934 auch Mitglied der SA-Reserve II der Charité, nachdem er im Juni 1934 wie ja auch sein Lehrer, Walter Stoeckel, Fördermitglied der SS geworden war (Bundesarchiv Fragebogen Dozentenschaft; Abb. 11).

Anna Sabine Ernst hat in ihrem Buch „Die beste Prophylaxe ist der Sozialismus" eine Zusammenstellung der NS-Mitgliedschaften von späteren DDR-Medizinordinarien der Jahre 1946 und 1961 vorgenommen, wobei sie betont, dass Mitgliedschaften in NS-Verbänden nur eine bestimmte Dimension des Verstricktseins von Wissenschaftlern in den deutschen Faschismus beleuchten. Umgekehrt fallen natürlich fehlende Parteibücher nicht mit genereller Ablehnung nationalsozialistischer Wissenschafts- und Gesundheits-

politik zusammen (Ernst 1997). Die Tabelle auf S. 105 zeigt, dass Döderlein sich mit fast 47 % aller späteren Medizinordinarien in der Spalte 2 in „guter" Gesellschaft befand. Diese besondere Kategorisierung mit Kombinationen auch ohne NSDAP-Mitgliedschaft wurde von der Autorin gewählt, da auf diese Weise auch jene Professoren einbezogen werden konnten, denen beispielsweise aufgrund der diversen Aufnahmesperren eine NSDAP-Mitgliedschaft nicht möglich war und die daher quasi kompensatorisch andere NS-Gliederungen oder -Verbänden beitraten (Ernst 1997); (Tabelle 7)

In Spitzelberichten über Döderlein aus den 1930er Jahren heißt es dazu: „*Wenngleich alter Kriegsteilnehmer und Offizier politisch leider immer wenig interessiert und daher keine Kampfnatur. Jedoch politisch so ehrlich und gerade, dass er es nach dem Um-*

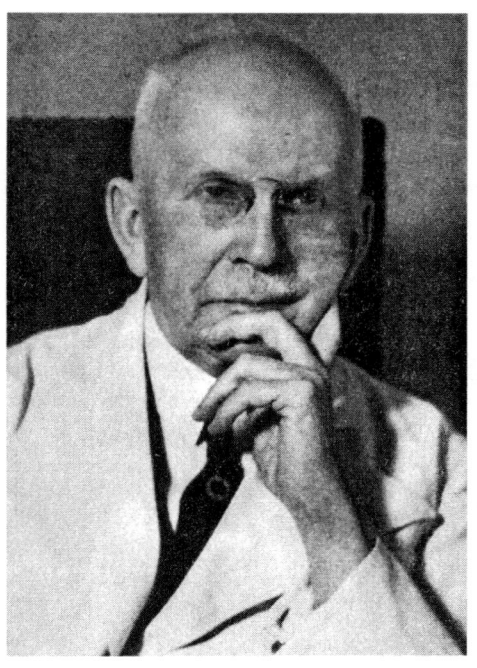

NS-Mitgliedschaften von
DDR-Medizin-Ordinarien 1946-1961
(Tabelle aus: Ernst 1997)

Kategorie/ Mitgliedschaft	alle 262 Medizin-Ordinarien
NSDAP	114 (43,5 %)
NSDAP oder SS oder Kombination I*	123 (46,9 %)
NSDAP oder Kombination II**	54 (20,6 %)
Ohne NS-Mitgliedschaft	86 (32,8 %)

* Kombination I: SA und NSÄB/NSDB oder SA und NSKK/NSFK und HJ/förderndes Mitglied der SS oder NSÄB/NSDB und NSKK/NSFK und HJ/förderndes Mitglied der SS

** Kombination II: SS/SA oder NSÄB/NSDB und NSKK/NSFK oder NSÄB/NSDB und HJ/förderndes Mitglied der SS

Abb. 12 (links): W. Stoeckel

schwung abgelehnt hat, in die Partei einzutreten, um nicht als Konjunkturmann zu gelten." Ein anderer schreibt, *„dass ich gesprächsweise gehört habe, dass man Döderlein für einen Konjunkturmann hält, der angeblich die Äußerung getan haben soll, man müsse jetzt eben mitmachen, wie es innen dabei aussähe, spiele (...) keine Rolle."* (Personalakte G. Döderlein, Universitätsarchiv Humboldt-Universität).

Dass Gustav Döderlein 1933 und 1935 bei der Lehrstuhlvergabe in Rostock, Königsberg und Jena leer ausging, daran hatte vielleicht hat auch Walter Stoeckel (Abb. 12) seinen Anteil, denn in den geheimen Akten des „NS- Bevollmächtigten für das Sanitäts- und Gesundheitswesen" finden wir dessen Beurteilungen „Betreff Hochschullehrernachwuchs": *„Döderlein, ein sehr feiner, charmanter Mensch mit besonders guten Formen und tadellosem Charakter und dazu ein glänzender Redner und hochbegabter Lehrer. Er versteht, aus wenig viel zu machen und das verführt ihn nicht selten dazu, eine kurze De-*

monstration zu einem langen rhetorisch überreckten Vortrag aufzubauschen. Seine wissenschaftlichen Leistungen sind quantitativ ganz ansehnlich, aber qualitativ als nicht sehr hochwertig zu bezeichnen. Ihm fehlt die wissenschaftliche Originalität; ihm ist nichts wirklich Eigenes eingefallen. Das veranlaßt mich, obwohl er auch mein Schüler ist, und obwohl ich ihm freundschaftlich sehr nahe stehe, ihn als nicht besonders qualifiziert für ein Ordinariat zu bezeichnen" (Stoeckel 1943).

Wohl auch, um endlich die wirtschaftliche Situation seiner Familie durch den Beamtenstatus zu sichern, verließ Döderlein schließlich die Charité und wurde dirigierender Arzt der gynäkologisch- geburtshilflichen Abteilung des Staatskrankenhauses der Polizei in der Berliner Scharnhorststraße (Abb. 13).

1945 beschreibt er in einer Stellungnahme für die Untersuchungskommission der Roten Armee die Geschichte dieses Krankenhauses. Es wurde im Jahr 1921 für die Bedürfnisse der Polizeibeamten und ihrer Familienangehörigen von der damaligen Preußischen Lan-

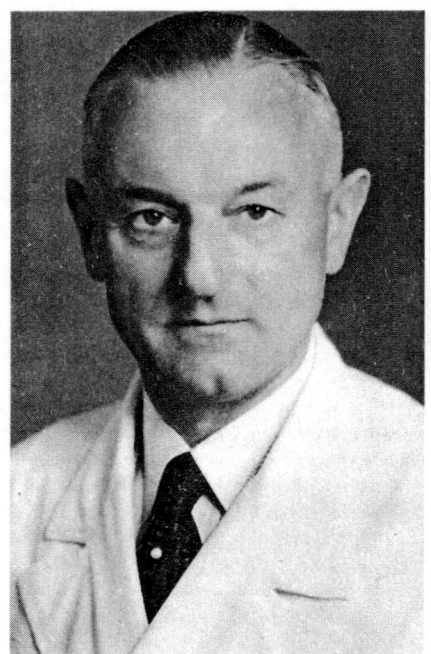

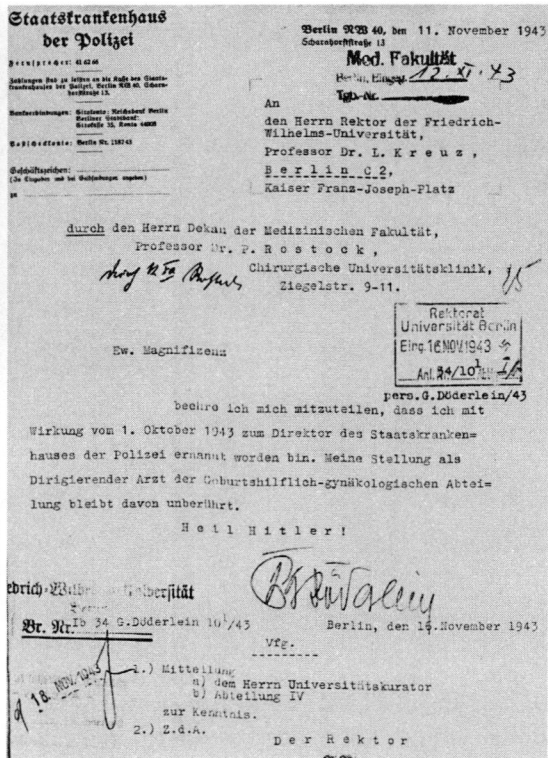

Abb. 13 (links): G. Döderlein;
Abb. 14 (rechts): Brief mit der Mitteilung
der Ernennung G. Döderleins zum Direktor
des Berliner Polizeikrankenhauses 1943

despolizei gegründet. Im Jahr 1936 entstand jene geburtshilflich-gynäkologische Abteilung mit Ambulatorium, deren erster Chef er war. In dieser eher kleinen Abteilung wurden pro Jahr ca. 600 Kinder geboren, ca. 500 gynäkologisch erkrankte Frauen behandelt und etwa 200 gynäkologische Operationen durchgeführt (Döderlein 1946 – Personalakte Universitätsarchiv Jena).

Man beförderte Döderlein bald in hohe Offiziersränge: 1937 zum Oberstabsarzt, 1938 zum Oberfeldarzt der Polizei und 1943 wurde ihm das Amt des Direktors des Staatskrankenhauses übertragen (Abb. 14). Ab 1944 war er Oberstarzt der Polizei. Im gleichen Jahr verlieh der Reichsführer der SS Himmler ihm das Kriegsverdienstkreuz I. Klasse. Von Juni bis November 1944 war er sogar Interimschef des gesamten Sanitätswesens der Deutschen Ordnungspolizei, die ebenfalls Himm-

ler unterstellt war. (Lebenslauf G. Döderlein – Personalakte, Universitätsarchiv Humboldt-Universität).

So ist es nur zu verständlich, dass Professor M. de Crinis, Referent im Reichserziehungsministerium, bei den Planungen für die Medizinische Fakultät der sog. NS-Kampfuniversität in Straßburg auf einer Liste *„geeigneter Persönlichkeiten"* neben fünf *„SS-Kameraden"* auch den Polizei-Oberfeldarzt Gustav Döderlein vormerkte. Zur Gründung der Universität kam es nicht mehr ... (Heiber 1992).

Indessen gibt es authentische Berichte von Zeitzeugen, aus denen eindeutig die insgesamt nahezu unpolitische und untadelige Klinikführung Döderleins hervorgeht.

Dass man ihm „bis zuletzt" offenbar auch nicht ganz traute, zeigt ein beschämender Briefwechsel von November 1943, in dem der

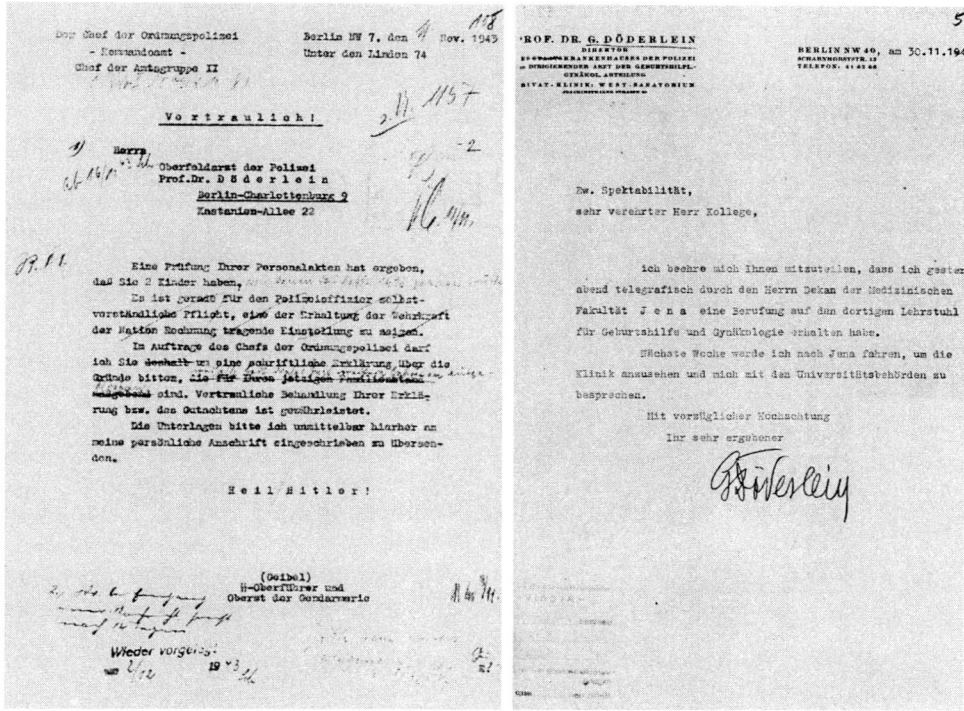

Abb. 15 (links): Brief des Chefs der Ordnungspolizei an G. Döderlein wegen seiner Kinderzahl;
Abb. 16 (rechts): Mitteilung G. Döderleins über seine Berufung nach Jena

Chef der Ordnungspolizei bei Döderlein durch einen niederen Beamten anfragen lässt, warum er nur zwei Kinder habe, wobei die letzte Geburt vor 19 ½ Jahren gewesen sei (Abb. 15). Und Professor Döderlein antwortete tatsächlich preußisch korrekt zehn Tage später mit einer ausführlichen Darlegung, die mit der Bemerkung schließt: *„Nach beiden Frühgeburten mit fieberhaften Wochenbetten ist infolge anatomischer Veränderungen der Gebärmutter bei meiner Frau eine weitere Schwangerschaft nicht mehr möglich"* (Bundesarchiv Berlin).

„Bei der Eroberung von Berlin durch die Rote Armee im Mai 1945 wurde das Polizeikrankenhaus kampflos übergeben. Meine Tätigkeit als Direktor nach dem Einmarsch in Berlin bestand hauptsächlich in der Organisation der Bauarbeiten zur Beseitigung der Kriegsschäden, (...) unterschied sich also (...)

in keiner Weise von der Tätigkeit eines anderen Krankenhausdirektors", schreibt Döderlein erklärend in seinem Bericht für die Sowjetische Militäradministration (Personalakte, Universitätsarchiv Jena).

Zur Frage der Behandlung von (weiblichen) Häftlingen im Polizeikrankenhaus finden sich folgende Passagen: *„Einer besonderen Erwähnung bedarf die Abteilung zur Behandlung von Polizeihäftlingen im Polizeikrankenhaus Berlin. Diese Abteilung bestand in einer Reihe besonders abgeschloßener Krankenräume im Südflügel des Krankenhauses. Sie hatte die Aufgabe, kranke Häftlinge klinisch zu behandeln, die in den Krankenrevieren der Gefangenenanstalten mit dortigen Mitteln nicht behandelt werden konnten. (...) Es ist mir während meiner Tätigkeit in der Berichtszeit kein Fall bekannt geworden, wo ich wegen unkorrekter Behandlung hätte ein-*

Zentralblatt für Gynäkologie

Band 102   1980   Heft 15

Personalia

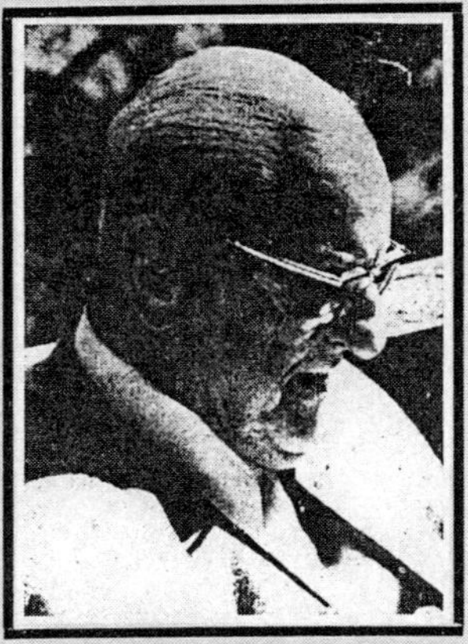

GUSTAV DÖDERLEIN
19. 5. 1893 bis 19. 3. 1980

Gustav D ö d e r l e i n , von 1959 bis 1971 1. Chefredakteur des Zentralblattes für Gynäkologie, ist am 19. 3. 1980 unter den Symptomen eines apoplektischen Insults, den er 4 Tage vorher erlitten hatte, in München verstorben. Es ist dem stets frohgesinnten und dem Leben gegenüber aufgeschlossenen Mann erspart geblieben, die Folgen dieser Erkrankung an sich selbst registrieren zu müssen. Er hat trotz aller ärztlichen Maßnahmen das Bewußtsein nicht wiedererlangt und ist nach einem erfüllten und beruflich erfolgreichen Leben ruhig eingeschlafen.

Ich habe seinen Nachfolger im Amt des Lehrstuhlinhabers und Leiter der Universitäts-Frauenklinik Jena, Herrn OMR Prof. Dr. sc. med. Wilfried M ö b i u s , im Namen des Reduktionskollegiums gebeten, sein Leben in einem Gedenkartikel zu würdigen. Die Leser finden ihn unter der Rubrik „Personalia" in Heft 20/1980.

Mir selbst sei es erlaubt, dem guten Kameraden, mit dem ich zusammen auf Wunsch Walter Stoeckels die Chefredaktion des Zentralblattes für Gynäkologie von 1959 bis 1971 gemeinsam führen durfte, für seine fachlich-organisatorische Hilfe und Belehrung, für den kollegialen Kontakt und eine über 50 Jahre bewiesene freundschaftliche Gesinnung an dieser Stelle herzlich zu danken.   H. K r a a t z

Zbl. Gynäkol. 15¹

Abb. 17: Nachruf Gustav Döderlein im Zentralblatt für Gynäkologie 1980

schreiten müssen. (...) In den 10 Jahren meiner Tätigkeit im Polizeikrankenhause Berlin dürften es insgesamt vielleicht 15–20 Frauen gewesen sein, die wegen starker Blutungen, Geschwulstbildungen, Unterleibsentzündungen, Gonorrhoe usw. als Polizeihäftlinge behandelt wurden. Operative Eingriffe größerer Art wurden an Polizeihäftlingen nicht vorgenommen, insbesondere niemals Sterilisationen" (Personalakte, Universitätsarchiv Jena).

Ende 1945 hatte Gustav Döderlein eine Berufung nach Jena erhalten und es ging nun darum, inwiefern er durch seine leitenden Tätigkeit am Berliner Polizeikrankenhaus belas-

tet, d. h. also (un)geeignet für eine Ordinariat war (Abb. 16). Sein Vorgänger in Jena war für einige Monate Prof. Felix von Mikulicz-Radecki gewesen, der aus politischen Gründen im Sommer 1945 in die amerikanisch besetzte Zone geflohen war, später aber doch Ordinarius an der Freien Universität Berlin wurde und die Universitäts-Frauenklinik in der Charlottenburger Pulsstraße leitete.

In Jena widmete sich Döderlein auch wieder prophylaktischen Gesichtspunkten der Geburtshilfe. Er ist – medizinhistorisch unbestritten – in Deutschland als Wegbereiter der Schwangerenfürsorge bzw. Begründer der Schwangerenberatung anzusehen (Tietze 1987).

Gustav Döderlein war für einige Zeit in einem wichtigen gesundheitspolitischen Gremium als einziger Vertreter der Gynäkologie und Geburtshilfe unter 13 anderen Professoren (u. a. Sauerbruch für die Chirurgie) tätig – dem Wissenschaftlichen Senat bei der Deutschen Zentralverwaltung für das Gesundheitswesen, dessen Aufgabe es nach Kriegsende in der sowjetisch besetzten Zone Deutschlands war, *„methodisch-wissenschaftliche Hilfe bei der Lösung aktueller Aufgaben auf dem Gebiet der medizinischen Wissenschaft und des Gesundheitswesens zu leisten"* (aus dem Statut des wissenschaftlichen Senats bei der Deutschen Zentralverwaltung für das Gesundheitswesen, § 1. Akten BDC).

Döderlein galt als unbelastet, wie auch die durchaus erstaunliche Begründung der Fakultät in Jena für die Lehrstuhlvergabe an ihn zeigt. In Kenntnis seiner Biographie heißt es dort: *„Endlich besitzt Döderlein den Vor-*

zug, 14 Jahre lang aufrecht dagestanden (...) und die Partei gemieden zu haben, trotzdem es ihm ein leichtes gewesen wäre, Mitglied zu werden. Dazu aber war er ein viel zu kosmopolitisch eingestellter und humanitär denkender Mensch bei erklärter nationaler Vaterlandsliebe" (Personalakte, Universitätsarchiv Jena, Schreiben der Medizinischen Fakultät).

Zehn Jahre später gab es dann aber doch einen kritischen Vermerk in seiner Personalakte: *„Die Verbindung mit den Studenten, insbesondere mit der FDJ, könnte besser sein. Der Kontakt zum mittleren Fachpersonal könnte besser sein. Zum Teil steht er heute noch auf dem Standpunkt, daß die kirchlichen Krankenschwestern besser sind, als die von uns heute ausgebildeten"* (Beurteilung Kaderabteilung, Universitätsarchiv Jena, Personalakte).

Nachdem er im Januar 1959 mit Erreichen der Altersgrenze emeritiert wurde, durfte er im April 1959 mit Zustimmung des Staatssekretärs für Hoch- und Fachschulwesen der DDR nach Bayern übersiedeln, sein Antrag auf teilweisen Umtausch der Altersbezüge in „Westgeld" wurde jedoch abschlägig beschieden, um keinen Präzedenzfall zu schaffen.

Gustav Döderlein starb im März 1980 in München (Abb. 17).

Abschließend einige, wohl auch selbstkritisch gemeinte Sätze aus der Jenaer Antrittsvorlesung von Gustav Döderlein vom März 1946: *„Dabei wollen wir von dem Grundsatz uns leiten lassen, daß die Zusammenarbeit zwischen Chef und Assistenten nur dann erfolgreich sein kann, wenn Disziplin und Unterordnung freiwillig sind und auf Kritik und gegenseitiger Anerkennung beruhen. Daß in einer geburtshilflichen Klinik geordnete Disziplin, gute Organisation und pünktliche Diensterfüllung herrschen müssen, ist bei der dramatischen Dringlichkeit der Ereignisse und bei den strengen Gesetzen des Handelns in diesem Fach eine Selbstverständlichkeit. Wohin das unsinnige Befehlen und das blinde Gehorchen führen, haben uns die vergangenen Jahre und ihre bitteren Folgen zur Genüge gelehrt"* (Döderlein 1946).

LITERATUR

1. Klee, E.: Das Personallexikon zum Dritten Reich. Wer war was vor und nach 1945? S. Fischer Verlag, Frankfurt am Main 2003.

2. Ludwig, H (Hrsg.): Deutsche Gesellschaft für Gynäkologie und Geburtshilfe: Die Reden. Springer-Verlag Heidelberg, Berlin 1999.

3. Fest, J.: Die unbeantwortbaren Fragen. Notizen über Gespräche mit Albert Speer zwischen Ende 1966 und 1981. Rowohlt, Reinbek b. Hamburg, 2005.

4. Bundesarchiv Berlin. Personalstammblatt Albert Döderlein.

5. Englisch, W. (Hrsg.): In memoriam Albert Döderlein. Springer-Verlag, Berlin, Heidelberg, New York 1993.

6. Mayer, A.: Albert Döderlein zum 70. Geburtstag, in: Münch. Med. Wochenschr. 77 (1930), S. 1129–1132.

7. Meyer R, von Peham, H.: Zum Geleit!, in: Archiv für Gynäkologie 142 (1930), S. 1

8. Fa. Nourypharma: 100 Jahre Lactobacillen, zit. in: Frauenarzt 34 (1993), S. 199–203.

9. Döderlein, A.: Die Eingrife zur Unfruchtbarmachung der Frau. In: Gesetz zur Verhütung erbkranken Nachwuchses vom 14. Juli 1933. Hrsg. von A. Gütt. E. Rüdin, F. Ruttke. J. F. Lehmanns, München 1936.

10. Stauber, M., G. Kindermann: Über inhumane Praktiken der Frauenheilkunde im Nationalsozialismus und ihre Opfer. Untersuchung zu konkreten Ereignissen, in: Geburtsh. Frauenheilk. 54 (1994), S. 479–489.

11. Universitätsarchiv der Humboldt-Universität zu Berlin. Personalakte Prof. Dr. Gustav Döderlein, Januar 1928–16.11.1943, Bd. 1 u. 2 (UK D 99).

12. Bundesarchiv Berlin. Gustav Döderlein. Fragebogen der Dozentenschaft/Friedrich-Wilhelms-Universität Berlin (1.5.1938) (BArch, ZB II 1848A. 29).

13. Ernst, A. S.: Die beste Prophylaxe ist der Sozialismus. Münster, New York, München, Berlin 1997.

14. Stoeckel, W.: Betr. Hochschullehrer-Nachwuchs. An den Bevollmächtigten für das Sanitäts- und Gesundheitswesen. Personalnotizen v. 18.12.1943. Bundesarchiv Berlin.

15. Döderlein, G.: Bericht über meine Tätigkeit als Chef des Polizeikrankenhauses in Berlin. Universitätsarchiv Jena. Personalakte (D 64).

16. Döderlein, G.: Lebenslauf (3. April 1944). Bundesarchiv Berlin.

17. Heiber, H.: Universität unterm Hakenkreuz. Teil II. Die Kapitulation der Hohen Schulen. Das Jahr 1933 und seine Themen. K. G. Saur, München, London, New York, Paris 1992.

18. Brief des Chefs der Ordnungspolizei vom 11. Nov. 1943 an G. Döderlein und Antwortschreiben von G. Döderlein vom 21. Nov. 1943. Bundesarchiv Berlin

19. Tietze, K. W.: Die Entstehung der Schwangerenvorsorge im Spiegel der Kongreßberichte, in: Zur Geschichte der Gynäkologie und Geburtshilfe. Aus Anlaß des 100-jährigen Bestehens der Deutschen Gesellschaft für Gynäkologie und Geburtshilfe. Hrsg. von L. Beck. Springer, Berlin, Heidelberg, New York, Tokyo, London, Paris 1987.

20. Statut des wissenschaftlichen Senats bei der Deutschen Zentralverwaltung für das Gesundheitswesen. Akten Wissenschaftlicher Senat/BDC.

21. Schreiben der Medizinischen Fakultät Jena zur Besetzung des Lehrstuhls für Frauenheilkunde v. 18.12.1945. Universitätsarchiv Jena (D 65).

22. Kaderabteilung. Beurteilung G. Döderlein v. 15.10.1954. Personalakte. Universitätsarchiv Jena (D 65).

23. Döderlein G.: Antrittsvorlesung in Jena, 5. März 1946. Sammlung Prof. Mette, Institut für Wissenschaftsgeschichte der Humboldt-Universität zu Berlin.

Matthias David

Paul Ferdinand Strassmann

(1866–1938)

Dem jüdischen Schriftgelehr-
ten Straßmann aus Rawitsch
im heutigen Polen wurden
fünf Söhne geboren. Er entschloss sich, diesen eine gute
bürgerlich-deutsche Erziehung
und Ausbildung zuteilwerden
zu lassen. Ein Sohn, Bernhard, geboren 1831, erlernte
das Maurerhandwerk, damals
für Juden in den Ostprovin-
zen etwas Außergewöhnli-
ches. Er studierte später an
der Bauakademie und wurde
Maurermeister und Archi-
tekt. Seine vier Brüder Wolfgang, Samuel, Heinrich und
Ferdinand wurden Ärzte – in

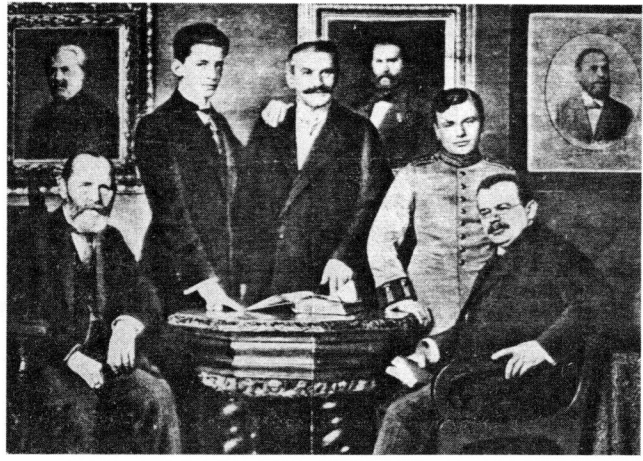

Abb. 1 (von links nach rechts): Die Ärzte Ferdinand, Erwin, Paul, Georg
und Fritz Straßmann

Berlin. Dr. Wolfgang Straßmann war später
Stadtverordneter und Stadtverordnetenvor-
steher. Nach ihm ist die Straßmannstraße in
Berlin-Friedrichshain benannt. Der jüngste
Bruder Ferdinand (1838–1931) war lange
Zeit unbesoldeter Stadrat im Berliner Magi-
strat. Er wurde 1928 Ehrenbürger der Stadt
Berlin (Abb. 1).

Paul Ferdinand Straßmann wurde am 23.
Oktober 1866 als Sohn des Geheimen Sani-
tätsrates Dr. Heinrich Straßmann und seiner
Frau Louise, geb. Lewy, in Berlin geboren
(Stürzbecher 2001).

Nachdem Paul Straßmann Ostern 1884
am Friedrichs-Gymnasium das Abitur „mit
Auszeichnung" bestanden hatte, begann er
im April desselben Jahres an der Berliner
Friedrich-Wilhelms-Universität Medizin zu

studieren (Personalakte P. Straßmann, Universitätsarchiv Humboldt-Universität).

Nach einem Jahr ging er zunächst nach
Heidelberg, wo Straßmann am 27. Februar
1886 das Physikum ablegte. Er kehrte bis
Ostern 1888 nach Berlin zurück und war dann
u. a. „Koassistent" an der Chirurgischen Klinik der Charité (Geheimrat Ernst von Bergmann) sowie ein Vierteljahr „Hausprakti-
kant" in der Universitäts-Frauenklinik unter
Professor von Olshausen. Dort erhielt er die
Anregung zu seiner Dissertation „Zur Lehre
von der mehrfachen Schwangerschaft", die er
am 25. März 1889 in Berlin erfolgreich ver-
teidigen konnte (Straßmann 1889; Abb. 2).

Von 1889 bis 1891 war Paul Straßmann
Assistent bei Prof. Löhlein an der Großher-
zoglichen Universitäts-Frauenklinik in Gießen.

In dieser Stadt lernte er seine Frau Hedwig Rosenberg, die Tochter des Gießener Justizrates Dr. Anton Rosenberg, kennen. Beide heirateten nach einer Studienreise durch England (1891–1892) im April 1893, über die er in zwei Artikeln in der Deutschen Medizinischen Wochenschrift bzw. der Berliner Klinischen Wochenschrift („Über medizinische Einrichtungen und Studium in England") berichtete (Personalakte P. Straßmann, Stoeckel 1928).

Zu diesem Zeitpunkt war Paul Straßmann bereits Assistent an der geburtshilflich-gynäkologischen Universitätspoliklinik der Charité unter Professor Adolf Gusserow, bei dem er sich 1897 als Privatdozent habilitierte (Reichshandbuch 1931).

Auch in späteren Jahren war er weiter „international orientiert". Straßmann vertiefte seine Kontakte, wurde korrespondierendes Mitglied der Italienischen Gesellschaft für Gynäkologie und Geburtshilfe, Ehrenmitglied der American Association of Gynecologists, Obstetricians and Abdominal Surgeons und der Gynäkologischen Gesellschaft St. Louis. Schon 1911 erhielt er die Ehrendoktorwürde der Universität Birmingham (Personalakte P. Straßmann).

1906 wurde Straßmann Titularprofessor und im August 1921 außerordentlicher Professor. 1923 wählte man ihn als ersten nichtbeamteten a. o. Professor in den Senat der Berliner Universität, dessen Mitglied er bis 1925 war (Abb. 3).

Da seine Bewerbung um ein Direktorat der Frauenklinik des Berliner Rudolf-Virchow-Krankenhauses scheiterte und er aufgrund seiner jüdischen Herkunft wohl nur geringe Chancen auf ein Ordinariat gehabt hätte, gründete Straßman nach elf Jahren spezialisierter Tätigkeit auf dem Gebiet der Gynäkologie/Geburtshilfe 1907 seine erste eigene Klinik in der Oranienburger Straße und eine Poliklinik in der Luisenstraße in Berlin. 1909 eröffnete er dann eine Privatklinik in der Schumannstraße 18 ganz in der Nähe des Charité-Geländes und nur drei Häuser ent-

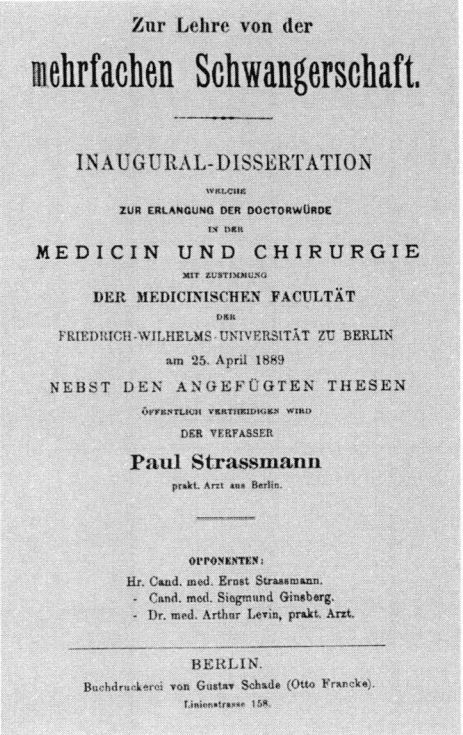

Abb. 2: Deckblatt der Doktorarbeit von P. Straßmann von 1889

fernt vom Deutschen Theater. Er hatte sich ein viergeschossiges Gebäude errichten lassen, das auch heute noch wegen seiner schönen Jugendstilfassade auffällt. In den nächsten Jahren erarbeitete er sich mit seiner Klinik einen sehr guten Ruf insbesondere in der „Berliner Gesellschaft". Sie *„wurde von der Bevölkerung der Innenstadt und des Berliner Nordens ebenso geschätzt wie von den Frauen ausländischer Industrieller und Diplomaten, ja selbst des vormaligen Kaiserhauses"* (Willam 1967; Abb. 4).

Die Klinik mit ihren 90 Betten diente neben der Behandlung auch der Ausbildung und der Forschung. Außer dem Kreiß- und den Operationssälen beherbergte das Haus ein kleines chemisches, ein bakteriologisches und ein pathologisches Labor, eine Röntgen- und Strahlen-, eine Physiotherapie sowie eine po-

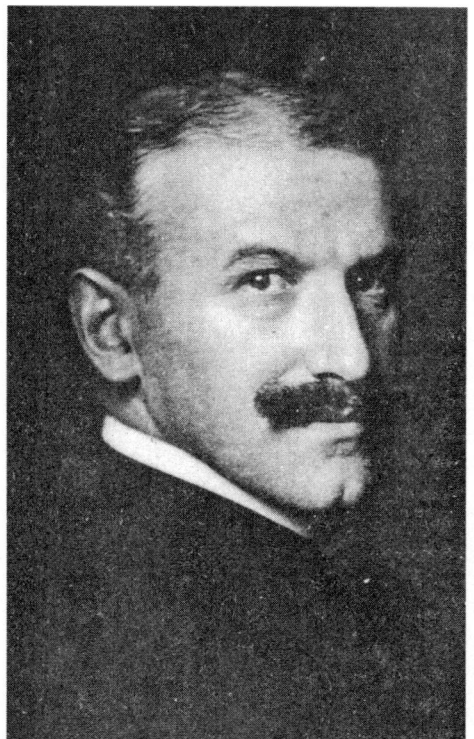

Abb. 3: Paul Straßmann

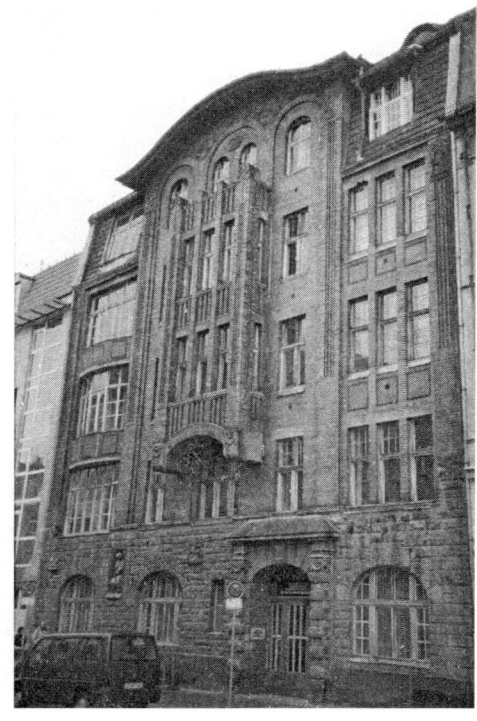

Abb. 4: Die Klinik in der Schumannstraße 18 in den frühen 1990er Jahren

liklinische Abteilung. Von 1909 bis 1936 wurden in der Klinik 14.500 Geburten betreut und 25.984 stationär-gynäkologische Patientinnen meist operativ behandelt. Die Poliklinik verzeichnete 6.000 Konsultationen jährlich. Innerhalb eines Vierteljahrhunderts bildete Straßmann in seiner Klinik 56 Assistenz- und 99 Volontärärzte sowie 344 Famuli aus. In dieser Zeit absolvierten 2.183 Medizinstudenten einen Teil ihrer Ausbildung und 1.331 Ärzte postgraduale Kurse in Gynäkologie und Geburtshilfe bei ihm (Straßmann 1950). In dem Prof. Straßmann anlässlich seines 60. Geburtstages 1926 gewidmeten Heft der „Monatsschrift für Geburtshülfe" heißt es im Geleitwort u.a.: „(...) Ihre Begeisterung für die Lehrtätigkeit übertrug sich auch auf Ihre Schüler (...); trotzdem Ihr Kolleg, der ‚Klinik' gleichkommend, kein Zwangskolleg war

und keine Praktikantenscheine erteilt werden durften, ist es stets gut besucht, die Studierenden wissen, was die Klinik Straßmann ihnen zu geben vermag (...). Und noch eines ist es, was wir Ihnen zu verdanken haben: strengste Gewissenhaftigkeit, Selbstkritik und Pflichttreue im ärztlichen Handeln (...). Lernen können wir vor allem den unverwüstlichen Optimismus von Ihnen (...)" (Meyer 1926).

Und August Martin schrieb 1926 in dieser Festschrift über die Straßmann'sche Frauenklinik: „Sie haben sich eine private Wirkungsstätte aufgebaut, in welcher Sie die innige Beziehung zwischen Geburtshilfe und Frauenkrankheiten festhalten, Sie haben Ihre Anstalt der allgemeinen Entwicklung unseres Faches entsprechend zu einer Frauenwohlfahrtsstätte und zu einer vollwertigen Unterrichts- und Forschungsstätte entwickelt" (Martin 1926).

„Im Gästebuch der Klinik fand man die Eintragungen der berühmtesten Gynäkologen und Chirurgen der damaligen Welt, wie zum Beispiel der Brüder Mayo aus Rochester, USA, die alle in die Straßmann'sche Klinik kamen, um die operativen Methoden des Chefs zu studieren und zu bewundern" (Willam 1967). Nachdem die Brüder Mayo in den Ruhestand gegangen waren, hatten sie 1929 erstmals gemeinsam eine Europa-Reise unternommen und in Berlin auch die Klinik des bekannten und renommierten Prof. Paul F. Straßmann besucht. Dieser erste Kontakt begründete wohl eine besonders enge Beziehung zwischen den Familien Mayo und Straßmann. In den Lebenserinnerungen des Sohnes von Charles Mayo heißt es: *„Sein [Erwin Straßmanns] Vater, ein berühmter gynäkologischer Chirurg, hatte eine Klinik in Berlin und war ein enger Freund von Vater und Onkel Will"* (Mayo 1968).

Als in den Jahren nach der Machtergreifung der NSDAP in Deutschland Tausende jüdischer Ärzte vertrieben und zur Emigration aus Deutschland und später Österreich gezwungen wurden, ermöglichte die von gegenseitigem Respekt und Sympathie getragene Beziehung zwischen den Ärztedynastien Mayo und Straßmann durch den persönlichen Einsatz der Mayo-Brüder dem Sohn Paul Straßmanns Erwin und seiner Familie einen neuen Start in den Vereinigten Staaten.

Paul Straßmann hatte die USA 1927 und 1934 besucht. Er trat als Gastredner auf verschiedenen medizinischen Kongressen auf. Ein Besuch führte ihn und seine Frau Hedwig auch zu den Mayos nach Rochester. Obwohl die Nationalsozialisten seine Klinik bereits einmal – zum 1.8.1933 – schließen wollten, was offenbar auch im Zusammenhang mit dem Besuch einer größeren amerikanischen Ärztedelegation zunächst verhindert werden konnte, schien Prof. Straßmann 1934 wie viele anzunehmen, dass sich das Nazi-Regime „beruhigen" würde. So nutzte er seine USA-Reise nicht zur Emigration, sondern kehrte

nach Berlin zurück. Dann kamen 1935 die Nürnberger Gesetze ...

Erwin Straßmann war von Januar bis März 1929 erstmals in den USA gewesen, davon zwei Wochen in Rochester (Abb. 5). Er war begeistert von der Mayo-Klinik. Im September 1935 schrieb Paul Straßmann, dessen Existenz von der Schließung und Enteignung seiner Klinik bedroht war, an die Mayo-Brüder wegen einer möglichen Anstellung für seinen Sohn Erwin. Um die Zensur zu umgehen, wurde der Briefwechsel über die Tochter Antonie Straßmann, die schon in New York lebte, abgewickelt.

Will Mayo wollte gern helfen und leitete den Brief an den Direktor der Mayo-Stiftung weiter, der einige Tage später bedauernd mit der Begründung ablehnte, es seien keine freien Stellen vorhanden. Eine Aufnahme als graduierter Student oder fakultatives Klinikmitglied komme ebenfalls nicht in Frage. Antonie Straßmann appellierte daraufhin im Namen der Freundschaft zu den Eltern Straßmann an Will Mayo, etwas für ihren Bruder Erwin zu tun. Obwohl die Mayo-Klinik seit einigen Jahren nominell unabhängig von Charles und Will Mayo war, hatten diese doch einen „gewissen Einfluß" in den Gremien der Klinik und der Mayo-Stiftung, den sie offenbar geltend machten. Der Direktor der Mayo-Foundation schrieb schließlich im November 1935 via Antonie an Erwin Straßmann, dass er für ein Jahr als ein „Beobachter amerikanischer Diagnose- und Therapiemethoden" mit einem Gesamthonorar von 840 Dollar / 70 Dollar pro Monat nach Rochester kommen könne. Erwin Straßmann erhielt eine offizielle Einladung der Mayo-Brüder, seine wissenschaftlichen Forschungen und Methoden an der Mayo-Klinik in Rochester zu zeigen (Straßmann 1960). Er trat dieses „Researchfellowship" im Juni 1936 an. Eingeführt in die Klinik und das gesellschaftliche Leben in Rochester wurde er von Will Mayo persönlich.

Nachdem die Klinik des Vaters in Berlin von den Nationalsozialisten enteignet wor-

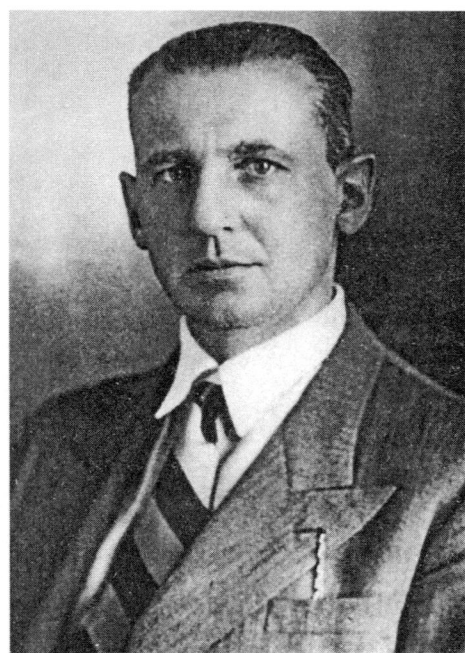 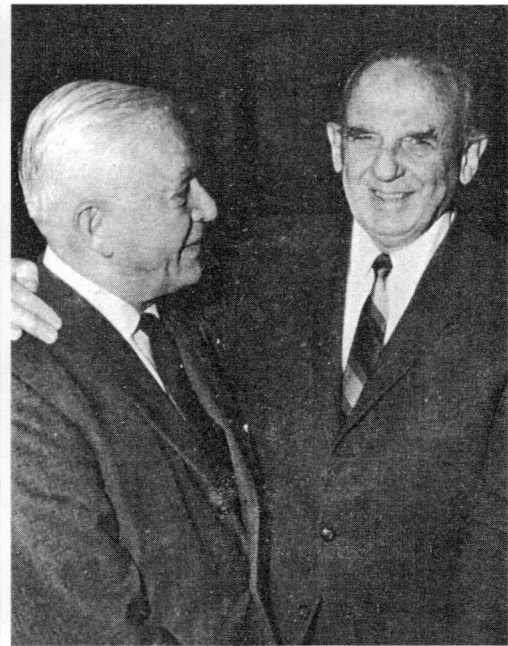

Abb. 5 (links): Erwin Straßmann; *Abb. 6 (rechts):* Erwin Straßmann und Charles W. Mayo

den war und die Juden-Verfolgung immer mehr zunahm, konnte Erwin Straßmann seine Familie im August 1937 in die USA nachkommen lassen. Will Mayo schrieb dafür unterstüzend an das Amerikanische Konsulat in Berlin: „*Ich kenne Dr. Straßmann persönlich. Er ist ein Mann von excellenter Reputation und hervorragendem Charakter und eine Autorität auf seinem Spezialgebiet der medizinischen Wissenschaft und Praxis. Wenn es möglich wäre, die Gewährung eines Visums für Frau Straßmann und die Kinder zu erleichtern und zu beschleunigen, wäre ich sehr dankbar (...)*" (Mayo 1937). Erwin Straßmann wurde 1942 amerikanischer Staatsbürger. 1945 ernannte man ihn zum Professor of Clinical Gynecology and Obstetrics an der Baylor-Universität in Houston/Texas.

Nach dem Tod von Paul Straßmann schrieb Will Mayo am 30.8.1938 in einem Kondolenzbrief an Erwin Straßmann „*(...) Dr. Straßmann war ein feiner Mann, ein großer Chirurg und Lehrer, ein treuer Freund. Dr. Charlie*

und ich werden nie seine unerschöpfliche Freundlichkeit uns gegenüber bei unseren früheren Besuchen in Deutschland vergessen, durch sein Höflichkeit und wegen seines hervorragenden Ansehens in Beruf und Wissenschaft war er für unsere berufliche Laufbahn inspirierend (...)" (Mayo 1938; Abb. 6).

Paul Ferdinand Straßmann war am 15. August 1938 nach 10-tägigem Aufenthalt im Hotel Bellevue in Gstaad/ Schweiz, wo er sich im Rahmen seines Besuchs seiner Tochter aufhielt, wahrscheinlich an den Folgen einer akuten Pankreatitis verstorben (Abb. 7.)

Seine Grabstelle befindet sich auf dem Friedhof in Berlin-Wannsee. Dort stehen heute auch ein Gedenkstein für die Tochter Antonie und die Büste seines erstgeborenen Sohnes Hellmuth, die sich früher im Eingangsbereich der Klinik befand. Hellmuth Straßmann war als Leutnant und Kompanieführer im 5. Gardeinfanterieregiment am 5. November 1916 in Frankreich bei Tilloy (Somme) gefallen. Paul Straßmann selbst war während des Ersten

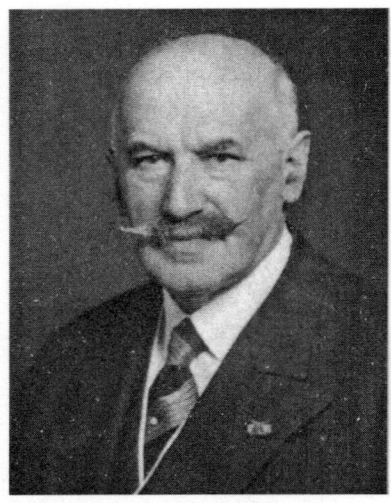 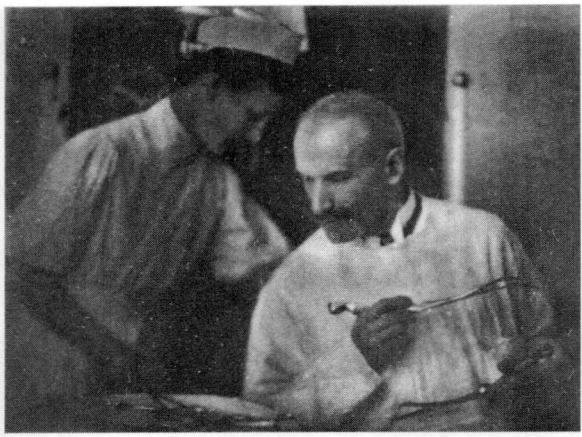

Abb. 7 (links): Paul Straßmann 1937; *Abb. 8 (rechts):* Paul Straßmann während einer Zangenentbindung

Weltkrieges als leitender Chirurg in der 2. chirurgischen Abteilung des Reservelazaretts auf dem Berliner Tempelhofer Feld tätig.

Auf Antrag der Gesellschaft für Geburtshilfe und Gynäkologie in Berlin ist letzteres heute Ehrengrab des Landes Berlin.

Paul Straßmann war lange Zeit Schriftführer und 1925/26 Vorsitzender dieser Gesellschaft. Er hat mit zahlreichen Vorträgen, Fallvorstellungen und Diskussionsbeiträgen die wissenschaftlichen Sitzungen bereichert. So hielt er in diesem Kreis z. B. am 12. Januar 1906 einen Vortrag „Zur Behandlung der Nachgeburtszeit", in dem er ausführte: *„Wenn man also den Fundus uteri drückt oder anklopft – ihn zu finden, dürfte keine Schwierigkeiten bieten –, so bemerkt die die Nabelschnur haltende Hand eine Fluktuationswelle in der Nabelvene, die dadurch zustande kommt, daß der äußere Druck durch die dünnen Scheidewände zwischen mütterlichen und fötalen Blutgefäßen fortgeleitet wird. Ist die Placenta gelöst – wie gewöhnlich sehr bald nach der Geburt –, so findet sich dieses Zeichen nicht mehr, und wenn man auf den Uterus leicht drückt, ist an den Nabelvenen nichts zu bemerken. Dieses Zeichen läßt selten im Stich (...)"* (Straßmann 1906). Anschaulich ist damit das sog. Telegrafen-Zeichen zur

Einschätzung der Plazentalösung in der Nachgeburtsperiode beschrieben, mit dem Straßmanns Name in der praktischen Geburtshilfe für immer verbunden bleibt (Abb. 8).

Insgesamt war Straßmann auf geburtshilflichem Gebiet wohl eher konservativ eingestellt. Schwangerschaft und Geburt waren für ihn natürliche physiologische Prozesse, welche man sorgfältig überwachen, in die man aber nicht grundlos eingreifen durfte (Straßmann 1950). Interessant ist, dass es in seiner Klinik zumindest in den dreißiger Jahren schon die gemeinsame Unterbringung von Mutter und Neugeborenem in den Zimmern der Wochenbettstation – entsprechend dem heutigen „Rooming-in" – gab. Auf dem Hof der Klinik waren – zur Erklärung der Herkunft des neuen Erdenbürgers für die Geschwisterkinder – zwei Störche in einem Käfig untergebracht (Abb. 9).

Unter den vielen wissenschaftlichen Arbeiten Straßmanns ist neben dem bereits erwähnten Plazentalösungszeichen die Straßmann-Operation beim Uterus duplex besonders hervorzuheben, die ihn zu einem der Pioniere der – auf vaginalem Weg durchgeführten – Operationen zur Korrektur angeborener Fehlbildungen des weiblichen Genitaltrakts (Metroplastik bei Uterus subseptus, bicornis und

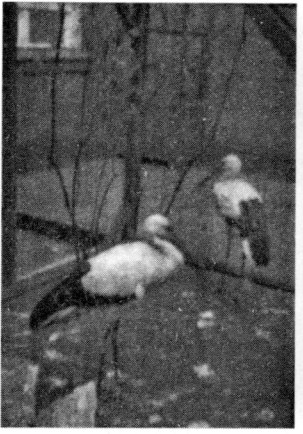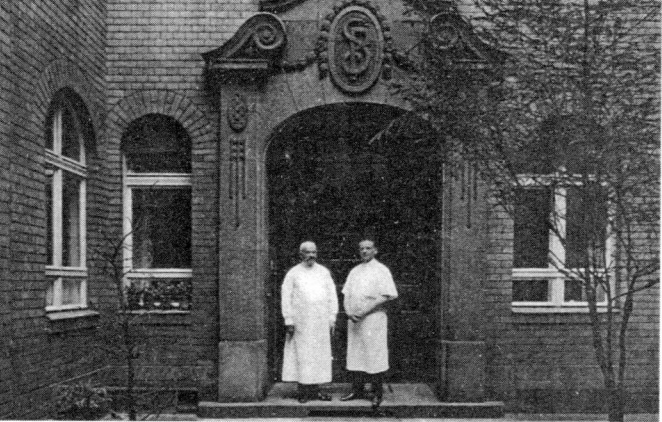

Abb. 9: Die legendären Störche im Hof der Straßmann'schen Klinik; Abb. 10: Paul und Erwin Straßmann im Eingangsbereich zum Hofgebäude der Klinik

duplex) machte (Straßmann 1926). Straßmann hat während seiner langjährigen wissenschaftlichen Tätigkeit über einige solcher plastischen Operationsverfahren berichtet: Über den „Ersatz einer Schrumpfblase durch Transposition des S. romanum" (1925), „Die Einpflanzung des verschlossenen Nebenhorns" (1924) und die „Plastische Wiederherstellung der tubouterinen Leitung" (1924) (Stoeckel 1928).

Anerkennend schrieb daher Prof. August Martin, der Nestor der deutschen Gynäkologie, im Schlusswort der Festschrift zu Straßmanns 60. Geburtstag: „Ihr Name wird in der Geschichte unseres Faches weitgehend mit den Bestrebungen fortleben, kongenital mißgestaltete Organe befruchtungsfähig zu formen" (Martin 1926).

Bereits 1903 hatte Straßmann auf der 10. Versammlung der Deutschen Gesellschaft für Gynäkologie in Würzburg über eine Operation bei doppeltem Uterus und doppelter Scheide berichtet (Straßmann 1926). 1907 widmete er sich erneut in einem größeren Artikel im Zentralblatt für Gynäkologie diesem Thema. Er beschrieb seine Beobachtungen an mehreren Patientinnen, stellte phylogenetische Betrachtungen an und berichtete über seine Studien an Präparaten des pathologischen Instituts der Charité, um dann sein neu entwickel-

tes (vaginales) Operationsverfahren vorzustellen: Die plastische Vereinigung der beiden Uterushälften nach der Resektion des medialen Septums. „Es steht zu erwarten, daß das Organ, dem wir seine natürliche Gestalt geben, seiner natürlichen Funktion, zu der es vorher, wenn auch vergeblich Anläufe gemacht hatte, nachkommen wird und die operativen Mühen durch die Geburt eines lebenden Kindes lohnen wird" (Straßmann 1907).

Obgleich Straßmann noch 20 Jahre später konstatieren musste, dass „die vereinigenden Operationen bei Spaltbildungen des Uterus und ebenso bei doppelkammrigen Organen (...) immer noch nicht Allgemeingut der Operateure geworden" waren (Straßmann 1926), setzte sich seine Technik schließlich durch und wird auch heute noch in vielen operativen Standardlehrbüchern erwähnt. Allerdings wird die „Straßmann-Operation" heute per laparotomiam durchgeführt, während Paul Straßmann sie über die Scheide vornahm. In einer Zeit, als sich das abdominale Operieren mehr und mehr durchsetzte, trat Straßmann für die Beibehaltung und „Förderung" des vaginalen Zugangs in der gynäkologischen Chirurgie ein. Außer Hysterektomien führte er auch Operationen zur Behebung der Retroflexio uteri, bei Extrauteringravidität oder

Geburt nach vaginaler Umpflanzung der Tube zur Wiederherstellung des Cavum uteri

Von Geh. San.-Rat Prof. Dr. Paul Straßmann, Berlin

Durch die Wiederherstellung eines funktionierenden Cavum uteri mittels vaginaler Umpflanzung der Tube in den total atretischen Uterus ist bei allen sechs Operierten die Wiederkehr der periodischen Blutung erzielt worden[1].

5mal habe ich so vorgehen können, daß 1—2 cm freies Fimbrienende zur Induktionsstelle frei in die Bauchhöhle ragte. Somit war auch eine Eileitung ermöglicht. Die Aussichten auf eine Schwangerschaft wurden folgendermaßen beurteilt: »Die Möglichkeit einer Schwangerschaft ist mit Erhaltung der tubo-abdominalen Verbindung vielleicht gegeben. Wie weit der Tubenkanal im Uterus dieser gerecht wird, bleibt abzuwarten.«

Ich bin jetzt in der Lage, über die Geburt eines lebenden Kindes zu berichten, das auf diesem tubaren Nest im Uterus erwachsen ist.

Damit ist ein gültiger Beweis für die Richtigkeit des Vorgehens, aber auch für den Charakter der voraufgehenden zyklischen Blutungen geführt. Es ist ein neues Gebiet zur Behandlung der Unfruchtbarkeit durch uterine Umpflanzung des Tubenrohres erschlossen.

Die Mutter des Kindes ist die 4. Operierte, über die berichtet worden ist[2]. Ein Auszug aus jener Vorgeschichte möge die Sachlage noch einmal darlegen:

1933 Nr. 1461· 21 Jahre, am 14. IV. 1932 erste Geburt in einer Entbindungs-

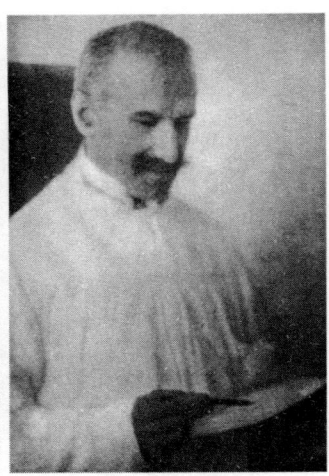

Abb. 11: Ausschnit aus der im Dezember 1937 im Zentralblatt für Gynäkologie erschienenen letzten Arbeit von P. Straßmann; *Abb. 12:* Paul Straßmann

zur Entfernung von Ovarialtumoren auf vaginalem Wege aus. Sein Sohn Erwin schrieb in diesem Zusammenhang über seinen Vater: *„Er liebte es, mit grosßen fibrotischen Uteri per Hemisection und Morcellement zu kämpfen. Seine Resultate waren excellent. Sein Ruhm als gynäkologischer Chirurg begründete sich vor allem auf dem Ruf, daß er in fast jedem Falle ohne eine Inzision operieren konnte"* (Straßmann 1950; Abb. 10).

Noch kurze Zeit vor seinem Lebensende wurde ihm ein besonderer Erfolg zuteil:l die Geburt des ersten „Tubenkindes". In seinen Tagebuchaufzeichnungen vermerkt Straßmann 1937 voller Genugtuung, dass Stoeckel die von ihm eingereichte Arbeit für das Zentralblatt für Gynäkologie angenommen habe. Das war 1937 keine Selbstverständlichkeit mehr, wenn der Autor jüdischer Herkunft war. Diese Originalmitteilung, die Straßmann als seine „Krönungsarbeit" bezeichnete, erschien dann am 18. Dezember 1937 unter dem Titel „Geburt nach vaginaler Umpflanzung der Tube zur Wiederherstellung des Cavum uteri" (Abb. 11). Das dieser Kasuistik zugrunde liegende operative Vorgehen und natürlich der Erfolg der Bemühungen unterstrichen erneut Straßmanns Fähigkeiten auf dem Gebiet

der plastisch-wiederherstellenden Chirurgie des inneren Genitale. Bereits 1935 hatte er über die Wiederherstellung eines funktionierenden Cavum uteri mittels Umpflanzung der Tube in den total atretischen Uterus mit anschließender Wiederkehr der Periodenblutung bei sechs Frauen berichtet. Im Ergebnis dieser Operationen, die von vaginal durchgeführt wurden, ragte ein Teil der distalen Tube noch frei in die Bauchhöhle, so dass eine Schwangerschaft möglich erschien. Und tatsächlich wurde eine Patientin vier Jahre nach dieser Therapie schwanger und konnte am 12. Juni 1937 im Berliner St. Gertrauden-Krankenhaus von einem 2.500 g schweren Knaben entbunden werden. Straßmann war bei dieser *„ersten Entbindung nach künstlicher Bildung eines neuen Mutterbodens"* anwesend. Ihm wurde später von den dankbaren Eltern die Patenschaft für das „Tubenkind Dieter Paul" angetragen. Straßmann schloss seine Arbeit über die Cavumwiederherstellung mittels Tubengewebe mit den im wahrsten Sinne doppeldeutigen Worten: *„Möge dieser Weg sich weiterhin als fruchtbringend erweisen!"* (Straßmann 1937).

In einer Tagebuchnotiz vom 18. Dezember 1937 bemerkt er darüber hinaus: *„Ich darf*

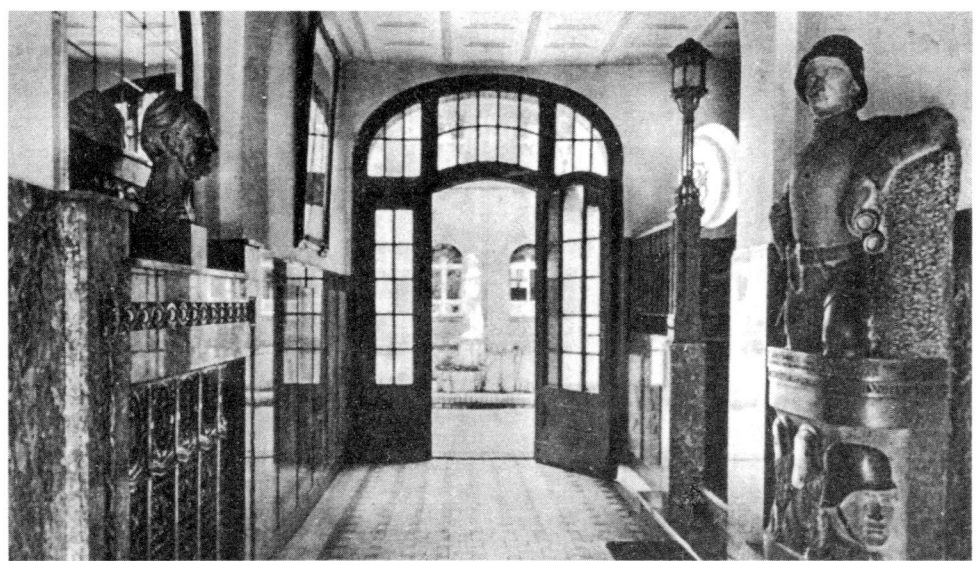

Abb. 13: Eingangsbereich der Straßmann'schen Klinik in der Schumannstraße im Originalzustand: Rechts das Denkmal des gefallenen Sohns Hellmuth, links eine Büste Gerhard Hauptmanns, eines Freundes von P. Straßmann

jetzt beruhigt Valet sagen. Diese Operation und der Ausblick, der von dieser sich zeigt, wird nicht vergessen sein in der Geschichte der Gynäkologie (...)" (Straßmann 1937).

Paul Straßmanns wissenschaftliches Interesse beschränkte sich nicht auf das Gebiet der Frauenheilkunde und Geburtshilfe. Seine Bibliographie, die über 700 wissenschaftliche Veröffentlichungen, darunter fünf Bücher und zahlreiche Lehrbuchbeiträge u. a. in von Winckels „Handbuch für Geburtshilfe", umfasst, enthält auch Arbeiten über chirurgische und urologische Themen sowie zu Problemen der Hygiene (Stuckradt 1939). So führte Straßmann die Anwendung des Lysoforms zur Händedesinfektion ein und arbeitete eine neue Methode der Händereinigung mit Borsäure aus. „Ganz nebenbei" beschäftigte er sich auch mit Themen der Medizingeschichte (z. B. „Aus der Medizin des Rinascimento – an Hand des Lebens von Benvenuto Cellini nach der Übersetzung Goethes") und des Sports (Straßmann 1926).

Paul Straßmanns bekanntestes Buch für Ärzte waren die „Arznei- und Diätverord-

nungen für die gynäkologische Praxis", das erstmals 1912 erschien und in den nächsten 20 Jahren sechs Neuauflagen erlebte. In diesem handlichen, wie ein Wörterbuch angelegten Werk schildert er aktuelle diagnostische und therapeutische Methoden im Hinblick auf Symptome und klinische Zeichen, generelle Prinzipien, Regeln und Erfahrungen. Auf jeder Seite fand sich eine „goldene Regel" zur ethischen und psychologischen Seite der Medizin.

Sein populärstes Buch für Laien war wahrscheinlich die „Gesundheitspflege des Weibes". Im Vorwort schreibt Straßmann: „*Wissenschaftliche Forschung und ärztliche Arbeit den außerhalb stehenden Kreisen darzustellen, halte ich nach zwei Richtungen hin für ersprießlich und notwendig. Einmal, um der Freude und Pflicht willen zu belehren (...). Zu Zweit um unserer eigenen Tätigkeit und Ziele willen: Heilkunde und Behandlung, und sicherlich auch Geburtshilfe, wird und soll kein Laie aus diesem Buch erlernen. Aber vor den festen Grundlagen, der ernsten Arbeit und der Verantwortung ärztlichen Handelns*

und Behandelns soll Ehrfurcht erwachsen"
(Straßmann 1918; Abb. 12).

Kommen wir zurück auf das unheilvolle
Jahr 1933. Nach der Machtergreifung durch
die Nationalsozialisten wurde zunehmend
Druck auf Paul Straßmann ausgeübt, seine
Privatklinik zu verkaufen, was bei ihm als
deutschnational eingestelltem Bürger zunächst
auf Unverständnis stieß. Hatte er doch noch
im Dezember 1933 ein Dankschreiben der
NSDAP für die kostenlose Entbindung und
Wochenbettpflege von zehn Müttern im Rah-
men des „Winterhilfswerk 1933/34" erhalten
(Personalakte P. Straßmann).

Mit der Zunahme der antisemitischen
Propaganda im III. Reich gingen die Patien-
tenzahlen zurück. Zunehmend wurden die
Straßmanns auch gesellschaftlich gemieden.
In seinem Tagebuch notiert Paul Straßmann
am 12. März 1936 über diese Situation: *„Stiller Abend! Ja die jungen Mediziner und Assistenten verkehren nicht mehr beim nichtari-
schen Chef. Ich verdenke es ihnen nicht. Ihre
Vorschriften lauten so und ihre Zukunft wollen sie nicht belasten (...)"* (Straßmann 1936).

Paul Straßmann und sein Sohn Erwin waren als begeisterte Turner in der akademischen Turnerschaft organisiert. Die Führung
der Deutschen Turnerschaft forderte im Rahmen einer Arisierungsaktion nach 1933 die
Entfernung aller jüdischen Mitglieder. Geheimrat Straßmann widersetzte sich: *„Ich stehe selbstverständlich mit ganzem Herzen auf
dem Boden der nationalen Erhebung, ich
werde sie auch weiterhin als Deutscher und
Christ und, wenn ich kann, als Turner, wo
sich mir Gelegenheit bietet, unterstützen (...)."*
Auch sein Sohn Erwin Straßmann protestier-
te, allerdings wie sein Vater erfolglos, gegen
die Austrittsforderung: *„Die Frage meiner
Abstammung hat in meinem Leben bis zu diesem Jahr keine Rolle gespielt. Von christlichen
Eltern in strengstem Sinne christlich und national aufgezogen, habe ich nie anders als
deutsch gefühlt, gelebt und gehandelt (...)"*
(Bernett 1979).

Im November 1936 wurde die Straßmann'
sche Frauenklinik verstaatlicht. Weder die
Bekanntschaft der Straßmann-Tochter Antonie mit Emmy und Hermann Göring noch der
überdurchschnittliche Patriotismus des Frauenarztes hatten letztlich etwas ausrichten
können. Die Klinik ging in den Komplex der
Charité über, wurde onkologische Klinik und
Forschungsinstitut und blieb im Krieg erhalten. Von den fünfziger bis in die späten
1990er Jahre diente sie als Lehrgebäude für
Medizinalfachberufe. Nach der Rücküber-
tragung an die Familie Straßmann nach „der
Wende", dem Verkauf und der anschließenden aufwändigen Renovierung und Sanierung
des Hauses sind dort heute Büros verschiedener Firmen untergebracht.

Ende Oktober 1935 wurde Prof. Straßmann vom Rektor der Friedrich-Wilhelms-
Universität im Zusammenhang mit dem „Gesetz zur Wiedereinführung des Berufsbeamtentums" beurlaubt. Wenige Tage zuvor musste
Straßmann dem Verwaltungsdirektor der
Universität mitteilen, dass seine *„vier Groß-
eltern jüdischer Abstammung sind und der jüdischen Religionsgemeinschaft angehörten"*
(Personalakte P. Straßmann).

Mit Ablauf des 31. Dezember 1935 wurde
Paul Straßmann (wie auch seinem Sohn Erwin) die Lehrbefugnis an der Berliner Universität *„auf der Grundlage des Paragraphen 2
des Reichsbürgergesetzes in Verbindung mit
dem Paragraphen 4 der 1. Verordnung zum
Reichsbürgergesetz vom 14.11.1935"* entzogen. Zugleich verlor er die Dienstbezeich-
nung nichtbeamteter a. o. Professor (Personalakte P. Straßmann).

Ein Zitat aus den Tagebüchern von Paul
Straßmann gibt einen Einblick in seine Gedanken: *„Am Sonntag, den 8. März 1936,
dem Heldengedenktage, war das Standbild-
werk unseres am 8. März 1916 gefallenen
Sohnes Heilmut im Eingang der Klinik, seines
Elternhauses, wieder grün geschmückt. Um
den Helm schlang sich ein Lorbeerkranz. Gegenüber brannten zwei große Kerzen. Zwi-*

schen (denen) schauten die großen Augen des Dichters Gerhard Hauptmannn aus dem dunkelgrünen Marmor (von Klimsch) auf das bleiche Antlitz des Kriegers, als ob sie noch um die Deutung fragen, warum dieses Leben hingegeben werden mußte. Die Farben des alten und neuen Reiches zu zeigen ist uns nicht erlaubt. ,Du fandest wozu du ausgesandt, Den Weg zur Höh' für dein Vaterland' – so steht es am Sockel. Und wir suchen Trost in diesen Worten für uns, die wir als Deutsche nicht mehr angesehen werden sollen." (Abb. 13)

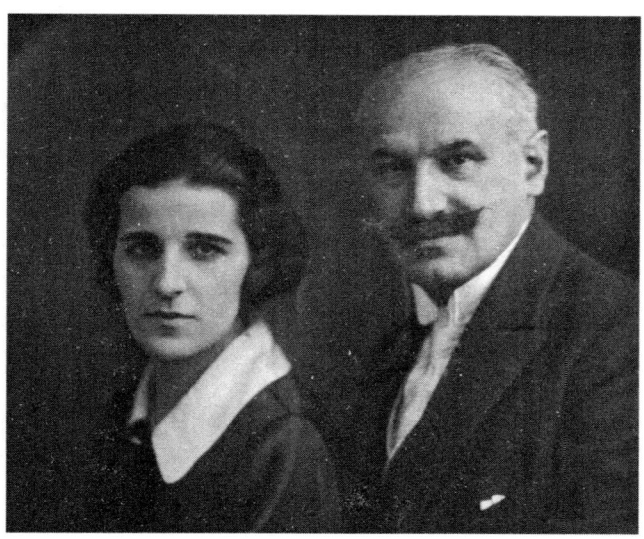

Abb. 14: Paul Straßmann mit seiner Tochter Antonie

Und am 14. März 1936 heißt es: „Ohne Teilnahme am geistigen Leben des Faches fühle ich mich als handwerkender Schlachtenbummler. Aber es ist mir sogar die Teilnahme an ärztlicher Fortbildung – aktiv und passiv – untersagt" (Straßmann 1936).

Im August 1938 besuchte er – wie bereits erwähnt – gemeinsam mit seiner Frau seine in der Schweiz mit dem bekannten Rechtsprofessor Gutzwiller verheiratete Tochter Gisela. Hier traf er auch seine Tochter Antonie, die bekannte Fliegerin und Schauspielerin, die bereits Anfang der dreißiger Jahre in die Vereinigten Staaten emigriert war, und starb nach wenigen Tagen in einem Hotel im Schweizer Ort Gstaad. (David 1994; Abb. 14).

LITERATUR

1. Stürzbecher, M.: Fritz und Paul Straßmann – zwei jüdische Ärzte in Zehlendorf, in: Zehlendorfer Heimatbrief 2/2001, S. 16–18.

2. Personalakte Prof. Paul Straßmann Bd. 1 u. 2, Universitätsarchiv der Humboldt-Universität zu Berlin PA St 93.

3. Straßmann P: Zur Lehre von der mehrfachen Schwangerschaft; Inauguraldissertation Berlin, 1889.

4. Stoeckel, W. (Hrsg): Deutscher Gynäkologenkalender. Barth, Leipzig 1928.

5. Reichshandbuch der Deutschen Gesellschaft, Bd. 2. Deutscher Wirtschaftsverlag, Berlin 1931.

6. Willam, K.: Zum 100. Geburtstag von Geheimrat Prof. Paul Straßmann, in: Dtsch. Med. J. 18 (1961), S. 244.

7. Straßmann, F. O.: Paul Straßmann. Houston 1950.

8. Meyer, P.: Zum Geleit. Festschrift zum 60. Geburtstag von Paul Straßmann, in: Monatsschr. Geburtsh. Gynäkol. 1926; 75: S. 1–2.

9. Martin. A,: Schlußwort. Festschrift zum 60. Geburtstag von Paul Straßmann, in: Monatsschr. Geburtsh. Gynäkol. 1926; 75: S. 1–2.

10. Mayo, Ch.W.: Mayo: The story of my family and my career. Doubleday, Rochester 1968.

11. Straßmann, E. O.: Curriculum vitae. Houston 1964.

12. Mayo, W.: Brief vom 12.6.1937, Mayo Historical Suite, Mayo Foundation.

13. Mayo, W.: Brief vom 30.8.1938, Mayo Historical Suite, Mayo Foundation

14. Straßmann, P.: Zur Behandlung der Nachgeburtsperiode, in: Z. Geburtsh. Gynäkol. 57 (1906): S. 275–287

15. Straßmann, P.: Wissenschaftliche Arbeiten und Veröffentlichungen, in: Monatsschr. Geburtsh. Gynäkol. 75 (1926), S. 2–6.

16. Straßmann, P.: Die operative Vereinigung eines doppelten Uterus nebst Bemerkungen über die Korrektur der sogenannten Verdopplung des Genitalkanals, in: Zentralbl. Gynäkol. 43 (1907), S. 1322–1335.

17. Straßmann, P.: Neue Beobachtungen und Erweiterung der vereinigenden Operation bei Spaltuterus, in: Zentralbl. Gynäkol. 50 (1926), S. 1051–1058.

18. Straßmann, P.: Geburt nach vaginaler Verpflanzung der Tube zur Wiederherstellung des Cavum uteri, in: Zentralbl. Gynäkol. 61 (1937) 2893–2900

19. Straßmann, P.: Tagebücher 1936/37.

20. Von Stuckrad: Nachruf, in: Z. Geburtsh. Gynäkol. 118 (1939), S. 511–512.

21. Straßmann, P.: Gesundheitspflege des Weibes. Quelle & Meyer, Leipzig 1918. Sowie Bernett, H.: Der jüdische Sport im nationalsozialistischen Deutschland 1933–1938. Schriftenreihe Bundesinstitut Sportwissenschaft 1979, S. 18.

22. David, M., Stürzbecher, M., Ebert, A. D.: Paul Ferdinand Straßmann, Vertreter einer Berliner Ärztedynastie, in: Ebert, A., Weitzel, H. K. (Hrsg.): Die Berliner Gesellschaft für Geburtshilfe und Gynäkologie 1844–1994. Berlin, New York 1994, S. 146 ff.

Matthias David

WALTER STOECKEL

(1871–1961)

„Am 3. Januar 1925 starb Bumm. In den 21 gynäkologischen Königreichen Deutschlands saßen die Ordinarien hellwach auf ihren Thronen und blickten gespannt nach Berlin in die Artilleriestraße, die heute Tucholsky-straße heißt, wo das bedeutendste aller Kö-nigreiche lag, sagen wir ruhig: das Kaiserreich unter den deutschen Universitätsfrauenklini-ken. Der ‚Kaiser‘ war tot – wer würde sein Nachfolger? Es sprach sich bald herum, daß sich von den 21 Königen höchstens vier Hoff-nungen machen durften, in die engere Wahl zu kommen. Es waren Franz (Berliner Charité), Sellheim (Halle), Schröder (Kiel) und ich." – so Stoeckel in seiner Autobiographie (Stoeckel 1966; Abb. 1).

Auf der Berufungsliste der Fakultät stan-den schließlich an erster Stelle Franz, an zwei-ter Stelle Stoeckel und Sellheim „aequo loco" und drittens Schröder. Am 20. April 1925 er-hielt Stoeckel die Berufung. Seine Gefühle umschreibt er so: *„Ich war ‚Kaiser‘ geworden"* (Stoeckel 1966).

Erst zehn Monate später trat Prof. Stoe-ckel nach zähen Verhandlungen die Stelle an. In seiner Antrittsvorlesung am 4. Mai 1926 in der Berliner Universitäts-Frauenklinik sagte er: *„Das Angebot einer führenden Stellung in der Hauptstadt des Deutschen Reiches gilt mit Recht als besondere Auszeichnung – als Nachfolger eines Bumm erwählt und berufen zu werden, darf als die höchste Ehrung angese-hen werden, die einem Gynäkologen zuteil werden kann"* (Stoeckel 1952). Die langen Verhandlungen mit der preußischen Ministe-rialbürokratie begründet er mit den Sätzen,

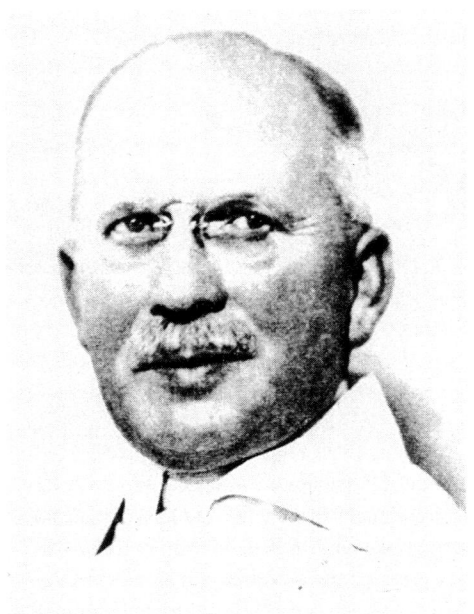

Abb. 1: Walter Stoeckel

die wohl auch den baulichen Zustand der dama-ligen ersten Universitäts-Frauenklinik Deutsch-lands beschreiben: *„Die Größe und der Kom-fort einer Klinik dürfen in keinem zu kraßen Mißverhältnis zu den Leistungen stehen, die man unbedingt von ihr fordern muß (...). Kli-niken werden alt wie die Menschen, und sie altern gewöhnlich noch rascher als ihre Leiter"* (Stoeckel 1952).

Stoeckel führte diese Klinik von 1926 bis 1951 und wohnte auf dem Klinikgelände bis zu seinem Tod am 12. Februar 1961 (Abb. 2).

Geboren wurde Walter Stoeckel 1871 in Stobingen bei Insterburg in Ostpreußen.

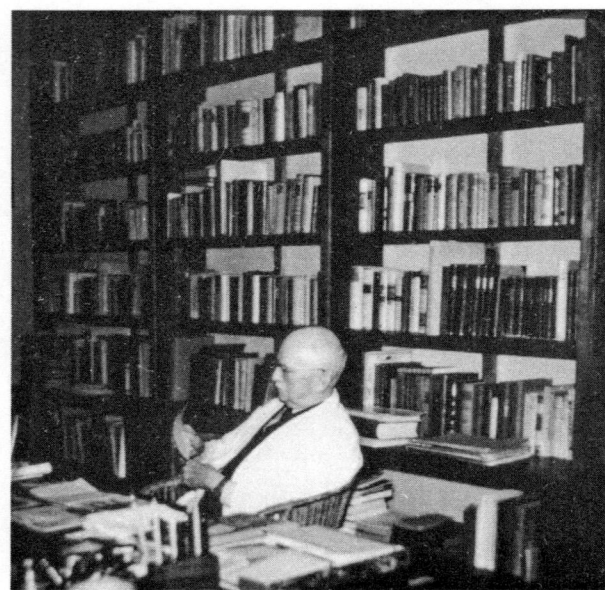 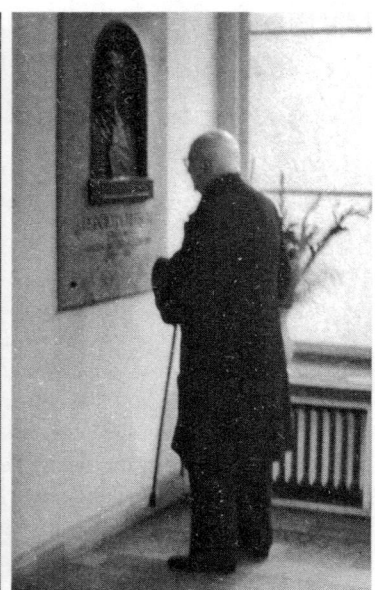

Abb. 2 (links): Prof. emer. Stoeckel in seinem Arbeitszimmer im Ida-Simon-Haus; *Abb. 3 (rechts):* Der greise Stoeckel vor einem Relief seines Schwiegervaters Heinrich Fritsch in Bonn

1890 machte er das Abitur, dann folgte das Medizinistudium in Leipzig, München und Jena. 1898 begann er als Assistent an der Bonner Universitäts-Frauenklinik, wo er dann später Oberarzt und damit erster gynäkologischer Oberarzt Deutschlands wurde. Zuvor heiratete er die Tochter seines Chefs Fritsch (Abb. 3). Er wechselte dann nach Erlangen zu J. Veit, bei dem er sich mit einer grundlegenden Arbeit über die Zystoskopie im Bereich der Gynäkologie habilitierte. Zystoskopie und Urogynäkologie blieben auch später seine Spezialgebiete.

Ab Herbst 1904 war er Oberarzt von E. Bumm in der Charité-Frauenklinik, der so genannten II. Universitäts-Frauenklinik (Ulrich et al. 1994).

22 Jahre später kehrte er als Ordinarius nach Berlin zurück, diesmal aber an die I. Universitäts-Frauenklinik. Die Übernahme dieser Klinik mit 54 Jahren war für Stoeckel – so kann man es aus vielen seiner Äußerungen ableiten – das Lebensziel schlechthin. Er wurde Direktor der Klinik, nachdem er schon drei

andere – kleinere – Universitäts-Frauenkliniken (Marburg, Kiel und Leipzig) mit Erfolg geleitet hatte (Bayer 1983). In seinen tabellarischen Lebensläufen nimmt Stoeckel stets Bezug auf vier Ordinariate vor Berlin, nämlich 1.) Greifswald, 2.) Marburg, 3.) Kiel als Nachfolger von Franz und 4.) Leipzig als Nachfolger von Zweifel. Abgelehnt hatte er einen Ruf an die Akademie für ärztliche Fortbildung nach Köln 1907, eine Berufung nach Tübingen im Juni 1907 und 1917 nach Halle als Nachfolger von Veit.

Seine erste Berufung auf ein Ordinariat, 1907 nach Greifswald als 37-jähriger Dozent, endete etwas kurios. Zunächst schreibt Stoeckel fast schwärmerisch über Greifswald: *„Wer das jemals erlebt hat, den ersten Ruf als klinischer Ordinarius zu erhalten, der allein weiß, welch ein nicht zu beschreibendes Glücksgefühl der, den diese Auszeichnung zuteil geworden ist, durchglüht. (...) Man hat ein Königreich geschenkt bekommen! Ob es ein großes oder kleines, ein reiches oder armes, ein schönes oder weniger schönes ist – danach*

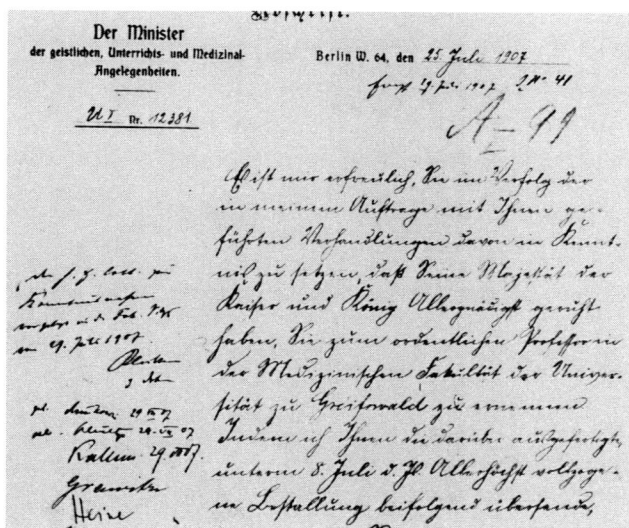

Abb. 4: Ausschnitt aus dem Brief an Stoeckel mit der positiven Mitteilung bzgl. Des Ordinariats in Greifswald

fragt man nicht, ein Königreich, in dem man selbständig wirken, schaffen und regieren kann, ist es auf alle Fälle (...)" (Stoeckel 1966).

Im Sommersemester 1907 hatte der Ministerialdirektor im preußischen Kultusministerium Friedrich Althoff Stoeckel in seine Privatwohnung nach Berlin- Steglitz bestellt. Er teilte ihm mit, daß demnächst mehrere gynäkologische Ordinariate frei werden würden, dass das Ministerium aber hoffte, ihn in Preußen zu behalten und nicht nach Süddeutschland zu verlieren (Personalakte W. Steockel Universität Greifswald).

Am 22. Juni 1907 erhält Stoeckel die Mitteilung durch den Ministerialrat Elster, dass er berufen werde. Am 2. Juli schreibt der Minister von Stoldt an Seine Majestät den Kaiser und König: *„An der Universität Greifswald kommt zum 1. Oktober des Jahres durch die Emeritierung des Prof. Martin der ordentliche Lehrstuhl für Geburtshilfe und Gynäkologie zur Erledigung. Für die Wiederbesetzung desselben erlaube ich mir, den Privatdozenten an der hiesigen Universität, Prof. Dr. Stoeckel, aller untertänigst in Vorschlag zu bringen."* Er begründet dies so: *„Stoeckel*

hat sich durch eine Reihe gediegener Arbeiten über Geburtshilfe, gynäkologische und urologische Themata einen beachteten Namen erworben. (...) Stoeckel verbindet außerdem mit großer praktischer Erfahrung eine hervorragende, technisch operative Geschicklichkeit und eine nicht gewöhnliche rednerische Begabung. Nach seinen gesamten Leistungen berechtigt der junge Gelehrte zu den besten Hoffnungen. Eure kaiserliche und königliche Majestät wage ich deshalb in tiefster Ehrfurcht zu bitten, durch huldreiche Vollziehung des beiliegenden Entwurfs zu einer Bestallung den bisherigen Priv.- Doz., Prof. Dr. Walter Stoeckel, zum ordentlichen Professor in der Medizinischen Fakultät der Universität zu Greifswald in Gnaden zu ernennen" (v. Stoldt 1907; Abb. 4).

Stoeckel sagte zu. Da erhielt er vom Dekan der Tübinger Fakultät die telegraphische Mitteilung, dass er für die Nachfolge von Albert Döderlein, der einen Ruf nach München angenommen hatte, als Erster auf die Liste gesetzt sei. Er schreibt dazu: *„Ich fühlte mich dem Ministerium und der Greifswalder Fakultät gegenüber moralisch so stark gebunden, daß ich nach kurzer Überlegung zwar sehr schweren Herzens, aber doch ohne Schwanken, Tübingen ablehnte"* (Stoeckel 1966).

Diese Entscheidung wurde von Ministerialdirektor Althoff sehr positiv aufgenommen und bald darauf „belohnt". Denn als nunmehr die dritte Berufung innerhalb von drei Wochen, nämlich nach Marburg, anstand, wurde Stoeckel von Althoff die Wahl zwischen Marburg und Greifswald gelassen. Stoeckel entschied sich schließlich für Marburg ... Und die Greifswalder, die, wie eine Zeitungsmeldung zeigt, durchaus von dem Marburger Be-

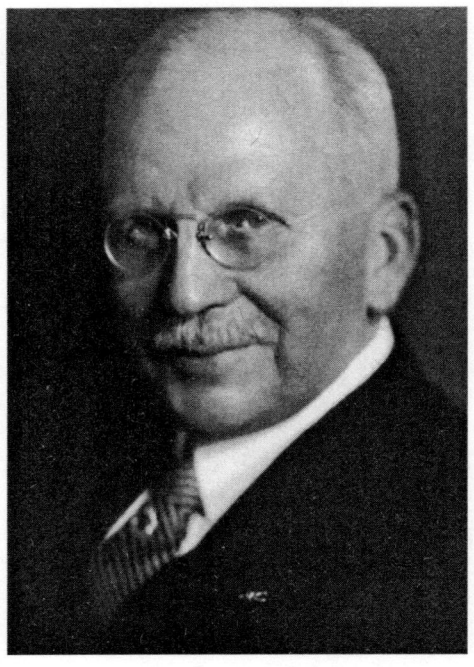

Abb. 5: Zeitungsnotiz aus einer Greifswalder Lokal-
zeitung zur Berufung Stoeckels; *Abb. 6 (rechts):* W.
Stoeckel

rufungsverfahren wussten, waren über Stoeckels „Untreue" sehr verärgert (Abb. 5). – In
einer Greifswalder Zeitung erschien auch ein
Artikel, der dem Physiologen Bleibtreu – no-
men est omen – zugeschrieben wurde. Dieser
habe es, so Stoeckel in seinen Lebenserinnerungen, als „Gipfel der undankbaren Unver-
frorenheit" bezeichnet, dass er – Stoeckel – es
als Dank für seine Berufung eigennützig vor-
gezogen habe, sein Ordinariat überhaupt nicht
anzutreten, sondern sich vorher schnell wo-
anders hin berufen zu lassen (Stoeckel 1966).

Sucht man nach den Ursachen für die Entscheidung gegen Greifswald, so stößt man in
Stoeckels Autobiographie auf drei plausible
Beweggründe, nämlich die zentrale Lage Mar-
burgs in Süddeutschland, die gegenüber Martin bedeutenderen Vorgänger und damit das
größere Ansehen der Marbuger Klinik sowie
familiäre Bande. Wahrscheinlich versprach
sich Stoeckel von Marburg eine bessere Start-
position für seine weitere Karriere, die ja dann
über Kiel und Leipzig nach Berlin zurückge-
führt hat (Stoeckel 1966).

Was war Stoeckel für ein Mensch, welche
Eigenschaften charakterisierten in den Augen
seiner Schüler diese Persönlichkeit? Wie sah
er sich selbst? Stoeckel schreibt in seiner Autobiographie: *„Für mich ist die Klinik nicht
nur das Haus gewesen, in dem ich wohnte
und meinen Dienst versah. Für mich war sie
immer das berufliche Höchste, was es gibt
(...)."* Das Buch beginnt im Übrigen mit dem
Satz: *„Ich bin Ostpreuße"* (Stoeckel 1966).
Was das bedeutet, zeigt ein Zitat aus seiner
Rede nach dem Zusammenbruch des III. Rei-

ches 1945: *„Wer, wie ich in Ostpreußen geboren ist, braucht nicht zu betonen, daß er im
Konflikt der Pflichten den kategorischen Im-
perativ der Hautptpflicht erkennt und ihm
ohne Wenn und Aber folgt."* Sicher war der
Verweis auf den größten Sohn Ostpreußens,
den Königsberger Immanuel Kant und seine
Philosophie des „kategorischen Imperativs"
nicht zufällig (Stoeckel 1952).

Mikulicz-Radecki beschreibt als eine der
auffallendsten Eigenschaften Stoeckels sein
Organisationstalent. Dabei sei er ein absolu-
ter Autokrat gewesen. *„Die einzig mögliche
Regierungsform in einer Klinik"*, so Stoeckel,
„ist die des aufgeklärten Absolutismus." (Mikulicz-Radecki 1962; Abb. 6).

Kraatz schreibt, dass Stoeckel Konzessio-
nen grundsätzlicher oder individueller Art
fremd gewesen seien. Obenan stand das Wohl
der Kranken (Kraatz 1951).

Die scharfe Logik seines Denkens, so wiederum Mikulicz-Radecki, erlaubte ihm das
kritische Erkennen der Fehler anderer, sie
hatte aber kein Verständnis für die Schwächen

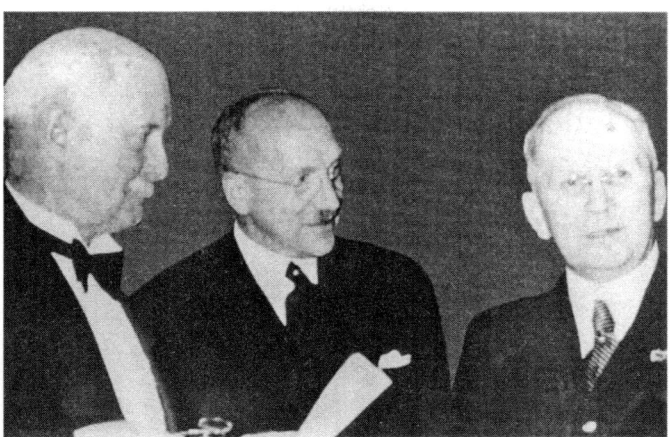

Abb. 7: Die Geheimräte Bier, Sauerbruch und Stoeckel im Gespräch

zu den Studenten: „*Die Geburtshilfe verlangt handwerkliches Können, wissenschaftliches Wissen, klares und richtiges Denken und einen gesunden Menschenverstand zur Unterscheidung von Wesentlichem und Unwesentlichem (...). Erhalten Sie sich auch die Ehrfurcht vor dem Wunder der Geburt"* (Stoeckel 1952).

Stoeckel war ein Pionier des Lehrfilms in Deutschland. Sein 1. Beitrag zu seinem „Lehrbuch in Filmen", von dem große Teile heute noch im Filmarchiv der Charité erhalten sind, war die Dokumentation einer normalen Geburt, wobei hier auch Felix von Mikulicz-Radecki einen „Urheberanspruch" erhebt. Es wird wohl nicht mehr zu klären sein, ob der Chef oder sein Oberarzt Idee und Ausführung beigesteuert haben. Die Uraufführung fand jedenfalls im Berliner Langenbeck-Virchow-Haus statt, und sogar Sauerbruch, der sehr skeptisch gegenüber diesem Medium eingestellt war, zeigte sich stark beeindruckt (Mikulicz-Radecki 1963; Abb. 7).

Auch von der Operation, die bis heute mit seinem Namen verbunden ist, dem „Schauta-Stoeckel", gibt es einen noch erhaltenen Schwarz-Weiß-Film. Die erste „Schauta" wurde laut Mikulicz-Radecki 1923 versucht, anhand der Bilder in der Schauta'schen Monographie von 1908. Mikulich-Radecki saß neben Stoeckel, musste ihm die Bilder zeigen und den Text vorlesen. Aber beides war nicht sehr ergiebig, die Bilder z.T. „*nicht nach der Natur, sondern nur nach der Phantasie*" gezeichnet (Mikulicz-Radecki 1962; Abb. 8).

Stoeckel modifizierte später die Operationstechnik und führte mehrere Neuerungen und Verbesserungen ein, so dass Sellheim sagte: „*So sicher Schauta die Priorität der erweiterten vaginalen Karzinomoperationen gebührt,*

anderer. Andererseits verlangte er das Sich-Bekennen zu seinen Fehlern – zum Beispiel bei einer Operation. Dann hatte und zeigte er großes Verständnis dafür und es war vergessen. Mikulicz-Radecki schien es, dass Stoeckel eine sehr ausgeglichene Persönlichkeit gewesen sei, die zwischen den Polen „*glückliche Familie*" und „*Überzeugtheit von der Richtigkeit seiner Gedanken*" ruhte (Mikulicz-Radecki 1962).

Warum wurde Stoeckel gerade Frauenarzt? Die Antwort gibt er selbst – durchaus tiefenpsychologisch interpretierbar – in seinen Memoiren. Stoeckels Mutter starb 2½ Wochen nach seiner Geburt im Wochenbett. Er schreibt dazu: „*Gewiß mag es kein Zufall gewesen sein, daß ich gerade diesen Beruf ergriff. Aber nicht Schuldgefühle lenkten ,unbewußt' meine Schritte. Vielmehr leitete mich, als ich reif genug war, der bestimmte Wunsch, dazu beitragen zu können, daß einer Frau wie meiner Mutter in dem Augenblick, da höchstes Erleben ihr widerfahren soll, tiefstes Leid erspart bleibe*" (Stoeckel 1966).

Auch wenn er die Geburtshilfe nicht sehr bevorzugte und kaum – außer später bei Privatpatientinnen – selbst aktiv betrieb, so hat er doch sehr gute, heute noch lesenswerte geburtshilfliche Lehrbücher geschrieben. Zur Eröffnung des Sommersemesters 1946 sagte er *so sicher hat Stoeckel das Verdienst, das Interesse an dieser Operation in Deutschland wiederbelebt zu haben."* Und Amreich vermerkt: *„Er* [Stoeckel – der Verf.] *hat an der ursprünglichen Schautaschen Operation eine so große Anzahl von Änderungen und Verbesserungen vorgenommen, daß man heute schon mit recht von einer Stoeckelschen Methode (...) sprechen kann (...)."* Stoeckel hat insgesamt ca. 7.000 Frauen mit Kollumkarzinom behandelt, die meisten von ihm selbst operiert, mit einer absoluten Dauerheilung von 32 % (Mikulicz-Radecki 1962).

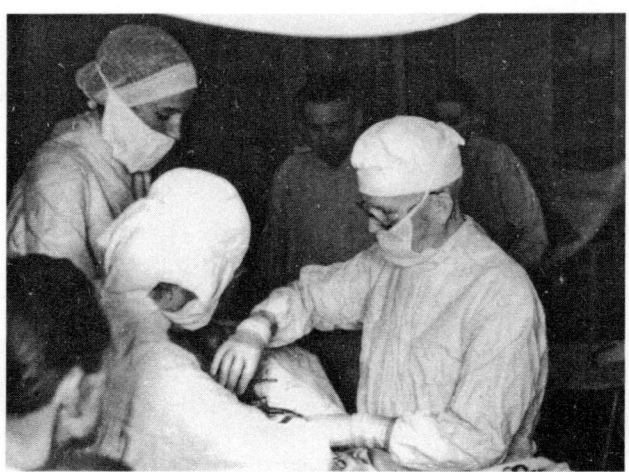

Abb. 8: Stoeckel bei einer vaginalen Operation

Auch vor der Berliner Gesellschaft für Gynäkologie und Geburtshilfe hat er zu diesem Thema gesprochen. Sein letzter Vortrag vor dieser wissenschaftlichen Gesellschaft datiert vom 14. März 1958, seinem 87. Geburtstag. Seinen ersten hielt er am 10. Februar 1905, als Oberarzt von Bumm. 1929, 1933–1935 und 1947 bis 1953 war er Vorsitzender der Gesellschaft, seit 1941 Ehrenvorsitzender. Bei der Abgabe des Vorsitzes am 11. Dezember 1953 rief er die Kollegen in Ost und West zum Zusammenhalt auf, nachdem auf seinen Einfluss hin im Januar 1948 mit einer konstituierenden Sitzung die Berliner Gesellschaft für Gynäkologie und Geburtshilfe unter dem neuen Namen „Wissenschaftliche Gesellschaft für Geburtshilfe und Gynäkologie bei der Universität Berlin" wieder entstanden war. Die Spaltung in einen östlichen und einen westlichen Teil wurde verhindert und die Zusammenkünfte fanden von da an bis zum Mauerbau abwechselnd in den Hörsälen der Universitäts-Frauenkliniken von Humboldt- und Freier Universität in der Artillerie- bzw. der Pulsstraße statt (Ebert 1994; Abb. 9).

Außer Vorsitzer der Berliner Gesellschaft war Stoeckel auch der 23. Präsident der Deutschen Gesellschaft für Gynäkologie und Geburtshilfe und leitete in dieser Funktion im Oktober 1933 die in Berlin stattfindende 23. Tagung dieser Gesellschaft.

Wenngleich Stoeckel im Dritten Reich im kleineren Kreis und in seiner Klinik kollegialen Anstand gegenüber den ansonsten verfemten jüdischen Fachkollegen wie Robert Meyer wahrte, so trug er die von den Nationalsozialisten erzwungenen Gleichschaltungsaktionen der Verbände und Gesellschaften wie auch die nun geforderte und von ihm in seiner Eröffnungsrede im Oktober 1933 indirekt erwähnte Verdrängung jüdischer Fachkollegen weitgehehnd widerstandslos mit. Seine wohl durch den Geist der Zeit, die Anfangseuphorie und die Aufbruchstimmung nach der Machtübernahme durch die Nationalsozialisten zu erklärende Diktion irritiert und verwundert den heutigen Leser – der allerdings um die später von den Nazis verübten Verbrechen weiß – dennoch: *„Revolutionszeiten sind Gebärzeiten – hart, schwer, erschütternd und schmerzerfüllt – und auch die revolutionären Nachgeburtsperioden sind noch durchbebt von der gewaltigen Kraft, die das Neue werden ließ und es weiter zu schirmen und zu schützen hat. Wir können ihr Geschick nicht wenden; sie sind die beklagenswerten Opfer einer Härte geworden, die für die Gesundung* des deutschen Volkes notwendig geworden war. Ich hoffe und ich erwarte, daß mit dieser Erklärung die Einstellung der Deutschen Gesellschaft für Gynäkologie richtig und klar genug wiederzugeben ist, und daß sie genügt, um unsere Verhandlungen bei einer für sie selbst wünschenswerten Zurückhaltung der Betroffenen reibungslos ablaufen zu lassen" (Stoeckel 1999).

Die Fairness verlangt es, diese befremdenden Äußerungen in den Rahmen der Zeit zu stellen Stoeckel hatte, wie z. B. Sauerbruch, eine deutschnationale konservative Einstellung. Er war nie Mitglied der NSDAP, aber so genannte Fördermitglied der SS.

Stoeckel war mit Magda Goebbels gut bekannt und in seiner Privatklinik, dem Ida-Simon-Bau, wurden alle Goebbels-Kinder, zum großen Teil wohl auch von ihm selbst, entbunden. Offenbar hat er die dadurch entstandene Beziehung zur Führungsschicht der Nationalsozialisten auch genutzt, z. B. in der Auseinandersetzung mit dem Staatsrat und späteren Reichsgesundheitsführer Leonardo Conti sowie dessen Mutter, der Führerin der „Reichshebammenschaft" Nana Conti, zur Propagierung der Hausgeburt in Deutschland. Letzlich ging es wohl auch darum, mehr Klinikbetten für die Versorgung von Kriegsverwundeten zur Verfügung zu haben. Nach einer harten Diskussionsrunde mit L. Conti telefonierte Stoeckel mit Frau Goebbels und schilderte ihr die Situation. Später rief der Reichspropagandaminister den Reichsgesundheitsführer an und

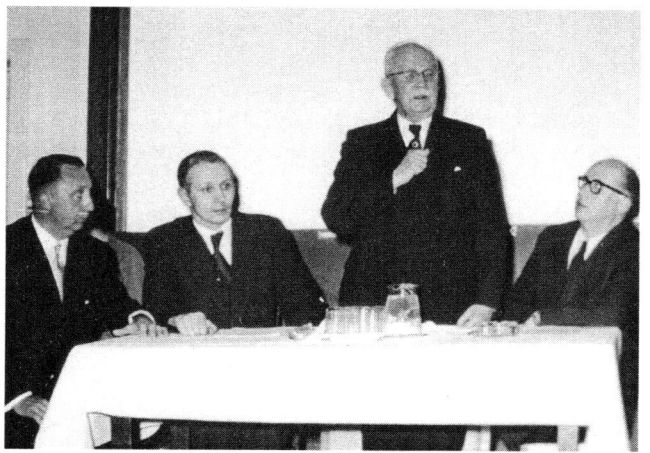

Leitsätze für die Ordnung der Geburtshilfe

Die besondere Bedeutung der Geburtshilfe im Frieden und im Kriege veranlaßt mich, die Grundsätze, nach denen verfahren werden soll, in Leitsätzen festzulegen. Diese Leitsätze sind in engster Zusammenarbeit mit der Deutschen Gesellschaft für Gynäkologie aufgestellt Die in ihnen zum Ausdruck gebrachten Hinweise, Wünsche und Forderungen wenden sich teils an die Ärzte und Hebammen, teils an die Organisationen dieser Berufe, teils auch an die verantwortlichen Stellen des Staates und der Partei, um allen Beteiligten klarzulegen, in welcher Richtung die Aufklärung des Volkes, die Ausbildung und Einstellung der Ärzte und der Hebammen und die für die Zukunft notwendigen Maßnahmen der Berufsorganisationen und der verantwortlichen Führungsstellen sich bewegen sollen.   Dr. L. Conti

Leitsätze für die Ordnung der Geburtshilfe

1. Die geburtshilfliche Arbeitsgemeinschaft besteht aus den Hebammen, den praktischen Ärzten, den Fachärzten und den Entbindungsanstalten. Diese Arbeitsgemeinschaft ist zu festigen und im Sinne gegenseitiger Unterstützung und Ergänzung zu vertiefen.

2. Diese Grundeinstellung ist auch jeder Erörterung dieser Frage zugrunde zu legen. Es hat sich gezeigt, daß die öffentliche Propaganda nicht geeignet ist, dieser Arbeitsgemeinschaft Nutzen zu bringen.

3. Die Geburt ist keine Krankheit, sondern ein natürlicher Vorgang. Sie ist das wichtigste Ereignis des Familienlebens. Die deutschen Frauen dürfen in überwiegender Zahl der

Abb. 9: Stoeckel auf einer Sitzung der Berliner Gesellschaft für Gynäkologie und Geburtshilfe Ende der 1940er Jahre (?), rechts neben ihm H. Kraatz, ganz links W. Pschyrembel; *Abb. 10:* Ausschnit aus den „Leitsätzen für die Ordnung der Geburtshilfe" von L. Conti (1940)

„stauchte" diesen zusammen. Schließlich erschienen im „Zentralblatt für Gynäkologie" 1940 24 Leitsätze für die Ordnung der Geburtshilfe (Abb. 10). Als Verfasser zeichnete Dr. Conti, aber die Formulierungen waren von Stoeckel (Stoeckel 1966, David 1999).

Möglicherweise ging auch der Bau des großen Klinikbunkers, in dem in den letzten Kriegsjahren und der unmittelbaren Nachkriegszeit die medizinische Versorgung und die Operationen weiter stattfinden konnten, auf Goebbels Initiative zurück.

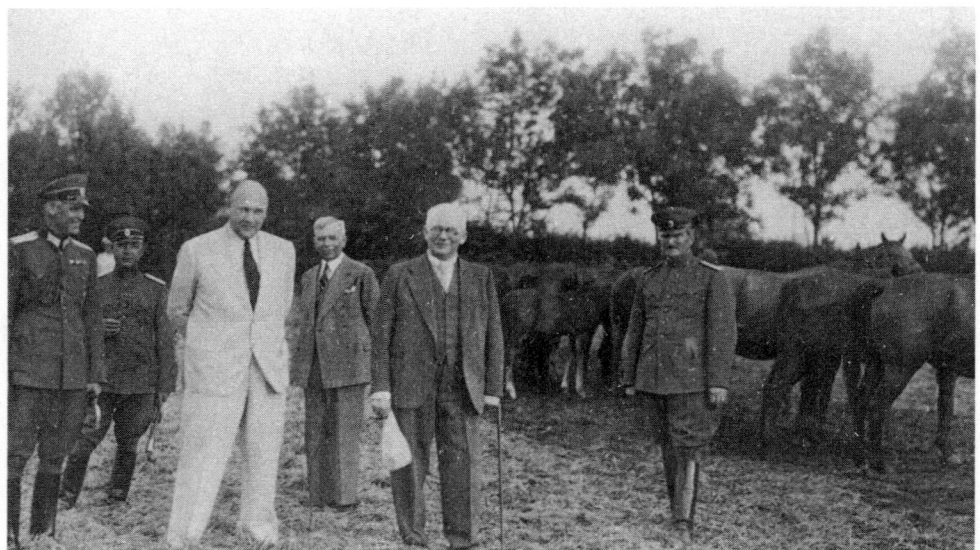

Abb. 11: Stoeckel auf einem Gestüt bei Sofia

Auch im Ausland war Stoeckel bekannt und geschätzt. 1937 entband er die bulgarische Königin von ihrem zweiten Kind. Der Blasensprung wurde ihm telefonisch gemeldet und Stoeckel machte sich mit dem Flugzeug auf eine siebenstündige Reise nach Sofia, wo er dann am 16. Juni morgens mittels Forceps den späteren Zaren und bulgarischen Präsidenten Simeon II. entband. Stoeckel erhielt den „Zivil-Verdienst-Orden erster Klasse mit Stern" und eine goldene, mit Brillanten besetzte Zigarettendose und wurde noch für einige Tage im Königshaus bewirtet. Auch Ausflüge u.a. auf ein Gestüt waren auf Wunsch des großen Pferdeliebhabers Stoeckel im Programm (Stoeckel 1966; Abb. 11).

Im Jahre 1938, da war Stoeckel bereits 67 Jahre alt, wurde auf Wunsch des Ministeriums die Verlängerung seiner Amtszeit um zwei weitere Jahre beschlossen. Und über das Jahr 1941 schreibt Stoeckel u.a.: *„In diesen Tagen erhielt ich einen liebenswürdigen, beinahe herzlichen Brief des Dekans mit der Bitte, noch ein weiteres Jahr im Amt zu bleiben. So kam es, daß ich am 14. März 1941 meinen 70. Geburtstag nicht, als weiser, greiser Eme-* *ritus feiern durfte, sondern noch immer mitten im Leben stehend (...)"* (Stoeckel 1966).

Die letzten Kriegstage lebte und operierte er in dem auf dem Gelände in der Artilleriestraße entstandenen Operationsbunker. Nach dem Krieg leitete Stoeckel den Wiederaufbau der stark zerstörten Klinik an gleicher Stelle.

Auch in der Medizinischen Fakultät hatte Stoeckel nach 1945 weiter eine wichtige Rolle. – Er war auf Grund seines Alters und seiner Erfahrungen in den Gremien auch für schwierige Aufgaben prädestiniert, z.B. als es um die Besetzung des Dekansamtes 1946 ging. Im August dieses Jahres war die Pathologin Prof. Else Knake Dekanin geworden und schon am Tage der Amtsübernahme begannen die Kontroversen, da das Ministerium das Amt des Dekans besetzt hatte, ohne die Fakultät zu konsultieren. Auf Vorschlag Stoeckels wurde Frau Knake am 18.10.46 zur stellv. kommissarischen Dekanin bestimmt und als neuen Dekan schlug er Prof. Otto Heubner vor – die Medizinische Fakultät nahm diesen Vorschlag einstimmig an (David 2004).

Später führte er quasi als Vermittler im Auftrag der Fakultät Gespräche mit dem Ana-

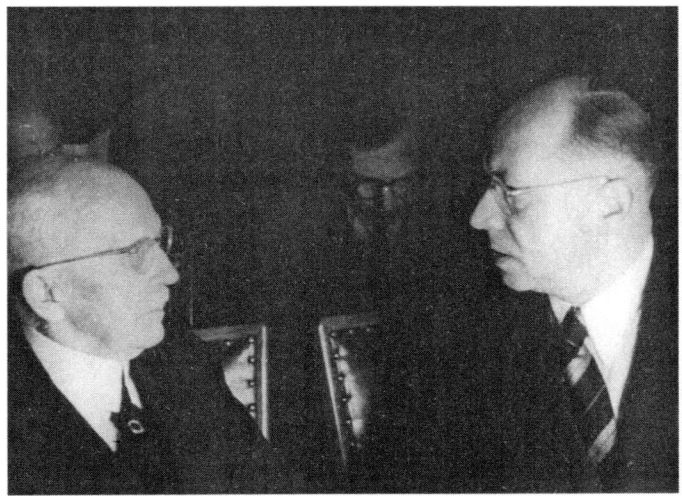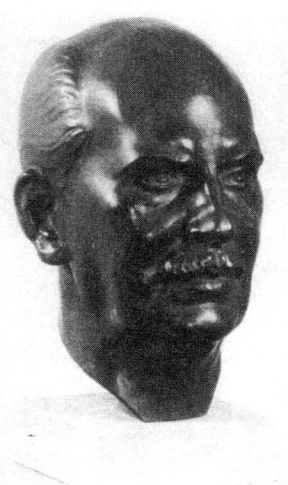

Abb. 12: Stoeckel mit seinem Nachfolger Helmut Kraatz; Abb. 13: Bronzebüste Stoeckels

tomen Professor Stieve, um dessen Kündigungsdrohung abzuwenden, denn Stieve war für die Lehre (zunächst) nicht zu ersetzen. Auslöser für die Kündigungsdrohung waren die 1948 von dem Medizinstudenten D. Alexander erhobenen Vorwürfe wegen der Forschungen Stieves in den 1940er Jahren, die auf Untersuchungen der Organe von, in den Zuchthäusern in Berlin-Plötzensee und Brandenburg a. d. Havel hingerichteten, Frauen beruhten. Auch vor der Berliner Gesellschaft für Gynäkologie und Geburtshilfe hatte Stieve schon 1942 zwei Vorträge über diese Forschungsergebnisse gehalten, die fachlich für Aufsehen sorgten. Im Beitrag *„Die Wirkung der Gefangenschaft und Angst auf den Bau und die Funktion weiblicher Geschlechtsorgane"*, berichtete Stieve über die nervalen Einflüsse auf die Ovarialfunktion und das Endometrium anhand von histologischen Untersuchungen an Ovarien junger hingerichteter Frauen, wobei die Entnahme des Untersuchungsmaterials unmittelbar nach der Vollstreckung des Todesurteils nicht explizit erwähnt wurde. Weder in der damaligen Diskussion noch im Rahmen der Gespräche 1948/49 zeigte sich irgendein Unrechtsbewusstsein ... (Schneck 1994, David 2004).

Am 1. August 1950 – in seinem achtzigsten Lebensjahr – wurde Stoeckel emeritiert (Abb. 12).

Stoeckel leitete die Berliner Universitäts-Frauenklinik fast 25 Jahre und war sicher eine der wesentlichen, wenn nicht die prägende Figur der deutschen Gynäkologie in dieser Zeitspanne.

Er wohnte weiter auf dem Klinikgelände, in einer eigens für ihn eingerichteten Wohnung in der dritten Etage des Ida-Simon-Baus. Zu seinem 80. und zum 85. Geburtstag erhielt er Glückwünsche aus Ost und West, sowohl von Konrad Adenauer als auch von Wilhelm Pieck. An seinem 85. Geburtstag veranstalteten die Studenten einen Fackelzug zu seinen Ehren. Schon einige Jahre vorher war im Hof der Klinik eine Bronzebüste von Stoeckel aufgestellt worden, die er vom Balkon seiner Wohnung in der dritten Etage aus gut sehen konnte (Abb. 13).

Im Januar 1961 begann seine Lebenskraft zu erlöschen.

Über den Jahreswechsel 1960/61 schreibt Stoeckel in seinen Lebenserinnerungen: *„Die Weihnachtstage verliefen still und friedlich. Silvester – am Nachmittag hatten wir eine gemütliche Kaffeestunde (...). Beim letzten Lich-*

*terglanz las ich meinen Gästen ein Ge-
dicht von Hermann Hesse vor. Es war sehr
harmonisch. Ich ging dann bald ins Bett
und schlief ohne Träume ins neue Jahr
hinein. Was wird das Jahr 1961 bringen?"*
(Stoeckel 1966; Abb. 14).

*„Am 12. Februar 1961 starb, kurz vor
Vollendung seines 90. Lebensjahres, der
langjährige Direktor der weltberühmten
Universitäts-Frauenklinik Berlin in der
ehemaligen Artilleriestraße, Walter Stoeckel, der (...) nicht nur im deutschen Sprach-
raum als der bedeutendste Repräsentant
deutscher Frauenheilkunde anerkannt und
verehrt wurde"*, so einer seiner bekanntesten Schüler, Felix Mikulicz-Radecki,
während der Gedenksitzung der Gesellschaft für Geburtshilfe und Gynäkologie
in Berlin am 16. Februar 1962.

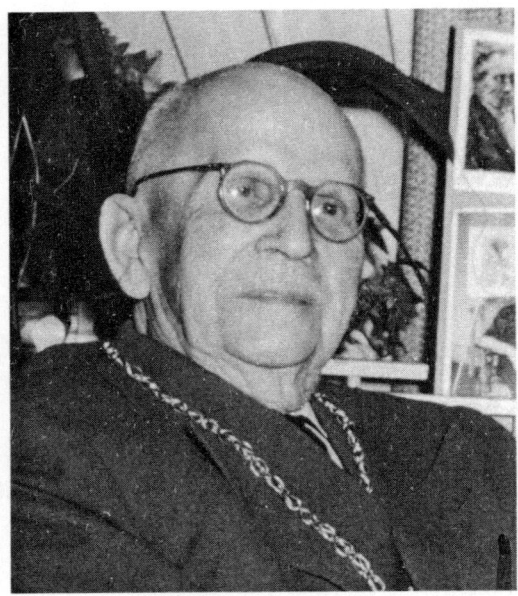

Abb. 14: Stoeckel an seinem 85. Geburtstag

LITERATUR

1. Stoeckel, W.: Erinnerungen eines Frauenarztes. Kindler-Verlag, München 1966.

2. Stoeckel, W.: Antrittsvorlesung, gehalten am 4. Mai 1926 in der Berliner Universitätklinik, in: Ansprachen von Professor Dr. Dr. h.c. Walter Stoeckel. G. Thieme, Stuttgart 1952.

3. Ulrich, U., A. Ebert, W. Pritze: Vom Kaiserreich zur Teilung Deutschlands: Walter Steockel, in: Die Berliner Gesellschaft für Geburtshilfe und Gynäkologie 1844–1994, A. Ebert und H. K. Weitzel (Hrsg.). W. de Gruyter, Berlin, New York 1994.

4. Bayer, H.: Die Berliner Universitäts-Frauenklinik – 100 Jahre Lehre, Forschung und Krankenbetreuung. Charité-Annalen, Neue Folge 2 (1982), S. 265–274; Akademie-Verlag, Berlin 1983.

5. Akten der Univ. Greifswald 1906–1913, Personalakte W. Stoeckel. Deutsches Zentralarchiv, Hist. Abt., 11.2.2.1, S. 72–73.

6. Von Stoldt: An seine Majestät den Kaiser und König, Brief vom 12. Juni 1907, Deutsches Zentralarchiv, Hist. Abt., 11.2.2.1, S. 72-73, Akten der Univ. Greifswald 1906–1913.

7. Stoeckel, W.: Die erste Versammlung der Betriebsgemeinschaft nach der Schlacht um Berlin im Mai 1945, in: Ansprachen von Professor Dr. Dr. h.c. Walter Stoeckel. G. Thieme, Stuttgart 1952.

8. Von Mikulicz-Radecki, F.: Leben und Wirken von Walter Stoeckel. Vortrag auf der Gedenksitzung der Berliner Gesellschaft für Geburtshilfe und Gynäkologie am 16. Februar 1962.

9. Kraatz, H.: Geheimrat Professor Walter Stoeckel 80 Jahre, in: Zeitschr. ärztl. Fortbildung 45 (1951), S. 227.

10. Stoeckel, W.: Eröffnungs-Vorlesung an der Universitäts-Frauenklinik nach der Schlacht um Berlin, in: Ansprachen von Professor Dr. Dr. h.c. Walter Stoeckel. G. Thieme, Stuttgart 1952.

11. Von Mikulicz-Radecki, F.: Aus dem Leben und Wirken eines Frauenarztes und Hochschullehrers, in: Hippokrates 1963, S. 235–240.

12. Ebert, A.: Die letzten gemeinsamen Jahre: 1945–1961, in: Die Berliner Gesellschaft für Geburtshilfe und Gynäkologie 1844–1994, A. Ebert und H. K. Weitzel (Hrsg.). W. de Gruyter, Berlin, New York

Matthias David · Andreas D. Ebert

Andreas D. Ebert

WILHELM GUSTAV LIEPMANN

(1878–1939)

Anstelle einer Einleitung

Das Ziel des vorliegenden Buchkapitels war es, den Namen und die Persönlichkeit, das Wirken und das Schicksal eines jüdischen Mitgliedes unserer Gesellschaft für Gynäkologie und Geburtshilfe zu Berlin dem Vergessen zu entreißen.

Nicht häufig geht das Wirken einer Persönlichkeit eine so feste Verbindung mit einer Institution ein, wie dies z. B. mit Paul Straßmann und der Straßmann-Klinik, mit Ferdinand Sauerbruch und der Charité, mit Walter Stoeckel und der Artilleriestraße oder mit Erich Saling und der Neukölner Klinik geschehen ist. Nur selten wurden im Bewusstsein unserer Gesellschaft Namen von Fachkollegen jedoch komplett ausgelöscht, die durch Vorträge, Repliken, Filme, Publikationen und ein Dutzend Bücher fast 30 Jahre präsent waren. Wilhelm Gustav Liepmann (Abb. 1) erlitt dieses Schicksal, obwohl seine Wirkungsstätte, das „Cecilienhaus" in Charlottenburg, noch teilweise erhalten ist, und obwohl seine Bücher und Schriften, die seinerzeit für Diskussionen sorgten, noch heute im Internet erhältlich sind. Lag es daran, dass er Jude war – und dass dem brutalen Akt des aktiven *Verschweigens und Verbietens* jüdischer Autoren während der Nazidiktatur bald das subtile *Vergessen* und Verdrängen deutscher Quellen im angloamerikanischen Schrifttum folgten? Lag es nur daran, dass man nicht mehr deutsch las? Lag es daran, dass seine Studien in der modernen Gynäkologie nicht mehr *Mainstream* waren?

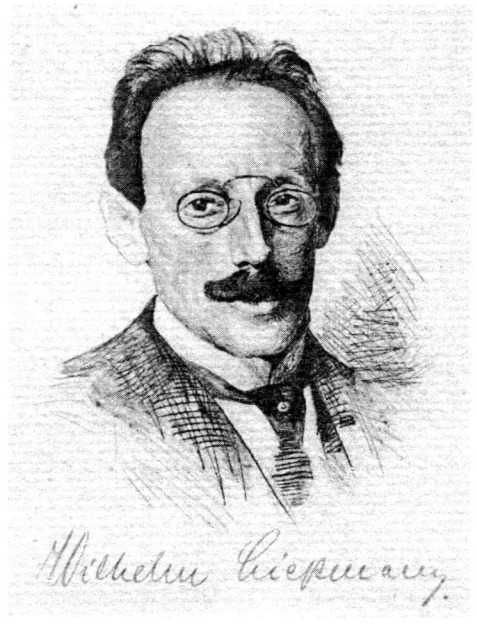

Abb. 1: Grafisches Originalporträt von Wilhelm Liepmann aus den zwanziger Jahre (21)

Liepmann, ein Schüler Bumms, war einer der großen Vorkämpfer und Mitbegründer der sozialen Gynäkologie in Deutschland und Direktor des Deutschen Instituts für Frauenkunde, das 1925 mit umfassender Unterstützung der Krankenkassen in Berlin-Charlottenburg gegründet wurde. In dieser Funktion entwickelte er eine Breitenwirksamkeit, die ihresgleichen suchte und die abrupt durch den national-sozialistischen Terror beendet wurde. In Istanbul am Aufbau der dortigen Universität unter Atatürk wie viele jüdische Emigranten aktiv beteiligt, starb Liepmann an einem Malignom, einer Krankheit, die ihn sein Leben lang beschäftigte. Ziel des vorliegenden Buchkapitels war es definitiv nicht, eine umfassende und differenzierte Darstellung Wilhelm Liepmanns im Kontext der wissenschaftlichen, sozialen und politischen Entwicklungen seiner Zeit, vor dem Hintergrund der aktuellen deutsch-jüdischen Geschichtsforschung oder gar seiner möglichen Bedeutung für die Entwicklung der modernen „Gender Studies" zu liefern. Einzig erstrebtes Ziel dieses Buchkapitel war es, dass seine Leser, wenn sie an der heutigen Otto-Suhr-Allee 59 in Charlottenburg vorbeifahren, sich eine Sekunde lang an Wilhelm Liepmann erinnern.

Biografisches und Publizistisches

Wilhelm Gustav Liepmann (Abb. 1) wurde am 5. Dezember 1878 in der Familie des jüdischen Kaufmannes Leopold Liepmann in Danzig geboren (1).

Er besuchte das Danziger Königliche Gymnasium und legte dort im September 1896 die Reifeprüfung ab, um im gleichen Jahr in Berlin sein Medizinstudium aufzunehmen. Von Berlin aus ging der Student nach München, Würzburg, Freiburg im Breisgau und nach Genf. Zu seinen akademischen Lehrern zählten Ernst von Bergmann (1836–1907), Maximilian Borst (1869–1946), Oskar Hertwig (1849–1929), Otto Heubner (1843–1926), Max Rugner (1854–1932), Hans Virchow (1852–1940), Wilhelm Waldeyer-Hartz (1836–1921), aber auch die Frauenärzte Otto von Franqué (1867–1937), Adolf Gusserow (1836–1906), Alfred Hegar (1830–1914), Hugo Sellheim (1871–1936) sowie Paul Straßmann (1866–1938).

1901 bestand Liepmann an der Universität Freiburg das Ärztliche Staatsexamen und im Juli des gleichen Jahres legte er an der Medizinischen Fakultät der Friedrich-Wilhelms-Universität Berlin seine Dissertation zum Thema „Über suprasymphysären Querschnitt" vor (16). Paul Straßmann, damals Privatdozent

für Gynäkologie und Geburtshilfe und später langjähriger Schriftführer der Gesellschaft für Gynäkologie und Geburtshilfe in Berlin, war sein Doktorvater (9, Abb. 2). Als Gutachter fungierte Adolf Gusserow (Abb. 3), der Direktor der Universitäts-Frauenklinik in der Charité. Liepmann diskutierte anhand von 80 Fällen die Durchführung, die Indikationsstellungen sowie die Vor- und Nachteile jener Schnittführung, die heute noch unter dem Begriff Pfannenstiel-Laparatomie bekannt ist, damals jedoch noch eng mit dem Namen Straßmanns assoziiert wurde. Wenige Tage später, am 26. Juli 1901, bestand Wilhelm Liepmann das Rigorosum (1, 22), geprüft von dem Psychiater Friedrich Jolly (1844–1904) und dem Augenarzt Julius von Michel (1843–1911).

Nach der Promotion zum Doktor der Medizin begann Liepmann seine Fachausbildung auf dem Gebiet der Gynäkologie und Geburtshilfe in Halle unter Ernst Bumm (1858–1925). Offensichtlich hatte Liepmann in Halle auch einen engen Kontakt zum Professor der Chirurgie Karl Edmund Leser (1853–1916), dem er eines seiner späteren Werke widmete – und dessen Tochter Emma er heiratete. Aus dieser Ehe stammten drei Kinder. Ernst Bumm wurde 1905 zum Nachfolger A. Gusserows an der II. Universitäts-Frauenklinik in der Berliner Charité berufen (23). Liepmann ging mit ihm und wurde unter Bumm Oberarzt und Leiter der Poliklinik, eine Position, die etwas später auch Walter Stoeckel innehatte. Etwa in dieser Zeit wurde Wilhelm Liepmann Mitglied der Gesellschaft für Geburtshilfe und Gynäkologie zu Berlin, deren wissenschaftliche Sitzungen Liepmann bis zum Ersten Weltkrieg und von 1918–1932 durch zahlreiche Fallvorstellungen, Diskussionsbeiträge und Vorträge bereicherte.

1907 reichte Liepmann den Antrag zur Habilitation für das Fachgebiet Frauenheilkunde und seine Habilitationsschrift mit dem Titel „Über Aseptik und Antiseptik bei der radicalen Beckenausräumung wegen Carcinoma uteri" in der Medizinischen Fakultät ein

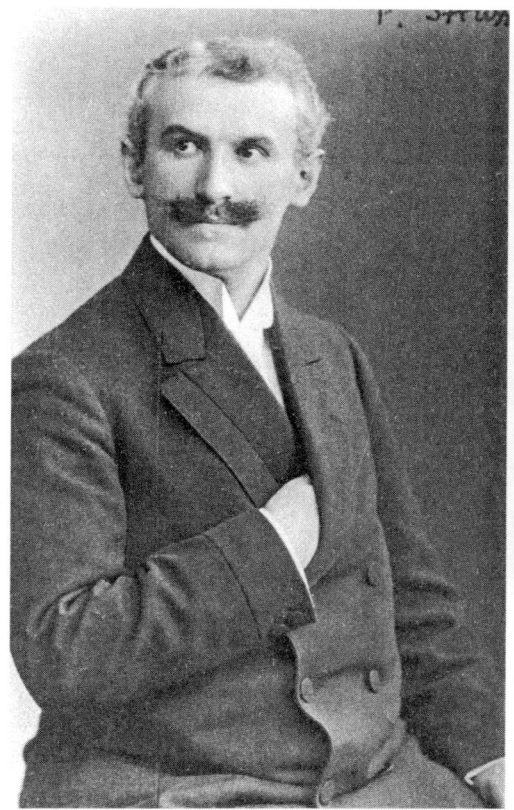
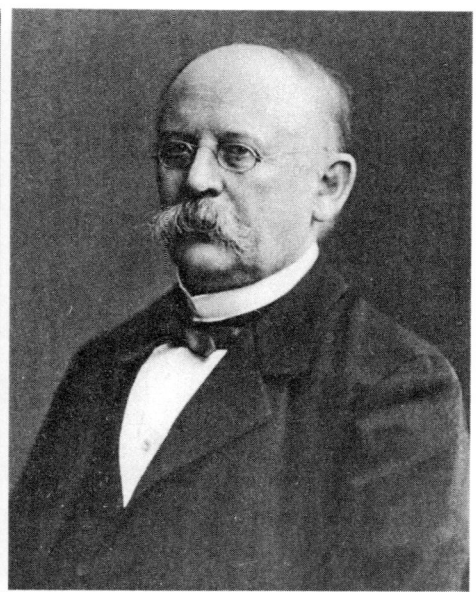

Abb. 2 (links): Prof. Paul Ferdinand Straßmann (1866–1938), der Doktorvater W. G. Liepmanns und jahrzehntelang Schriftführer und Vorsitzender unserer Gesellschaft (21);
Abb. 3 (rechts): Prof. Adolf Gusserow (1836–1906), Direktor der Universitäts- Frauenklinik in der Charité und Ehrenpräsident der Gesellschaft für Gynäkologie und Geburtshilfe zu Berlin (21)

(2, 22). Neben dem Direktor der I. Universitäts-Frauenklinik, Robert von Olshausen (1835–1915) (Abb. 4), war Ernst Bumm Gutachter dieser Arbeit, der über die Person Liepmann und dessen Arbeit zusammenfassend schrieb:

„Faße ich den Werth der Habilitationsschrift und der übrigen Publikationen des Herrn Dr. Liepmann zusammen, so komme ich zu dem Schluß, dass seine literarisch-wissenschaftliche Tätigkeit ihn vollauf berechtigt, die Venia Docendi zu erbitten."

Von 1902 (Jahr der ersten Publikation) bis 1907 (Jahr der Habilitation) hatte Liepmann neben seiner in Buchform erschienen Dissertation insgesamt 18 Publikationen vorzuweisen.

Am 23. November 1907 hielt Liepmann seine Probevorlesung zum Thema „Die Eklampsie und ihre Behandlung". Die akademischen Wege waren seinerzeit scheinbar noch sehr kurz, denn der Dekan Friedrich Kraus schrieb noch am gleichen Tag an Carl Stumpf (1848–1936), den Rektor der Friedrich-Wilhelms-Universität, sowie an den Preußischen Kultusminister, dass die Habilitation Liepmanns vollzogen sei. Es erscheint vor dem Hintergrund der gängigen Habilitationspraxis heute bewundernswert, dass damals ein Habilitationsverfahren schon in neun Monaten (Antragstellung Febuar 1907, Vollzug der Habilitation November 1907) abgeschlossen werden konnte (2, 22).

Nach der Habilitation begann Liepmanns erste produktive Phase als Buchautor, die von 1909 bis 1914 reichte, wobei seine Neigung zur allgemeinverständlichen Darstellung komplizierter Zusammenhänge und seine ausge-

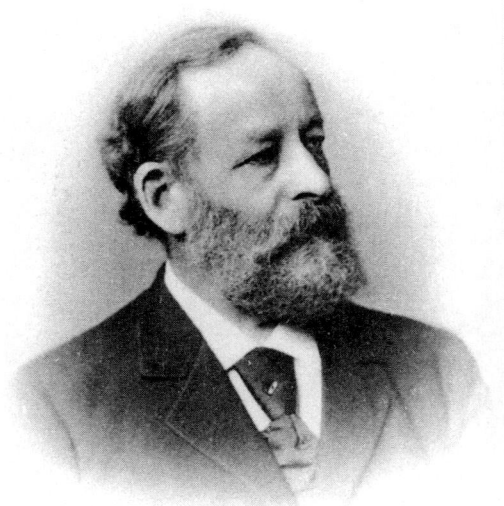

DAS

GEBURTSHILFLICHE SEMINAR.

PRAKTISCHE GEBURTSHILFE

IN

ACHTZEHN VORLESUNGEN MIT 212 KONTURZEICHNUNGEN

FÜR

ÄRZTE UND STUDIERENDE

VON

Dr. WILHELM LIEPMANN,

PRIVATDOZENT FÜR GEBURTSHILFE UND GYNÄKOLOGIE AN DER FRIEDRICH WILHELMS-UNIVERSITÄT.
DIREKTOR DER FRAUENKLINIK DES DEUTSCHEN BUNDES FÜR MUTTERSCHUTZ IN BERLIN.

BERLIN 1910.
VERLAG VON AUGUST HIRSCHWALD.
NW. UNTER DEN LINDEN 68.

Abb. 4 (links): Prof. Robert von Olshausen (1835–1915), Direktor der I. Universitäts-Frauenklinik und Ehrenpräsident der Gesellschaft für Gynäkologie und Geburtshilfe zu Berlin (21); *Abb. 5 (rechts):* Das Geburtshilfliche Seminar von 1910 (21)

prägten didaktischen Fähigkeiten zu Tage traten.

1909 gab er – noch relativ wenig beachtet – die *„Tabellen zu klinisch-bakteriologischen Untersuchungen für Chirurgen und Gynäkologen, nebst einer kurzen Anleitung zur Ausführung der ‚Dreitupferprobe'"* heraus.

Schon 1910 – und wesentlich erfolgreicher – publizierte Liepmann im Verlag von August Hirsch „Das Geburtshilfliche Seminar" oder wie es im Untertitel heißt: „Praktische Geburtshilfe in achtzehn Vorlesungen mit 212 Konturzeichnungen für Ärzte und Studierende". Liepmann firmierte hier als Privatdozent für Geburtshilfe und Gynäkologie an der Friedrich-Wilhelms-Universität *sowie* als Direktor der Frauenklinik des Deutschen Bundes für Mutterschutz in Berlin (Abb. 5).

Ein Jahr später, 1911, publizierte er im Verlag von A. Hirschwald sein Werk „Der gynäkologische Operationskursus mit besonderer Berücksichtigung der Operations-Ana-

tomie, Operations-Pathologie, der Operations-Bakteriologie und der Fehlerquellen in sechzehn Vorlesungen", für das schon 1912 eine zweite Auflage notwendig wurde. Dieser Operationskursus war seinem *„ersten Lehrer der Chirurgie, Herrn Geheimsanitätsrat Prof. Dr. Edmund Leser in herzlicher Verehrung zugeeignet"* (Abb. 6).

Bereits 1912 erschien sein hervorragend ausgestatteter gynäkologischer Atlas, den er seinen anatomischen Lehrern Wilhelm von Waldeyer-Hartz und Johannes Orth widmete, in erster Auflage – die zweite überarbeitete Auflage folgte 1924 bei Urban und Schwarzenberg.

Die Schaffenskraft des jungen Privatdozenten sowie sein Ehrgeiz waren unbegrenzt. 1914 erschien in Leipzig beim Verlag von F. C. W. Vogel ein kurz gefasstes „Handbuch der gesamten Frauenheilkunde" in sechs (!) Bänden, in welches führende Frauenärzte ihrer Zeit, so u. a. Ludwig Fraenkel aus Breslau

126

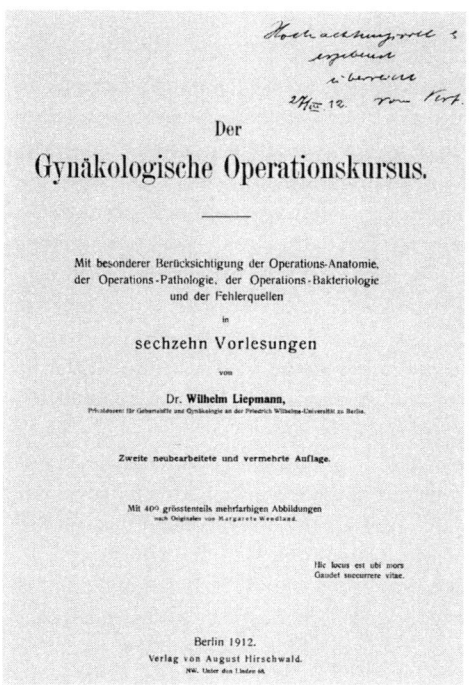

Abb. 6: Der Operationskursus von 1912 in 2. überarbeiteter Auflage mit Widmung Liepmanns (21)

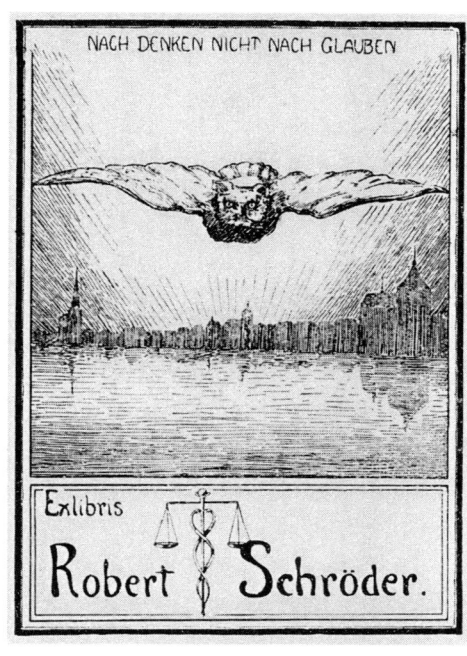

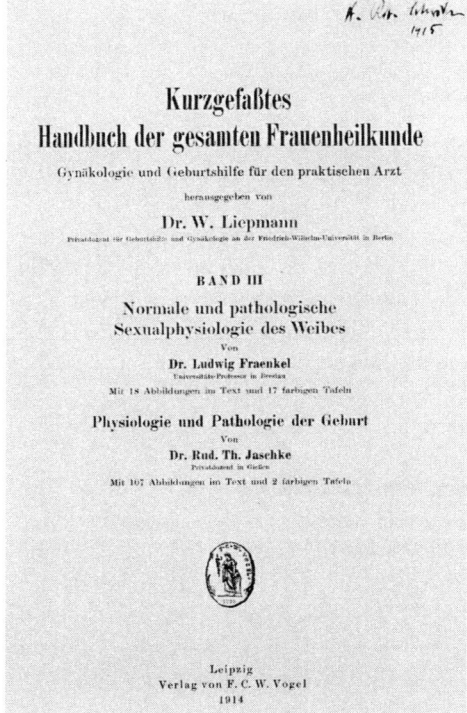

und Rudolf Theodor Edler von Jaschke aus Gießen, ihre Erfahrungen in Kapitelform einbrachten. Das aus der Sammlung des Autors stammende Exemplar mit dem Exlibris von Prof. Robert Schröder zeigt die Akribie und den Fleiß, mit dem seinerzeit für den heutigen Geschmack monumental anmutende „kurzgefaßte" Werke geschrieben wurden (Abb. 7). Wie nebenbei ließ Liepmann 1914 auch noch seinen erfolgreichen „Grundriß der Gynäkologie" erscheinen, eine Art Vorläufer der heutigen Taschenbücher à la „Gynäkologie light".

Zu den Kollegen, auf die Liepmann immer wieder dankend Bezug nahm, gehörten sein Studienkollege Dr. Selmar Aschheim sowie sein *hochverehrter* Lehrer Herr Geheimrat Bumm (Abb. 8):

„*Ihm dafür meinen Dank zu sagen, wie für die 7 Jahre lernfreudige Assistenzzeit, ist mir in dieser Stunde ein Herzensbedürfnis.*"

Abb. 7: „Kurzgefaßtes Handbuch" von Liepmann a) mit Exlibris und b) Signatur von Prof. Robert Schröder (21)

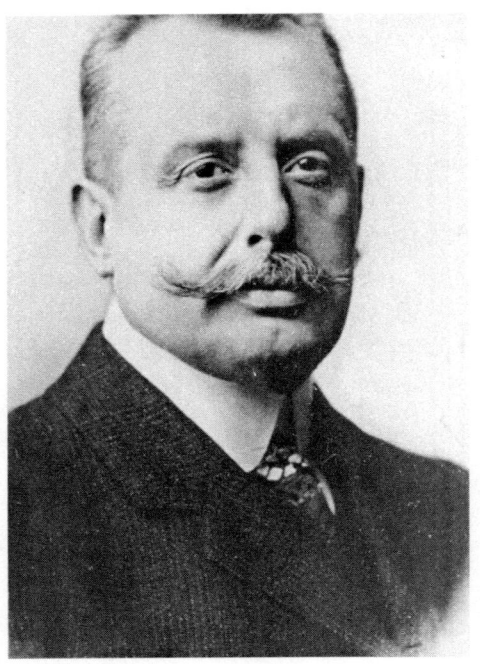

Abb. 8: Prof. Ernst Bumm (1858–1925), langjähriger Chef Wilhelm Liepmanns und mehrfacher Vorsitzender der Gesellschaft für Gynäkologie und Geburtshilfe zu Berlin (21)

Wilhelm Liepmann scheint nicht nur publizistisch eine außergewöhnlich schillernde Persönlichkeit gewesen zu sein. 1910 kam es zu einem Disziplinarverfahren vor dem Hintergrund eines Rechtsstreites zwischen Liepmann und den Professoren Paul Krömer (1874–1917) sowie Ludwig Blumenreich (1872–1932), wohl wegen Verbreitung von verleumderischen Äußerungen (3). Ernst Bumm hatte Liepmann dringend geraten, die Sache auf sich beruhen zu lassen, was Liepmann wohl aufgrund seines stark ausgeprägten Ehrgefühls und seines ebenso starken Rechtsempfindens nicht zulassen konnte, woraufhin sogar die Frage der Entziehung seiner Privatdozentur vom Universitätsrichter diskutiert wurde. Die Hintergründe für dieses Vorkommnis bleiben unklar, wobei ein Suizidversuch Liepmanns, eine geburtshilfliche Operation an seiner Ehefrau und ein angeblich verschul-

deter Todesfall in der Charité- Frauenklinik erwähnt wurden. Letztlich kulminierte der Prozess dahin, dass Liepmann aufgrund der aus seiner Sicht ungenügenden Rehabilitation ein Disziplinarverfahren gegen sich selbst beim Ministerium für geistliche, medizinal- und Unterrichts-Angelegenheiten anstrengte, das dieses jedoch zurückwies. Schneck verweist in seiner profunden Arbeit über Liepmann auf mögliche antisemitische Strömungen in der Universität, die zweifelsohne vorhanden waren, aber keine ausreichende Erklärung liefern, da zumindest Ludwig Blumenreich ebenfalls jüdischer Herkunft war (22). Rückblickend bleibt festzuhalten, dass dieses Disziplinarverfahren für die weitere Beurteilung der Persönlichkeit und des Schaffens von Wilhelm Liepmann im Rahmen von Beurteilungen durch deutsche Hochschullehrer immer wieder und nicht zu seinen Gunsten herangezogen wurden. Bald darauf, 1914, brach der erste Weltkrieg aus. Liepmann gehörte zu den Kriegsfreiwilligen. In den Verhandlungen der Gesellschaft für Geburtshilfe und Gynäkologie zu Berlin, VIII. Jahrgang 1916/17 (Bericht von P. Straßmann) findet sich der Eintrag:

„(...) Liepmann, Wilhelm, Privatdozent Dr.; Wohnung in der Heimat: W 15, Fasanenstraße; Stellung in Heeres- oder Zivildienst bzw. Anschrift im Felde: landsturmpflichtiger Arzt in Stabsarztstelle, leitender Chirurg. 2. Armee, Feldpoststation 45 I.W.; Ärztliche Tätigkeit (Feld, Staffel, Heimat): Leitender Chirurg an einem Kriegs-, später Feldlazarett; Verwundungen, Erkrankung im Felde bzw. Dienst: septische Infektion bei Amputation einer Gasphlegmone; Auszeichnungen: EK II und Friedrich-August-Kreuz II (...)".

1918 erfolgte die Ernennung Liepmanns zum Titularprofessor und 1921 die zum außerordentlichen Professor für Gynäkologie und Geburtshilfe (6–8). Beeinflusst von großen Vorbildern (22, 26) hielt Liepmann bereits 1919 und 1920 Vorlesungen für Hörer aller Fakultäten über das „Sexualleben unserer Zeit" und „sexual-psychologische seminaristische Übungen" ab. 1922 bemühte sich Liepmann einen Lehrauftrag an der Berliner Universität zu erlangen, wobei die Fakultät einen Lehrauftrag für allgemeine Frauenkunde und Sexualpsychologie ablehnte (4, 5). Federführend bei diesem Vorgang waren die Fachvertreter Ernst Bumm und Karl Franz (1870–1926). Liepmanns *hochverehrter* Lehrer Bumm verwies in diesem Zusammenhang auf das Disziplinarverfahren von 1910 und schrieb, dass er für die Erteilung eines Lehrauftrages an Liepmann keinerlei Anlass sehe. Außerdem gab er zu Protokoll, dass Liepmann in seinen Vorlesungen über Sexualpsychologie *„durch seine schamlosen Erörterungen vor den jungen Leuten schon Anstoß erregte".* Ein Student hatte sich anonym beschwert (4, 5, 22).

1925 übernahm Wilhelm Liepmann das Direktorat des neu gegründeten „Deutschen Instituts für Frauenkunde" und entwickelte eine intensive, ja fast rastlose Tätigkeit, wie die Jahrbücher des Institutes zu erkennen geben (14). Neben der operativen Gynäkologie, der Krebsbehandlung und der Prävention treten zunehmend Aspekte der sozialen Gynäkologie und der Psychologie der Frau in seinem Schaffen in den Vordergrund (13, 22). 1929 stellte Liepmann erneut einen Antrag an die Medizinische Fakultät, um einen Lehrauftrag für soziale Gynäkologie zu erhalten und wurde dabei offensichtlich aus Kreisen des Ministeriums, aber auch vom Geschäftsführer der Berliner Allgemeinen Ortskrankenkasse, Albert Kohn (1857–1926), unterstützt. Die Medizinische Fakultät war nicht begeistert und lehnte den Antrag zunächst ab (22). Doch das Ministerium fragte diesmal erstaunlicherweise nach und bat um Konkretisierung des Sachverhaltes (4, 5). Wieder waren die beiden Fachvertreter für Gynäkologie und Geburtshilfe gefragt, in diesem Fall Walter Stoeckel (1871–1961), der Direktor der I. Universitäts-Frauenklinik in der Artilleriestraße (Abb. 9)

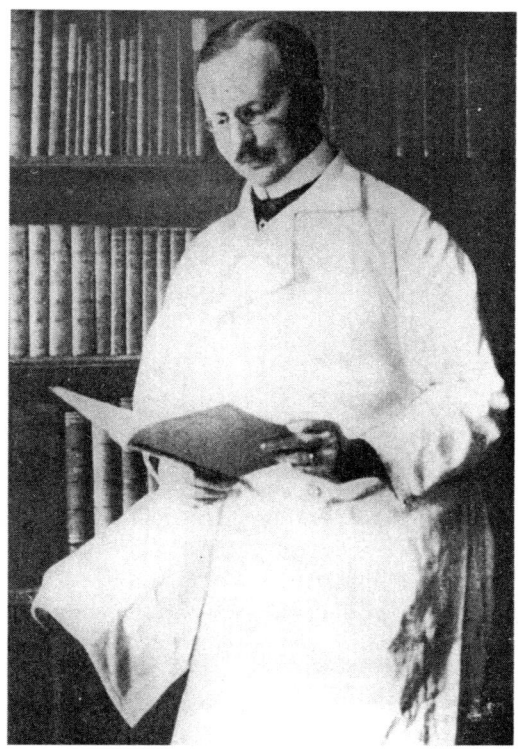

Abb. 9: Prof. Walter Stoeckel (1871–1961), Direktor der I. Universitäts-Frauenklinik, Vorsitzender und Ehrenpräsident unserer Gesellschaft (21)

sowie der Direktor der II. Universitäts-Frauenklinik in der Charité, Georg August Wagner (1873–1947). Das ablehnende Votum der beiden Ordinarien war nicht recht stichhaltig. Sie betonten positiv die Produktivität und die didaktischen Neigungen Liepmanns, kritisierten jedoch seinen eigentlichen wissenschaftlichen Forschungseifer und hoben die sensationelle Aufmachung seiner Publikationen hervor. Außerdem betonten sie, dass Liepmann in seinen Veröffentlichungen die Leistungen Dritter nicht ausreichend würdigen würde, was bei kritischer Sichtung zumindest seiner Lehrbücher nicht haltbar war. Erstaunlicherweise wurde auch erneut das Disziplinarverfahren, das „in weiten Kreisen der Ärzteschaft wohl bekannt sei", negativ angeführt. Bezeichnenderweise wurde festgehalten, dass die Er-

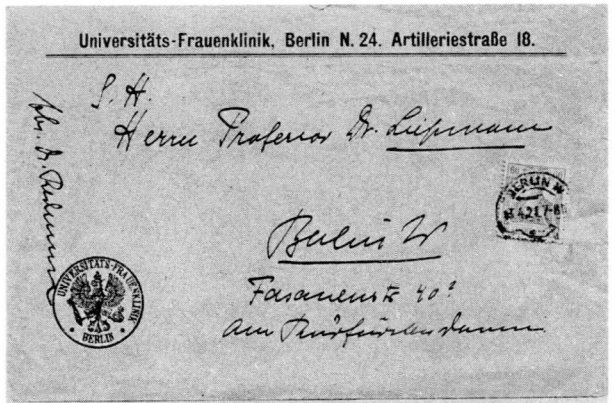

Abb. 10: Brief aus der Universitäts-Frauenklinik an W. Liepmann (21)

teilung eines Lehrauftrages für soziale Gynäkologie und Frauenkunde *„in den Kreisen seiner Fachgenossen sehr großes Aufsehen erregen und als Fehlgriff gewertet werden würde, zumal nicht das geringste Bedürfnis für einen solchen Lehrauftrag besteht (...)"* (22).

In diesem Zusammenhang muss sicherlich in weiteren Studien die ambivalente Rolle Walter Stoeckels (Abb. 9) im „Fall Liepmann" untersucht werden, der 1905–1907 Vorgesetzter Liepmanns bei Bumm war. Standen beide in einem kollegialen Verhältnis oder waren sie doch schon eher fachliche oder gar persönliche Konkurenten? Welche Rolle spielte es, dass Liepmann als Assistent mit Bumm aus Halle *mitgegangen* war, während Bumm den frisch habilitierten Stoeckel 1905 aus Erlangen nach Berlin *holte*? Welche Rolle spielte Liepmann in den strategischen Planungen seines Chefs E. Bumm? So habilitierte sich Liepmann zum Zeitpunkt der Berufung Stoeckels nach Greifswald bzw. Marburg und wurde in der Funktion des Leiters der Bumm'schen Poliklinik direkter Nachfolger Stoeckels. Waren dies Zufälle oder stand eine Art Personalentwicklungsplan dahinter? Noch Jahre später monierte Liepmann öffentlich die fachliche Ignoranz der Gynäkologen, mit der diese scheinbar den in seinen Augen bedeutenden Liepmann'schen Beitrag zur Psy-

chologie der Frau abstraften – und erwähnte dabei explizit Stoeckels *„vorzügliches Buch über Geburtshilfe"* und das „Zentralblatt für Gynäkologie", dessen Herausgeber – Walter Stoeckel war ...

Doch während der Protestant Stoeckel schnell und zielstrebig zum Professor und zum Ordinarius aufstieg (25), dauerte es nun elf Jahre bis der Jude Liepmann zum Titular-Professor ernannt und insgesamt 14 Jahre bis er zum Extraordinarius berufen wurde (24). Während die Laufbahn Liepmanns nach eigenen Untersuchungen (11) eigentlich ein typisches Muster der Laufbahnen jüdischer Wissenschaftler wiederspiegelte (frühe Habilitation, keine oder späte Berufung in Extraordinariate oder Ordinariate), darf doch im individuellen Fall nicht die individuelle Komponente und das persönliche soziale Netzwerk eines Gelehrten im „System", z. B. der Universität, unterschätzt werden (11). Gab es 1910 einen Bruch mit seinem Chef Ernst Bumm? Was verbirgt sich hinter der 1910 in Liepmanns Büchern erscheinenden Bezeichnung „Direktor der Frauenklinik des Deutschen Bundes für Mutterschutz in Berlin"? Hatte ihm Bumm einvernehmlich geraten, diese Funktion zu übernehmen, um Liepmann eventuell aus der akademischen (und möglicherweise auch antisemitischen) „Schusslinie" zu nehmen?

Der Nachlass Liepmanns (Abb. 10) ist bisher nicht gefunden worden, ein guter Anlass also, weiter danach zu suchen ...

In Bezug auf die soziale Gynäkologie hatten sich die Zeiten jedoch offensichtlich geändert, ohne dass die Ordinarien, in Berlin allen voran Walter Stoeckel, dies bemerkt hatten: Das Ministerium ignorierte ihr negatives Votum (4) und erteilte Wilhelm Liepmann mit Schreiben vom 27. August 1929 den Lehrauftrag für soziale Gynäkologie (7):

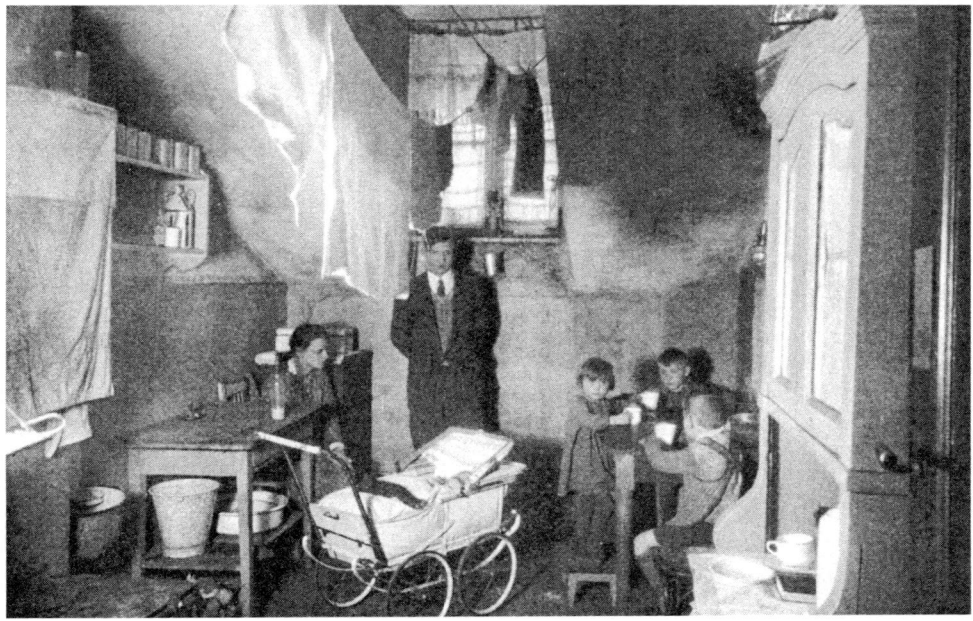

Abb. *11:* „*...* Berlin-Mitte, Kesselstraße, vorn, 5 Treppen ...*"* Die Entwicklung der sozialen Gynäkologie resultierte auch aus der sozialen Not der Bevölkerung. Abbildung aus Liepmann W., Gornick P.: Gegenwartsfragen der Frauenkunde. Leipzig 1933, S. 152

„Ich beauftrage Sie, vorbehaltlich des Widerspruchs, vom Winter-Semester 1929/1930 ab in der Medizinischen Fakultät der Universität Berlin die soziale Gynäkologie in Vorlesungen und, soweit nötig, in Übungen zu vertreten." Angesichts der Millionen Arbeitslosen in Deutschland, der massiv zunehmenden Zahl erwerbstätiger Frauen, der wachsenden Bedeutung und Belastung der bestehenden Versicherungssysteme, des anstehenden Wandels des Frauenbildes im Gefolge des Krieges und seiner Auswirkungen auf die Ökonomie der Weimarer Republik bestand nun doch dringender Bedarf an einer Aufarbeitung der Fragen der sozialen Gynäkologie (Abb. 11).

Damit war Liepmann das gelungen, was seinem kongenialen Partner im Geiste und im Fache, Max Hirsch (1877–1948), dem wahrscheinlich eigentlichen Begründer der sozialen Gynäkologie in Deutschland, versagt blieb. Beide – Hirsch und Liepmann – waren lange Zeit die profiliertesten und kämpferischsten

Vertreter der sozialen Gynäkologie und der Sexualpsychologie in der Weimarer Republik. Beide hätten von unterschiedlichen Ansätzen ausgehend und *gemeinsam* Großes leisten können, doch persönliche Rivalität in polemischen Auseinandersetzungen, mündlich und schriftlich ausgetragen, verhinderte ein fruchtbares Zusammengehen beider (13, 22).

Liepmann war nicht nur an der Universität rastlos tätig, wie die damaligen Vorlesungsverzeichnisse belegten (13, 22). 1920 erschien das für ihn grundlegende Werk „Psychologie der Frau. Versuch einer synthetischen sexualpsychologischen Entwicklungslehre in 10 Vorlesungen, gehalten an der Friedrich-Wilhelms-Universität zu Berlin" bei Urban und Schwarzenberg. Im gleichen Jahr (!) publizierte er die 3. Auflage seines beliebten „Grundriss der Gynäkologie" und ließ ebenfalls bei Urban und Schwarzenberg sein philosophisches Werk „Nichtwissen – Weisheit" erscheinen (Abb. 12 a, b). Zwei Jahre später gab er den

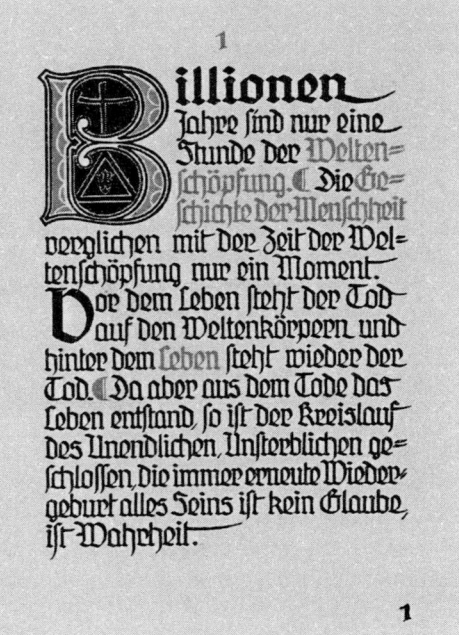

Abb. *12:* „Nichtwissen – Weisheit. a) Titelblatt und b) kunstvolles Design (21)

„Geburtshilflichen Phantomkurs" heraus und widmete sich in dem zweibändigen Buch „Die Frau, was sie von Körper und Kind wissen muss" erstmals populärwissenschaftlich-erzieherischen Aufgaben.

Ein Jahr später erschien im Volksverband der Bücherfreunde (Wegweiser-Verlag GmbH in Berlin) sein weit verbreitetes Buch „Weltschöpfung und Weltanschauung" (Abb. 13 a, b).

Ein bezeichnendes Schlaglicht auf die Persönlichkeit Liepmanns, ihre Triebfedern und Brüche wirft er selbst im Vorwort:

„Dieses Buch ist geschrieben, weil ich es schreiben musste. Der Gestaltungswille, sofern er nur mächtig wird, lässt sich nicht in Banden schlagen, überwindet die Hemmungen, stürzt wie der Bergbach in schnellem Fluge tausender Wassertropfen der Morgenröte entgegen. Ich habe viele Bücher geschrieben, Werke exakter Forschung, aber keines, das mich im Lebenskampf so innerlich stärkte, wie dieses. Wer immer Leiden sieht und im- *mer zu Hilfe Leidender bereit ist, der braucht die geistige Energie, um die Spannungskraft zu halten und über dem mikrokosmischen Wirrsal den Sinn des Lebens zu begreifen (...). Jede Zeile dieses Buches ist nicht erdacht, sondern erlebt und empfunden, ohne Druck von außen und ohne Absicht fand sie den Weg zu dem Lichte, dessen ganze, große Harmonie mir erst beim Schreiben bewusst wurde. Meinen Feinden, die mir immer und immer manche Lebensbetätigung verschlossen, bin ich dankbar. Sie entrissen mich dem ödem Spezialistentum, ließen mich aus der großen Welt die Heilswahrheit finden ... Meine Frau aber und meine Kinder zeigten mir den Weg zu wahrem Glück und jener Harmonie der Seelen, von der ich hoffe, dass sie auch dem stillen Leser dieser Zeilen bewusst werden möge. Jahrzehntelang kämpfte meine Seele in Zeiten bitteren Leidens, im Ringen mit Existenz, Krankheit und Tod um den Sinn des Lebens, den man nicht durch Kenntnisse, son-*

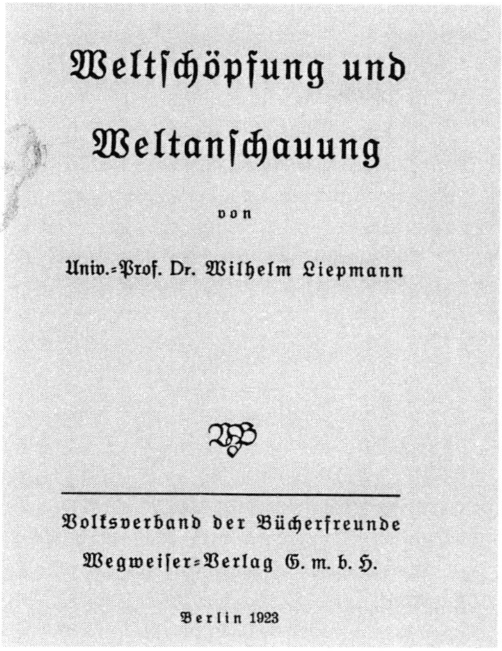

Weltschöpfung und

Weltanschauung

von

Univ.=Prof. Dr. Wilhelm Liepmann

Volksverband der Bücherfreunde

Wegweiser=Verlag G. m. b. H.

Berlin 1923

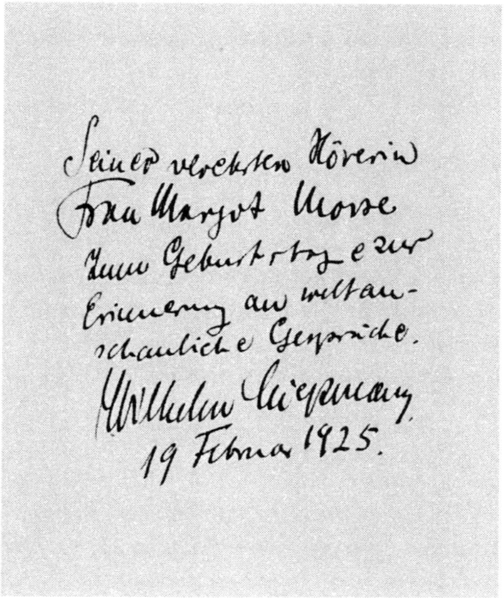

Abb. 13: „Weltschöpfung und Weltanschauung.
a) Titelblatt und b) handschriftliche Widmungen von
W. Liepmann an Margarete Mosse (21)

dern nur durch Erleben zur Erkenntnis bringen kann. Als der Weihnachtsbaum aufleuchtete und frohes Kinderlachen mich umscholl und weiche Frauenhände mir über das Haupt strichen, schrieb ich die letzten Zeilen. Möge diese Stimmung wie ein stiller Engel als Führer durch die Zeilen gehen, von der Weltschöpfung bis zur Weltanschauung, die erhaben über Not und Tod ewige Glückseligkeit in sich birgt."

Nach dem Erscheinen seines nächsten Werkes, der „Gynäkologischen Psychotherapie" im Jahre 1924, in dem er sein „Gesetz vom dreifachen Grund" ausbaute, ließ er 1927 im Rahmen der Abhandlung auf dem Gebiet der Frauenkunde sein Buch „Die Abtreibung. Eine medizinisch-soziologische Studie in bildlichen Darstellungen für Ärzte, Juristen und Soziologen" folgen und schrieb zum Geleit:

„Seitdem Kriegsnot und Verelendung breitester Massen das innerste Gefüge des deutschen Volkes erschütterten, hat sich der Schrei nach dem Kinde, nach der Zukunft, in das Gegenteil verkehrt (...). An den Grenzen unseres Vaterlandes, in Russland, sind die gesetzlichen Schranken, die das keimende Leben schützen, gefallen, und auch bei uns in Deutschland und in anderen Ländern sind große Parteien und nicht die schlechtesten Köpfe unserer Volksgemeinschaft der Ansicht, dass die Reform des Strafrechtes in diesem Punkte einer grundlegenden Wandlung bedürfe. In diesem Milieu und dieser wetterschwangeren Atmosphäre zieht das Gespenst der Abtreibung seine unheimliche Straße; mordet Mütter und Kinder, lässt langsam aber unaufhaltsam in den Seelen unserer Frauen den heiligsten Wunsch zur Mutterschaft erlöschen, tötet um den vergänglichen Wert besseren Herdenlebens höchsten Zukunftsgedanken, mordet Familie und Staat. Jedes keimende Leben, das verhindert oder vernichtet wird, kann durch neues Erwachen des Mutterwillens – theoretisch wenigstens – durch neues Werden ersetzt werden; der Schaden am Volkskörper würde so unter besseren Lebensbedingungen der Heilung entge-

gensehen können. Unrettbar verloren für Familie, für Volk und Zukunft sind die Frauen, die der Abtreibung und ihren Gefahren zum Opfer fallen. All denen, denen es ernst ist um diese Gefahr, sollen diese Zeilen in Wort und Bild die Augen öffnen, sollen ihnen zeigen, wie in unseren Tagen das Gespenst des Kindbettfiebers, das Semmelweiß als Retter der Frauenwelt und der Zukunft bannte, abgelöst wird durch das Gespenst der Abtreibung (...). Wer als Richter, Sachverständiger, Gesetzgeber und immer sonst mit diesen Fragen, die an die Wurzeln der Zukunft eines jeden Volkes rühren, sich beschäftigen will, der lerne erst die Gefahr erkennen, bevor er Urteile fasst und vielleicht durch Optimismus und Humanität bewogen, größeren Schaden stiftet. Die Gefahr erkennen – heißt sie vermeiden."

Interessant ist der Verweis auf Russland, denn Liepmann trat im Mai 1924 auf Einladung des Rektors der ersten Moskauer Staatsuniversität eine mehrwöchige Reise durch die Sowjetunion an, um dort Vorlesungen und Kurse abzuhalten und am VI. Kongress der sowjetischen Gynäkologen und Geburtshelfer teilzunehmen. Wie es zu diesen Kontakten kam bleibt offen. Als ungewöhnlich muss man diese Beziehungen vor dem Hintergrund der Weimarer Republik jedoch nicht ansehen, zumal gerade die staatlichen und intellektuellen Eliten der jungen Sowjetunion, insbesondere auf dem Gebiet der Medizin und der Naturwissenschaften, lange Jahre außerordentlich germanophil waren. Noch war die deutsche Sprache auch in Russland *die* Wissenschaftssprache. Wilhelm Liepmann war von den riesigen Dimensionen der medizinischen Einrichtungen beeindruckt, mit denen der sowjetische Staat scheinbar daran ging, Mutter und Kind absolute Priorität in medizinischen Dingen einzuräumen. Konsequenterweise wurde er so – offensichtlich passager, wie viele Intellektuelle in der Weimarer Zeit – zum Multiplikator prosowjetischer Sympathien. Und Liepmann befand sich in der „Gesellschaft der Freunde des neuen Russland"

auch in sehr guter Gesellschaft, wie die Namen Paul Loebe, Albert Einstein, S. Fischer, Egon Erwin Kisch, Ludwig Renn, V. Klemperer, W. Kandinsky u. v. a. m. bezeugen. Ob Liepmanns Engagement jedoch über seine Berichte in der „Vossischen Zeitung" (17, 18) hinausgingen und wie lange sie anhielten muss in zukünftigen Untersuchungen geklärt werden.

1930 publizierte er beim Karl Reißner-Verlag, Dresden, sein Buch „Jugend und Eros", in dem er pathetisch schreibt:

„Ich hätte diese Schrift ebenso ,Tragödie' des Eros nennen können, denn sie zeigt, wie durch Unkenntnis und falsche Erziehung edelstes Gut erst im tragischen Ring zum endlichen Lichte gelangt oder, unfähig des Kampfes, in der Finsternis der Gosse endet (...). Einleitung und Ergebnis zeigen unseren flammenden Wunsch und Mahnruf an Mütter und Erzieher, und die Bekenntnisse unserer Jugend sind erdrückendes Material unserer Forderungen."

Bereits 1931 erschien „Das gynäkologische Seminar", das Liepmann als „praktische Gynäkologie mit besonderer Berücksichtigung der sozialen Frauenkunde in 15 Vorlesungen für Ärzte und Studierende" untertitelte. Schwerpunkt dieses Werkes, in dem er insbesondere Bumm, Stoeckel, Christeller, Ascheim und Zondek sowie seine Kollegen Pickhan, Jöel, Asrican und Gornick nennt, sind die Ursachen für die Vergrößerung des Uterus und das Myom, die anatomischen Grundlagen der Lageveränderungen des weiblichen Genitales inklusive des Totalprolapses, die Anomalien der Menstruation, die Erkrankung der Vulva und der Vagina, die Vergrößerung der Adnexe, die Erkrankungen der Nachbarorgane sowie Infektionen. Neben den „Missbildungen in entwicklungsgeschichtlicher Darstellung" werden insbesondere die Vorlesungen 13 und 14 erstmals den Themen der sozialen Gynäkologie gewidmet. Besonders das seinerzeit hochbrisante Thema der Abortgefahr aus forensischer und bevölkerungspolitischer Sicht war ihm ein Herzensanliegen:

„Aber diese Gefahr und das Sterben der kurpfuscherisch und falsch behandelten Frauen, so muss man in ausführlicher Weise als das sonst geschehen ist, zur Geburtenregelung und Konzeptionsverhütung, zur temporären Sterilisation und künstlichen Befruchtung Stellung nehmen. Ich hoffe, auch in diesen neuen Kapiteln meine auch sonst bekannten Ansichten vertreten zu haben (...)."

Auch 1931 erscheint dann noch bei Urban und Schwarzenberg die 2. vermehrte und verbesserte Auflage vom geburtshilflichen Phantomkurs, der weiter unter dem Motto Ernst Bumms *„Wissen ist Macht, Können – Großmacht"* steht...

1932 schließlich schrieb Liepmann zusammen mit Paul Gornick, dem leitenden Arzt der Schwangerenfürsorge des Verbandes der Krankenkassen Berlin (und seinem Schwiegersohn) sowie mit Frau Dr. Maria Seyring sein letztes Werk, das in Deutschland publiziert wird: „Gegenwartsfragen der Frauenkunde". In diesem Buch wird der inhaltliche Bogen von der Definition einer sozialen Gynäkologie über die Grundlagen der Anatomie und Biologie der Frau, aber auch der Psychologie bis hin zur Frage der Sozialversicherung, der Abortfrage und der Konzeptionsverhütung, der Sterilisation und der unerwünschten Schwangerschaft vor sozialem Hintergrund geschlagen. Uneheliche Schwangerschaften und der Einfluss der sozialen Situation auf dieselben sowie Wohnungsnot und Wohlungselend werden diskutiert, aber auch die Rolle der Frau in der Erwerbsarbeit und im Beruf sowie der Einfluss von Büro- und Hausarbeit auf Geburtsverlauf, Kindesentwicklung und Stillfähigkeit. Liepmann berief sich in seinem Vorwort ausdrücklich auf die umfassenden Literaturangaben der einschlägigen Handbücher von L. Fraenkel, Goldmann und Grotjan, Hofstetter sowie die Arbeiten von Max Hirsch und Niedermeier. Kurz zuvor, im gleichen Jahr erschien noch sein gemeinsam mit G. Danelius verfasstes Buch „Geburtshelfer und Röntgenbild. Erweite-

rung und Erneuerung der Geburtshilfe durch Röntgendiagnostik".

Das Deutsche Institut für Frauenkunde im „Cecilienhaus"

Vor dem Hintergrund dieser unglaublichen publizistischen Produktivität Wilhelm Liepmanns darf nicht vergessen werden, dass er seit 1925 auch eine große, in Berlin anerkannte Frauenklinik leitete, die integraler Bestandteil des Instituts für Frauenkunde war und deren Name noch heute über dem Eingang des Hauses in der jetzigen Otto-Suhr-Allee 59 steht: das „Cecilienhaus". Liepmann war ja – durchaus nicht nebenbei – ein anerkannter Vertreter der anatomisch-orientierten operativen Gynäkologie aus der Schule Ernst Bumms (12, 15). Dührssen, einer der führenden deutschen gynäkologischen Operateure seiner Zeit, schrieb (10):

„Ich selbst glaube nicht, dass jemand, der die vollendete Technik (...) des Professors Liepmann, – die notabene weniger eine Wertheim- als eine Liepmanntechnik heißen sollte – gesehen hat und imstande ist, sich diese bewundernswerte Technik anzueignen, jemals wieder zu der vaginalen Operation zurückkehren wird, selbst wenn er ursprünglich, wie ich, ihr Anhänger war (...)."

Die Klinik „Cecilienhaus", explizit den modernsten organisatorischen Prinzipien der Leipziger Klinik Stoeckels (!) nachempfunden, verfügte über ca. 100 gynäkologische und geburtshilfliche Betten, einen OP-Saal, ausgerüstet mit entsprechenden modernen zeitgenössischen Narkose- und Sterilisationsmöglichkeiten, über ein pathologisch-biologisches Institut, eine der modernsten Strahlenabteilung außerhalb deutscher Universitäten, eine Infektionsabteilung und später auch über eine eigene Prosektur. Das „Cecilienhaus" fiel zu großen Teilen dem Zweiten Weltkrieg zum Opfer, doch sein Portal, im Jugendstil errichtet und mit der Inschrift im Torbogen „Vaterländischer Frauen-Verein Charlottenburg" versehen, steht heute noch. Allein dieses Eingangsportal in der damaligen Berliner Straße 137 vermittelt den Eindruck von der Größe des damaligen Deutschen Instituts für Frauenkunde (Abb. 14).

Die auf Initiative und mit aktiver Unterstützung des Hauptverbandes der Krankenkassen (!) erfolgte Gründung des Deutschen Instituts für Frauenkunde und der Aufbau der Klinik nahmen Liepmann voll und ganz gefangen. Liepmann selbst schrieb (und man spürt noch heute den Stolz und die Begeisterung in seinen Worten nachklingen):

„Als ich vor 8 Jahren (1925) den ehrenvollen Auftrag bekam, den Aufbau und die Leitung dieses Institutes zu übernehmen, war mir von vornherein klar, dass das Institut nur dann eine wirklich ersprießliche Tätigkeit erzielen könnte, wenn mit der Benutzung des reichlichen statistischen Materials und der großen Bibliothek, die dem Hauptverband Deutscher Krankenkassen zur Verfügung stand, auch eine Stätte errichtet wurde, in der man die soziologisch interessanten Gebiete der Geburtshilfe und Gynäkologie an eigenem Material erforschen konnte. Ein glücklicher Zufall wollte es, dass die den Berlinern seit ihrer Gründung im Jahre 1909 bekannte Klinik ‚Cecilienhaus‘, die dem Roten Kreuz gehörte, in den dem Kriegsende folgenden Wirren nicht mehr standhalten konnte und ihre Pforten schloß. So ging das alte ‚Cecilienhaus‘ in das neue ‚Deutsche Institut für Frauenheilkunde‘ über und bot nach zweckmäßigem Um- und Erweiterungsbau eine vorzügliche Stätte für alle die Fragen der Geburtshilfe und Gynäkologie, von denen ich die wichtigsten ihnen in diesen Vorlesungen nahe bringen konnte. Der erwähnten großen Bibliothek, die umfangsreiches statistisches, soziologisches und Sozialversichungsmaterial enthielt, wurde die große Bibliothek meines alten, verehrten Chefs und Lehrers Bumm, die sonst ihren Weg nach Japan gefunden hätte und somit der deutschen Wissenschaft verloren gegangen wäre, angegliedert. Neben den Krankenräumen stand von vornherein der große Vor-

tragssaal des alten ‚Cecilienhauses‘ zur Verfügung und hat in der Folge nicht nur dem Unterricht an der Universität, sondern zahlreichen populären Vorträgen und in den zweimal im Monat stattfindenden ärztlichen Konferenzabenden wissenschaftlichen Interessen gedient.

Schon bei der Eröffnungsfeier unseres Institutes am 27. Juni 1925 haben wir alle die Fragen der Geburtshilfe und ihre Beziehungen zur Fabrikarbeit, die immer noch akute Fragen der Zunahme der Aborte und vor allen Dingen die Bekämpfung der Geschwülste (...) auf unser Programm geschrieben (...). Gerade die Beschäftigung mit dem Geschwulstproblem, insbesondere mit den bösartigen Neubildungen, erforderte sehr bald die Einrichtung eines den modernsten Ansprüchen entsprechenden Strahleninstituts, das über die modernsten Apparaturen verfügt und dessen Radiumbesitz sich jetzt auf 1000 mg Radium beläuft, als der wirksamsten Waffe im Kampfe gegen den Krebs.

Eine geordnete wissenschaftliche Durchforschung des gesamten Materials eines so eingerichteten, auf Theorie und Praxis gegründeten Instituts wäre unmöglich gewesen ohne die Einrichtung einer entsprechenden biologisch-pathologischen Untersuchungsanstalt, die über alle Einrichtungen der Bakteriologie, pathologischen Anatomie, Serologie und Chemie verfügt und uns die Möglichkeit gibt, die Frühdiagnose der bösartigen Neubildungen exakt und schnell zu erkennen. Ein Beispiel möge dieses letztere, das ihnen fern liegt, erläutern. Eine Patientin im Alter von 35 Jahren wird in die Klinik aufgenommen wegen unregelmäßiger Blutungen, die bei dem behandelnden Arzt den Verdacht erregten, dass sie sich auf der Basis einer bösartigen Wucherung entwickelt hätten. Die vorgenommene Curettage wird sofort der Prosektur zugeleitet, und 2 Stunden später steht die Diagnose fest, dass es sich hier um eine gutartige Erkrankung handelt. Das tagelange Warten der Patientin, über deren Haupt das Damoklesschwert der

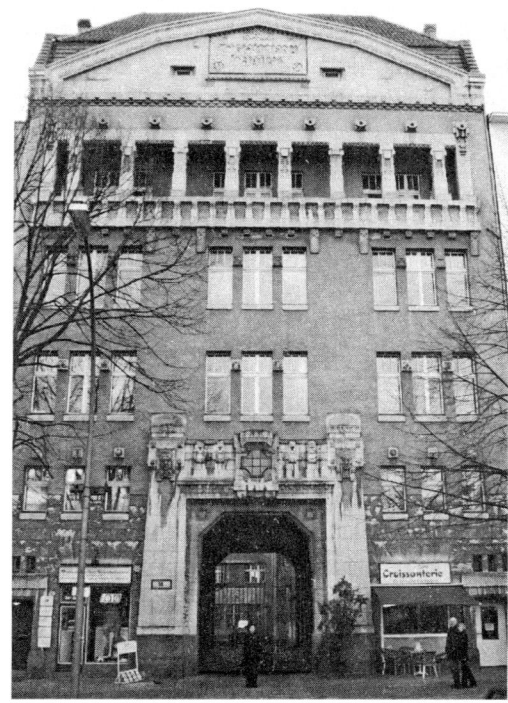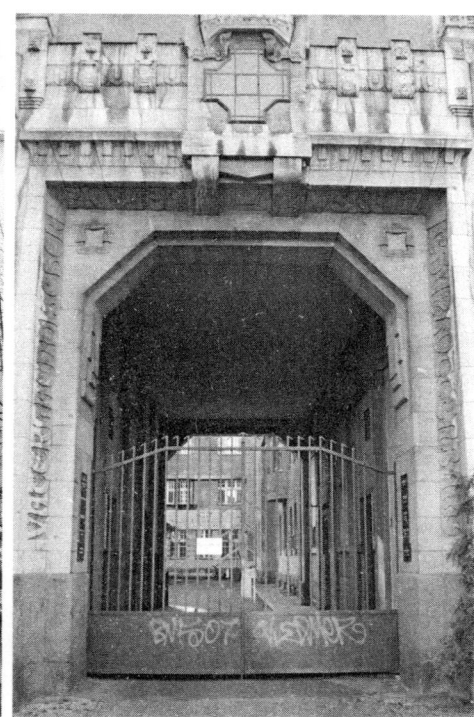

Abb. 14: Das „Cecilienhaus" (links) mit Dateilansicht des Eingangsportals

Krebsentwicklung hängt, fällt fort. Vor allen Dingen aber wird durch die sofortige Entscheidung der Sozialversicherung in jedem einzelnen Falle der längere Aufenthalt in der Klinik erspart, da die Patientin nach feststehender Diagnose entlassen werden kann. Noch größer sind diese Vorteile im umgekehrten Falle. Die Arbeiten des Instituts [Dr. Asrican] und des Krebsinstituts der Charité [Prof. Halberstaetter] haben ergeben, dass durch die Probeentnahmen bei bösartigen Neubildungen Zellen mobilisiert und verschleppt werden können, und dass es nur eine Möglichkeit gibt, dieser Gefahr zu begegnen, indem unmittelbar der Probeentnahme die Behandlung, mag sie nun in Radium- und Röntgenbestrahlung oder Operation bestehen, zu folgen hat.

Wenn auch dieses Ziel, so wie wir es wünschen, bei uns und den anderen großen Kliniken erreicht ist, so sieht es in der allgemeinen Praxis damit außerordentlich trübe aus. Der Praktiker ist genötigt, das zur Probe entnommene Material einem diagnostischen Institut zu übersenden. Die Mitteilung an ihn dauert im günstigsten Fall 3 Tage; bis zur Aufnahme der Patientin vergehen wieder 3 Tage im Durchschnitt, und bis zur Operation oder bis zur Behandlung noch einmal 3 Tage, so dass im Ganzen 9 wertvolle Tage der Behandlung verloren gehen (...). Alle diese kleinen Fragen, deren Bedeutung für die Heilung und für die Sozialversicherung ihnen nunmehr gegenwärtig sein werden, hätten nicht festgestellt und erwogen werden können, wenn uns nicht die Mittel der Klinik, des Strahleninstituts und der Prosektur unter einheitlicher Leitung zur Verfügung stünden (...). Um Ihnen einen Begriff des von uns im Laufe der Jahre durchgearbeiteten Materials zu geben, möchte ich Ihnen eine Übersicht über die im Deutschen Institut für Frauenkunde vom 1. Juli 1925 bis 1. Oktober 1932 behandelten bzw. untersuchten Patientinnen geben.

Die Gesamtzahl beläuft sich auf 38.835, von denen in der Frauenklinik ‚Cecilienhaus' 15.584 behandelt und 12.992 gutachterlich beraten wurden. Die Strahlenabteilung hat 10.259 Patientinnen in der gleichen Zeit behandelt.

Die Zahl der Entbindungen betrug 6.640, von denen durch Zange 342, durch Kaiserschnitt 163 und durch Wendung 32 entbunden wurden. Die ungewöhnlich geringe Zahl besonders der Wendungen erklärt sich aus dem engen Zusammenarbeiten der Schwangerenfürsorge des Verbandes Berliner Krankenkassen unter Leitung von Dr. Gornick und unserem Institut und der daraus resultierenden Möglichkeit, den größten Teil von Lageveränderungen prophylaktisch zu beheben und dadurch zahlreiche Gefahren des Geburtsverlaufes zu vermeiden.

Gynäkologische Operationen wurden in dieser Zeit 3.354 ausgeführt, wobei alle kleinen Operationen nicht mitgerechnet sind. Schwangerschaftsunterbrechungen wurden bis zum heutigen Tage 808 vorgenommen, von denen kein Fall gestorben ist und deren Indikationsstellung, dem heutigen Gesetze entsprechend, lediglich nach medizinischen und sozialmedizinischen Grundsätzen erfolgte.

Wir haben seit dem 1. September 1932 der Klinik noch eine innere Abteilung angegliedert, deren Aufgabe es ist, zahlreiche innere Krankheiten, soweit sie nicht infektiösen Charakters sind, zu durchforschen und durch moderne Mittel der Grundumsatzbestimmung, des Blutbildes und des Elektrokardiogramms uns für weitere Maßnahmen exakt wissenschaftliches Material an die Hand zu geben.

Fälle von Gebärmutterkrebs wurden in der Zeit 1.102 behandelt, von denen 225 operiert, 977 bestrahlt wurden. Schließlich wird Sie bei diesem Material die Zahl der Todesfälle interessieren, die sich insgesamt auf 300 beläuft; d. h. also eine Mortalitätsziffer von 1,9 %, eine Zahl, die umso geringer zu bewerten ist, als wir einen großen Teil der Krebsfälle in inoperablem Zustande eingeliefert bekommen. Dieses traurige Kapitel der Indolenz des Publikums auf der einen Seite und der mangelhaften Sorgfalt gewisser Ärzte auf der anderen Seite ist besonders von Gornick in mehrfachen Arbeiten behandelt worden.

Schon bei der Gründung des Instituts hatte ich die Absicht, mein umfangreiches Lehrmittelmaterial dem Institut zur Verfügung zu stellen und dadurch eine Lehr- und Schausammlung zu errichten, von deren erzieherischem und aufklärendem Wert ich von vornherein überzeugt war (...). Am 13. November 1929 hatte die Landesversichungsanstalt Berlin unter ihrem verdienstvollen Leiter, dem Landesrat Dr. Brun, die verschiedenen Träger des Gesundheitsdienstes der Stadt Berlin zu einer Besprechung eingeladen, deren Ziel es war, die Bekämpfung der Krebskrankheit in Berlin zu organisieren. Der Leiter des Krebsinstituts der Universität, Geheimrat Blumenthal, hielt das Referat und teilte mit, dass die Krebsbekämpfung in Berlin noch nicht auf der Höhe stünde, wie man es erwarten könnte. Wenn Sie bedenken, daß im Jahre 1927 allein 38.464 Frauen im Deutschen Reich an Krebs gestorben sind, so wird Ihnen die Notwendigkeit der organisierten Krebsbekämpfung ohne weiteres klar werden. Schon in dieser Sitzung konnte ich darauf hinweisen, daß in der Ausschußsitzung der Berliner Krankenkassen am 31. Oktober 1929 einstimmig beschlossen wurde, dem ‚Cecilienhaus' zur Bekämpfung der Krebskrankheiten 1 g Radium zur Verfügung zu stellen und außerdem die notwendigen Mittel, zu dem dadurch notwendig werdenden Erweiterungsbau zu gewähren. Durch diese großzügige Tat ist mit einem Schlage ein Institut zur Bekämpfung der Krebskrankheiten in Berlin neu geschaffen worden (...). Inzwischen ist der notwendige Neubau, der zur Verwertung dieser großen Menge Radium und zur Behandlung der krebskranken Frauen notwendig war, in schwerster Zeit fertiggestellt und wird, wie ich hoffe, seinen Zweck in Zukunft erfüllen. Mit dem Neubau ließ sich zweckmäßig eine Erweiterung der Lehrsammlung und die Herstellung eines neuen Hörsaales verbinden, der uns es ermöglicht, die Methoden unserer Behandlung weiterer Ärzte- und Studentenkreisen zu demonstrieren. Wer sich für die Frage der Krebsbekämpfung interessiert, findet im 5. Jahresbericht unseres Instituts 2 Arbeiten, die eine von Blumenthal über die „Entwicklung der Krebsbekämpfung in der Charité" und die zweite ‚Erstrebtes und Erreichtes in der Krebsbekämpfung im Deutschen Institut für Frauenkunde' von meiner Hand (...)."

Das Volksmuseum für Frauenkunde

Da die Existenz des Deutschen Institutes für Frauenkunde den meisten Kolleginnen und Kollegen heute nicht mehr bekannt ist, da dieses Institut mit seinen Einrichtungen heute nicht mehr existiert und da die Literatur zum Innenleben des Instituts völlig der Vergessenheit anheim gefallen ist, soll das lebendige Wort des damaligen Hausherrn selbst das ersetzen, was uns Nachgeborenen nicht mehr möglich ist – die Imagination vergangener Größe und der verlorenen Werte. Neben der Klinik, dem Vortragssaal und der Bibliothek beinhaltete das Deutsche Institut für Frauenkunde im Cecilienhaus auch das „Volksmuseum für Frauenkunde", welches Liepmann in der ihm eigenen liebevollen Art beschrieb:

„In der Vorstandssitzung von 8. Oktober 1926 wurde unter tatkräftiger Unterstützung des leider zu früh verstorbenen Kuratoriumsmitglieds Albert Kohn, dessen Verdienste auf sozial-hygienischem Gebiet nicht hochgenug gewertet werden können, meine Anregung, ein Volksmuseum für Frauenkunde zu gründen, weitestgehend Entgegenkommen bewiesen. So finden wir die ersten Mitteilungen über die junge Sammlung im 2. Jahresbericht des Deutschen Instituts für Frauenkunde, 1928, kurz dargestellt. Die Eröffnung aber wurde wegen des Neu- und Erweiterungsbaus des Institutes hinausgeschoben, um das Museum von vornherein in würdigeren Räumen unterzubringen. Trotz des dauernden Entge-

genkommens des Kuratoriums unseres Institutes wäre uns die Eröffnung des Museums nicht möglich gewesen, wenn sich nicht zahlreiche Stifter aus allen Teilen der Bevölkerung gefunden hätten, die uns weitestgehend bei unserem Vorhaben unterstützten. Sie haben alle erkannt, dass die Frau wertvollstes Kapital des Staates ist, und daß derjenige, der die Hygiene der Frau fördert, Volkstum und Staat für Gegenwart und Zukunft schützt und erhält. (...) Träger der hygienischen Volksbildung kann nur ein Arzt sein, der über pädagogische Fähigkeiten verfügt und der die Möglichkeit hat, sein Wissen durch die Lehrer der Schule, durch die Elternbeiräte, der Familie weiterzugeben. Der beste Weg, um dieses zu erreichen, ist (...), das Museum, aber nur, wenn es in Verbindung steht mit dem lebendigen Leben, wie es zum ersten Male durch das Deutsche Institut für Frauenkunde dargestellt ist. Hier wirken Institut und Klinik, Forschung und Lehrer zusammen. Lehrkräfte und Sammlungsmöglichkeiten sind aneinander gekuppelt. (...) Der lebendige Säugling wirkt, unterstützt durch den Vortrag des Lehrers, anregend auf die Phantasie der Mütter, das Geheimnis des Werdens kann nur im Lichtbild und Präparat so klargestellt werden, daß es zu dauerndem Besitz ethischen Wollens und gesundheitlicher Einstellung führt. Es kommt nicht darauf an, durch zahllose Unterrichtsstunden pseudomedizinisches, kurpfuscherisches Denken zu erzeugen, sondern es kommt darauf an, durch Wort und Bild, durch Präparat und lebendiges Leben den Sinn gesundheitlichen Seins in der Frau zu wecken und ihr dadurch die Möglichkeit zu geben, für sich selbst und das heranwachsende Geschlecht Werte zu schaffen, die für die gesamte Zukunft des Volkes nutzbringend sein werden (...)."

An dieser Stelle verwies Liepmann auch auf den Film „Das keimende Leben", der bei der Firma Ewald-Film hergestellt wurde und für den er das Drehbuch schrieb (27):

„Daß Filmvorführungen sich in den Dienst eines solchen Museums zu stellen haben, ist selbstverständlich und bei der Anlage des Volksmuseums für Frauenkunde in großzügigster Weise von vornherein berücksichtigt (...)."

Liepmann war auch maßgeblich an dem Film „Das Lied des Lebens" beteiligt, in dem u. a. Ernst Busch, Friedrich Holländer und Hans Eißler mitwirkten. Beide Filme wurden zensiert und unter den Nationalsozialisten verboten. Bezogen auf das Museum fuhr Liepmann fort:

„Die Schwierigkeiten, die sonst solchen Museen daraus erwachsen, daß in erster Linie dieselben besuchen, die in Folge ihres schon vorhandenen Interesses am wenigsten ihrer bedürfen, fallen in unserer Einrichtung weg, da durch die Kassen auf sämtliche Kassenmitglieder durch Einladung und Führung ein gewisser Einfluß ausgeübt werden kann, der auch die wiederstrebenden und sonst der gesundheitlichen Bildung verlustig gehende Elemente diesem Ziel zuführt (...). Dazu ist es natürlich nötig, das ganze Museum auf einen anderen Einwirkungsplan zu stellen, d. h. es in einer Zeit zu öffnen, in der die arbeitende Frau Zeit hat, also in den Nachmittags- und Abendstunden, eine Notwendigkeit, die allerdings nur dann durchzusetzen ist, wenn eine genügende Beleuchtung der ausgestellten Gegenstände von vornherein, wie bei uns, garantiert ist. Daß ein solches Museum nicht in eine Provinzialstadt, sondern in die Reichtshauptstadt gehört ist schon deswegen verständlich, weil eine 4,5-Millionen-Bevölkerung Anspruch darauf hat und durch die häufigen Kongresse zahlreiche Personen sich sowieso in der Reichshauptstadt aufhalten und dabei leicht Gelegenheit haben, die dort dargebotenen Bildungsmöglichkeiten sich anzueignen.

(...) Wenn man als Träger der hygienischen Volksbildung bis jetzt in erster Linie Behörden, Volks- und Gemeindevertreter anzusprechen gewohnt war, so scheint mir der Weg über die Träger der Sozialversicherung, der ja jetzt mit den Familienversicherten mehr als 25 Millionen Deutsche angehören, aus den schon geschilderten Gründen der richtige zu

sein. (...) Der hygienische Schulunterricht für die oberen Klassen wird in einem solchen Museum ebenso reiche Gelegenheit finden, nutzbringendes Wissen, das in reiner und ethischer Form dargeboten werden muß, sich zu eigen zu machen, wie die Erwachsenen, insbesondere die Eltern, die ohne Wissen ihren heranwachsenden Kindern nahezu unmündig gegenüber stehen (...)."

Und nun begann der Direktor des Deutschen Instituts für Frauenkunde mit seinen Studenten im Rahmen der Vorlesung einen Rundgang durch das Volksmuseum. Folgen wir ihm, fast 75 Jahre später, und achten wir auf die verschollenen Details:

„Beim Eintritt in das Museum sehen wir an der Wand zur rechten 3 Reliefs aus alter Zeit, in der Mitte den Abdruck eines griechischen Grabmals, das das Staatsmuseum in Berlin aus Venedig erworben hat und das etwa aus der Zeit 100 Jahre v. Chr. stammt. Auf erhöhtem Sitz ist ein Arzt dargestellt, kennlich an dem über ihm befindlichen Instrumentenkasten, dessen Hilfe eine Frau aufsucht, die auf einem Reittier zu ihm geführt wird. Die Schlange als Zeichen der ärztlichen Kunst ist ebenfalls auf dem Relief zu sehen. Die beiden Reliefs neben dem eben geschilderten stellen die Mutterliebe beim Tiere dar. Die Originale befinden sich im Kunsthistorischen Museum in Wien; sie standen einst, 100 Jahre n. Chr., in einem hohen Palastgemach in Rom, wo sie eine zierliche, in heißen Sommern Kühlung spendende Fontäne schmückte.

Darunter fand ein für das Museum besonders wertvoller erster Abguß einer Wochenstube aus dem 14. Jahrhundert (1359) Aufstellung. Der Abguß des Altars, der vom Tabernakel von Or San Michele von Orcagna stammt, ist, nach Genehmigung durch den Papst, durch die dankenswerten Bemühungen des Herrn Staatssekretärs Dr. Meißner, des damaligen Deutschen Botschafters in Rom, Dr. von Neurath und des Konsuls Stifter in unseren Besitz gelangt. Wenden wir uns jetzt nach links, so sehen wir am Ende des Vorsaals eine Wand, auf der weiß und blau farbig glasierte italienische Tonreliefs, Majoliken, hängen. Sie stammen sämtlich aus Florenz. Ganz zur Linken sieht man eine Darstellung von Andrea della Robbia „Die Verkündung an Maria". Sie fand in unserem Hause als Sinnbild glückhafter Schwangerschaft Aufstellung. Diese, wie die beiden Wickelkinder, die an der Wand hängen und von demselben Künstler geschaffen sind, entstammen dem Kinderhospital in Florenz, das schon im Mittelalter als Findelhaus eine segensreiche Tätigkeit für alle die Frauen entfaltete, denen aus wirtschaftlichen Gründen die Aufzucht und Erziehung ihrer Kinder unmöglich war (...).

Unter diesen Kunstwerken befinden sich 7 in die Wand eingelassene Schaukästen, die nach Art unserer alten Puppentheater mit verschiedenen Beleuchtungseffekten Geburten aus alter und neuer Zeit darstellen. 5 dieser Diorahmen sind nach alten Bildwerken, die beiden aus neuerer Zeit nach der Natur von dem Meisterschüler von Kampf, Richard Fuhry, geschaffen, dem wir auch das überlebensgroße Wandgemälde im großen Vortragsaal, eine Stiftung des leider zu früh verstorbenen Ehrenkurators unseres Institutes, Komnerzienrat Temmler, verdanken (...). Die erste Darstellung ist eine altägyptische Entbindungsszene, etwa 300 Jahre v. Chr. nach dem Papyrus Westkar. Wir sehen links ein ägyptisches Zimmer mit Freskomalerei, in dem sich eine Geburt von Drillingen abspielt. Vor der Wöchnerin kniet eine Hebamme und zieht das Kind heraus. Eine zweite Hebamme reibt den Gebärmuttergrund. Eine dritte Hebamme reicht der Wöchnerin alkoholische Erfrischungen. Daneben steht ein Körbchen, in das das Kind hineingelegt werden soll. Im Vordergrund sieht man eine andere Hebamme knien, die einem Kinde den Nabelverband anlegt, in der Hand hält sie noch das Steinmesser, mit dem die Nabelschnur durchschnitten wurde. Weiter ein drittes Körbchen,

das schon einen Drilling enthält. Rechts sieht man aus einer Säulenhalle hinaus in eine ägyptische Mondlandschaft mit Bergen und Pyramiden. Zwischen der Wohnung und der Landschaft befindet sich eine Easis-Statur. (...) Das zweite Bild führt uns nach Rom. Es stammt aus dem Palaste des Titus und stellt die Geburt des Kaisers im ersten Jahrhundert n. Chr. dar. Die Wöchnerin liegt halb aufgerichtet in ihrem Bett, das Neugeborene wird gebadet, ein Arzt bringt offenbar eine Schale für die Nachgeburt herein. Im Hintergrund sehen wir in lachenden Farben eine wunderschöne italienische Landschaft dargestellt (...). Das dritte Bild führt uns in eine Wochenstube, in die Heimat von Hans Sachs nach Nürnberg, etwa um die Zeit von 1500. Es befindet sich als Titelblatt zu einem in Frankfurt erschienenen Buche von Eucharius Rösslin. Die Wöchnerin liegt im Bett; durch das im Vordergrund angebrachte geöffnete Fenster scheint freundlich die Sommersonne herein und wirft ihre Strahlen auf den mit feinem Sand bestreuten Fußboden. Man sieht hinaus auf den Marktplatz des alten deutschen Städtchens und fühlt sich so recht in die gute, alte Zeit ohne Eisenbahn und Kraftwagen zurückversetzt. Im Vordergrund badet die Hebamme im hölzernen Wachzuber gerade das Kind und prüft an Stelle eines Thermometers, den es damals ja noch nicht gab, mit ihren nackten Füßen die Temperatur des Bades. Im Hintergrund blickt man in die Küche mit der altertümlichen Hesse und dem Herdfeuer, das dem Beschauer unwillkürlich an noch jetzt bestehende Dorfschmieden erinnert (...). Das nächste Bild zeigt eine Geburt im 16. Jahrhundert nach einem alten schönen Holzschnitt von Jost Amman (1554). Im Vordergrund des nur durch ein Kaminfeuer beleuchteten Zimmers sitzt, durch das Feuer gewärmt, auf dem alten Gebärstuhl, von dem wir in der linken Ecke des Saales ein Originalmodel des germanischen Museums, in der rechten Ecke des Saales ein Orginal aus dem Schloß des Grafen Erbbach im Odenwald sehen, die Frau, die ihrer Geburt entgegensieht. Vor ihr auf einem kleinen Schemel nimmt die in damaliger Tracht dargestellte Hebamme das Neugeborene in Empfang. Im Hintergrund des Zimmers erblicken wir 2 Männer, die nach dem Gestirn des im Winterglanz blinkenden Himmels blicken, um dem Neugeborenen das Horoskop zu stellen; und dabei wird sich der aufmerksame Beschauer nicht des Lächelns erwehren, wenn er sieht, wie jetzt, im aufgeklärten 20. Jahrhundert, wieder ähnliche Unternehmungen am Werke sind.

(...) Das 5. Bild zeigt uns aus Völters ‚neueröffneter Hebammenschule' (1687) die Ausführung eines Kaiserschnitts im Palast eines italienischen Fürsten in Florenz. Kostbare Teppiche, wertvolle geschnitzte Möbel, herrliche Leuchter und ein weiter Blick in die vom Mond beschienene, mit Marmor ausgekleidete Halle geben dem Ganzen das Gepräge. Bei Wachskerzenbeleuchtung, die zum Teil von Dienern gehalten werden, schickt sich der Arzt an, den Kaiserschnitt auszuführen. Um die richtige Stelle zu treffen und richtig die Nähte anzulegen, hat er auf dem Leib der Schwangeren mit „guter Dinten" die Schnittführung gekennzeichnet. Statt der Narkose steht im Vordergrund der Geistliche, Gebete murmelnd, während ein Messknabe links vom Beschauer an dem kleinen Hausaltar kniet. In damaliger Zeit war der Kaiserschnitt eine Operation, der die meisten Frauen zum Opfer fielen, während die Kinder gerettet wurden. Heute ist der Kaiserschnitt eine Operation, bei der es bei weitem in den meisten Fällen gelingt, Mutter und Kind zu retten.

Das 6. Bild zeigt die traurigen Geburtsverhältnisse, wie sie sich noch heute in Berliner Kellerwohnungen abspielen. Es zeigt, wie schwer es der Arzt hat, unter schlechten Verhältnissen und bei der Beleuchtung einer Petroleumlampe, die der Mann hält, schwierige Eingriffe vorzunehmen.

(...) Das 7. und letzte Bild zeigt eine große geburtshilfliche Operation in einem moder-

nen Operationssaal und führt den Beschauer ohne viele Worte die Wohltat klinischer Entbindung vor Augen. Unter Narkose der Frau wird hier mit allen Mitteln der Sauberkeit, der Aseptik, Technik und Beleuchtung das Beste geleistet, was geleistet werden kann.

Während das Diorama Nr. 6 nach einer Kellerwohnung im Berliner Norden ausgeführt wurde, stellt Nr. 7 den Operationssaal im „Cecilienhaus" dar.

(...) Die Bilder lehren, daß erst im weiteren Vorschreiten der Kultur die Geburten in die engen Häuser gedrängt und die hygienischen Verhältnisse eher schlechter als besser wurden. Erst in der neueren Zeit haben Hygiene und Medizin auch auf diesem Gebiete Mustergültiges geleistet (...)

Die nun folgenden Schaukästen und Schränke sind fortlaufend nummeriert. Wir beginnen bei Nr. 1. Hier fanden wertvolle Bronzenachbildungen alter Instrumente aus Pompei, die wir durch gütige Vermittlung des Herrn Staatssekretärs Dr. Meißner vom Direktor des Nationalmuseums in Neapel erhielten, Aufstellung (...)

Der aufmerksame Beschauer wird mit diesen Instrumenten die Instrumente vergleichen, die auf dem Relief am Eingang, das den griechischen Arzt zeigt, dargestellt sind, und manche Ähnlichkeit bemerken. Die beiden großen Instrumente auf der linken Seite stellen Instrumente dar, wie wir sie noch heute benutzen, um in die inneren Organe der Frau hineinsehen zu können, und die durch einen technisch vollkommenen Schraubenmechanismus die Möglichkeit bieten, bei vorsichtiger Handhabung dies ganz schmerzlos auszuführen. Das dritte Instrument zeigt einen solchen Spiegel für das Rektum. Darüber befinden sich 2 Salbentöpfe. Was uns aber besonders interessiert, sind die beiden Instrumente ganz rechts in unserer Sammlung. Hier sieht man ein Irrigatorrohr, das noch durchgängig ist und das zur Spülung heute noch gebraucht werden könnte, und außerdem eine kleine Gebärmutterspritze, die neben der Heilbe-

handlung offenbar dazu diente, Schwangerschaften zu unterbrechen. Ein Katheter, viele
Pinzetten, Zangen, eine merkwürdig einfache
Schere und manches andere dürfte die Aufmerksamkeit auf sich ziehen.

In den nächsten beiden Schaukästen findet sich eine Ausstellung alter Bücher. Im
Schaukasten 2, ganz links vom Beschauer, sehen wir das berühmte Buch der kurfürstlich-
brandenburgischen Hofwehemutter, Justine
Sigismundin, geb. Dietrichen, die dieses Buch
im Jahre 1756 bei Christian Friedrich Voss in
Berlin veröffentlichte. Daneben finden sich 2
berühmte englische Atlanten, der eine in
deutscher Übersetzung von Smellie und Han-
ter. Im Schaukasten 3 sind weitere Bücher aus
alter Zeit ausgestellt. Sie alle zeigen uns den
hohen Stand der Darstellung anatomischer
Bilder, die wir noch heute bewundern.

Wenden wir uns zu den folgenden Schrän-
ken und Schaukästen im selben Raume (...).

Auf dem Schrank dieser Ausstellung ist
noch die farbige Kalksteinbüste der Königin
Nofretete, deren Orginal in unserem Berliner
Museum steht, besonders bemerkenswert,
weil sie uns ein deutliches Bild einer Frau vor
rund 3.000 Jahren zeigt.

An einer kleinen ägyptischen Büste aus
dem alten Ägypten sehen wir, tausende Jahre
v. Christigeburt, die heute wieder allgemein
geschätzte schlanke Linie dargestellt. Ganz
anders das Ideal des Eiszeitmenschen, dessen
Funde in Niederösterreich, in der Schweiz
und in Frankreich gemacht wurden. Im Schaukasten 5 ganz links sehen wir auf einem Stein
eingeritzt die unförmigen Umrisse einer Frau
mit einem riesigen Bauch und Nabel und gewaltigen Brüsten; dieser Stein stammt aus
Laussel (...) in Frankreich (Altsteinzeit). Daneben steht eine kleine plastische Figur einer
Frau, die sogenannte „Venus von Willendorf"
aus Niederösterreich, ebenfalls mit gewaltigen Brüsten und einem gewaltigem Bauch
dargestellt. Noch heute finden wir ein ähnli-
ches Schönheitsideal bei gewissen arabischen
Stämmen in Afrika, bei dem die schönste Frau

auch die fetteste ist. Alte Darstellungen von
Frauengestalten in rohen Umrissen aus grie-
chischer Zeit liegen daneben und auf der anderen Seite des Schaukasten finden wir Darstellungen aus unserem Mittelalters, aus der
Zeit Dürers, in der das Ideal einer Frau die
Schwangerschaft war. Alle diese Gestalten,
mögen sie Himmelsköniginnen oder, wie
oben in Schrank 4, eine nackte Frauengestalt
zeigen, erwecken den Eindruck der Schwangerschaft. In damaliger Zeit war die Schwangerschaft nicht etwas, was verborgen werden
sollte, sondern das die Frauen mit Stolz zeigten, da sie ja durch die Schwangerschaft Neues und Wertvolles für Zeit und Ewigkeit, für
Volk und Staat schufen: das Kind.

(...) Von den afrikanischen Naturvölkern
sehen wir uns noch eine scheußlich anmutende
Darstellung einer Frau in Holz an, im obers-
ten Fach des Schrankes 5, außerdem noch verschiedene Bildwerke aus Ägypten und Grie-
chenland (...). Alle diese Darstellungen zeigen
uns, ebenso wie die große Kupferstichsamm-
lung, die im großen Vortragssaal in Drehtür-
men Aufnahme gefunden hat, den Wandel
des Schönheitsbegriffs im Laufe der Zeiten.

An der anschließenden Wand und den
Fenstern ist in schönen Zeichnungen von Kä-
the Kollwitz die Not und die Armut der Pro-
letarierfrau dargestellt, im weiteren Verlauf
an den Fenstern die arbeitende Frau in der Fa-
brik zur Darstellung gebracht. Wie bereits
mehrfach ausgeführt, ist ein wichtiges Ar-
beitsgebiet des Deutschen Instituts für Frauenkunde, die Not und die Schäden im Leben
der arbeitenden Frau auf das geringste not-
wendigste Maß herabzusetzen.

Wir sehen dann im Schaukasten 6 auf der
linken Seite zwei alte mexikanische Darstellungen von Geburten in hockender Stellung,
von Frau Professor Simons-Wendland aus
Mexiko für unsere Sammlung mitgebracht.
Man erkennt deutlich, wie sich unterhalb der
Frau eine Blutlache oder der Mutterkuchen
befindet, und sieht in beiden Abbildungen die
Nabelschnur.

Auf der rechten Seite findet sich eine anatomische Darstellung des Magens und Darms einer Frau, die von den Herrgottsschnitzern in Oberammergau aus Wachs hergestellt ist. Es ist interessant, daß sich diese Volkskünstler auch mit anatomischen Dingen befaßt haben. Wir verdanken das hübsche Model Herrn Prof. Dr. Wintz aus Erlangen.

Darunter erblicken wir ein Elfenbeinfigürchen aus Florenz – aus meiner Privatsammlung stammend – das zerlegbar ist und die inneren Organe einer im 4 Monat graviden Frau, mit Gebärmutter und Frucht, deutlich erkennen läßt. Es dürfte etwa aus dem 17. Jahrhundert herrühren.

Im Schaukasten 7 sind eine Reihe von sogenannten Amuletten vereinigt, Schutzmittel gegen Krankheiten, Zauberei und Verwundungen. Sie sind zu allen Zeiten im Gebrauch bis zum heutigen Tage, nicht nur bei den Naturvölkern. Am besten konnte man den Glauben an die Schutzkräfte dieser Amulette im Weltkriege beobachten (...). Sehr hübsch ist die Milchflasche mit einer Kette, aus Haaren der Mutter geflochten. Ein Kind, das eine solche Kette trägt, gedeiht gut. Auf der anderen Seite des Schaukastens, nach dem Fenster zu, befindet sich ein großes mexikanisches Amulett. Wer es um den Hals trägt, ist wahrhaft gegen alle Gefahren des Lebens geschützt. Ganz rechts an diesem Amulett sehen wir: den Nagel eines Tieres – dieser wirkt gegen Angst, die geballte Faust daneben schützt vor dem bösen Blick, das Auge des Hirsches verleiht Schnelligkeit, das Wachs von Gottes Lamm segnet das Leben, die Perle schützt vor bösen Geschwülsten, die 4 Evangelien führen zur Frömmigkeit und der Tigerzahn verleiht Mut.

Ebenso interessant ist der von Herrn Dr. Max Moszkowski gestiftete Abtreibungsfisch der Bataker aus Sumatra, der zu Leibmassagen benutzt wurde (...) es würde zu weit führen (...), wollte ich Sie mit all den vielen anatomischen Präparaten, die unser Museum birgt und deren Zweck es ist, immer erneut auf die Notwendigkeit der Hygiene der Frau hinzuweisen, im einzelnen bekannt machen. Der häufige Besuch eines solchen Museums, der nicht nur für die Frauen, sondern mindestens ebenso für Theologen, Pädagogen und Juristen wichtig ist, ist die einzige Möglichkeit, um selbst diesen Dingen näherzutreten, die Grundlage der Neuschöpfung und damit der Zukunft eines Volkes sind (...).

Aber auf eine interessante Sammlung muss ich Sie aufmerksam machen, weil sie die erste und einzige ist, die bisher in einem solchen Museum zu sehen ist: Das ist eine Sammlung von Moulagen der verschiedenen Kindslagen, wie sie bisher nur von Leichenabgüssen gewonnen werden konnten und wie sie jetzt nach einem besonderen, von mir geschaffenen Rekonstruktionsverfahren, nach Röntgenbildern an lebenden Frauen, durch den Oberpräparator Seiffert dargestellt wurden. Diese Wachsabgüsse zeigen zum ersten Mal die ungezwungene und lebendige Haltung der Frucht in der Gebärmutter, die weit ähnlicher der Haltung mittelalterlicher Zeichnungen ist als der Zwangshaltung unserer Leichenpräparate, die uns ein falsches Bild gegeben haben.

Eine sehr schöne Sammlung der Entwicklungsgeschichte der Erde zeigt uns das allmähliche Werden der organischen Natur, und ich könnte diese Wanderung nicht schließen, ohne Sie auf etwas aufmerksam zu machen, was auch eine Besonderheit unseres Museums ist: Ein Naturabdruck einer vorsintflutlichen Hexe, eines Ichthyosaurias, der im Moment der Geburt fossil geworden ist und in dessen Becken man deutlich das Jungtier erblickt (...). So verfügt das junge Volksmuseum für Frauenkunde über ein Präparat, das den ersten Geburtsvorgang auf unserer Erde wie im Momentbild festgehalten zeigt, und es wird ihnen nunmehr verständlich, warum dieser Abdruck, gewißermaßen als Symbol der Mutterschaft, gerade hier Aufstellung fand.

Eine umfangreiche Sammlung farbiger Kupferstiche, die wir Frau Steiner verdanken, führt uns die Frauenmoden aller Zeiten und die hygienischen Torheiten vor Augen ... Eine weitere sehr umfangreiche Sammlung zeigt uns noch die verschiedenen Krankheitsformen, mit dem immer erneutem Hinweis, daß das beste Mittel, die Frau gesund zu erhalten, die Prophylaxe ist.

So hoffe ich, dass Sie das Volksmuseum für Frauenkunde und die Vorlesungen, die uns ein ganzes Semester beschäftigt haben, mit dem Gedanken verlassen werden, daß derjenige, der Hygiene fördert, wertvolle Arbeit für Volkstum und Staat, für Zukunft und Gegenwart leistet, und wenn in diesem Sinne diese Vorlesungen von Ihnen erfaßt und erlebt sind, dann werden Sie diesen Gedanken nutzbringend anwenden können, gleichviel, ob sie als Ärzte oder Erzieher, als Seelsorger oder als Richter unserem Volk in Zukunft dienen werden (...)."

Emigration aus Deutschland und Lebensabend in Istanbul

Doch wieder hatten sich die Zeiten geändert. Die Weimarer Republik stand vor ihrem Ende und mit dem Reichstagsbrand wurde auch sinnbildlich die deutsche Geschichte der nächsten 12 Jahre unter der Nazidiktatur deutlich vorgezeichnet.

Wilhelm Liepmann wurde, wie zahlreiche andere Intellektuelle, von den Nationalsozialisten im Zusammenhang mit dem Reichstagsbrand verhaftet. Die Gründe bleiben unklar, er musste bald wieder aus der Haft entlassen werden. Das Ministerium für Volksbildung unter dem neuen Ministerialrat Achelis, einem ehemaligen Mitarbeiter des Leipziger Instituts für Geschichte der Medizin, forderte vom Dekan der Medizischen Fakultät, Prof. Walter Stoeckel, eine bewertende Stellungnahme über die Person Liepmanns. Der Jude Liepmann war dem Ministerium nicht mehr genehm. Anders als 1929 bei der Beurteilung Liepmanns für den Lehrauftrag verzichtete Stoeckel diesmal in seiner Beurteilung Liepmanns für den NS-Beamten Achelis nun auf jegliche Kritik und verwies sehr lobend auf

die didaktisch hervorragenden Werke des Inhaftierten, auf seine Fähigkeiten als Lehrer und auf die moderne Organisation und die hervorragende Leitung des „Cecilienhauses" durch Liepmann. Über irgendwelche Plagiatsvorwürfe gegenüber Liepmann wußte Stoeckel nichts zu bemerken ... Außerdem scheint W. Stoeckel als Dekan den gesamten Befragungsprozeß in Sachen Liepmann deutlich und zum Ärger des Ministeriums verzögert zu haben (22).

Wilhelm Liepmann schien sich über die Reichweite der Maßnahmen der neuen Regierung im Hinblick auf seine berufliche Existenz relativ bewußt gewesen zu sein. Er erlitt einen Nervenzusammenbruch und schwere Depressionszustände. Bereits mit Schreiben vom 3. Mai 1933 wurde Liepmann vom Ministerium für Wissenschaft, Kunst und Volksbildung der Lehrauftrag für soziale Gynäkologie entzogen (6). Liepmann verlor 1933 seine Stellung als Direktor des Deutschen Instituts für Frauenkunde, welches im wesentlichen aufgelöst wurde und das als Frauenklinik von Erich Bracht weitergeführt wurde.

Und dann eröffnete Liepmanns ehemaliger Vorgesetzter Prof. Walter Stoeckel als 23. Präsident der Deutschen Gesellschaft für Gynäkologie die Berliner Tagung der Gesellschaft im Oktober 1933 mit den Worten (20):

„Weich war die Zeit im Niedergang unseres Volkes – hart ist sie im Aufstieg geworden und stahlhart wird auch die Führung im neugestalteten Staat bleiben müssen. Diese unerbittliche Härte bei der unbeirrbaren Verfolgung großer politischer Zukunftsziele zerschlägt vieles, was dauerhaft schien und wirkt tief hinein in alte Bindungen und Arbeitsgemeinschaften. Sie zerbricht rücksichtslos das staatlich nicht gewollte und sie geht mit festem Blick auf Deutschlands national-völkische Gestaltung schicksalhaft über Einzelschicksale hinweg. Wir bedauern, daß diese Entwicklung auch Kollegen schwer getroffen hat, deren Persönlichkeit wir hochschätzen und deren wissenschaftliche Leistungen wir

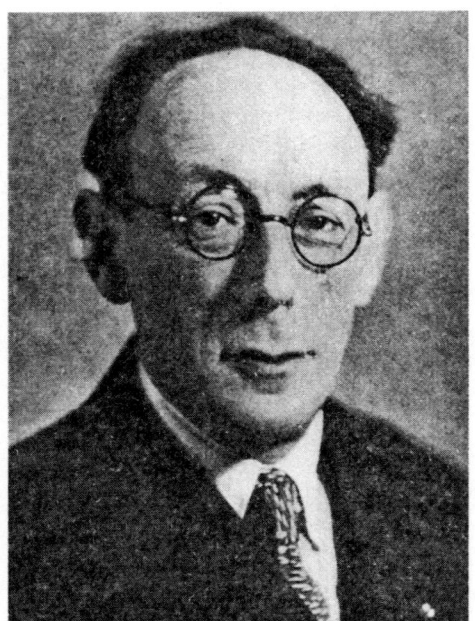

Abb. 15: : Wilhelm Gustav Liepmann in Istanbul (22)

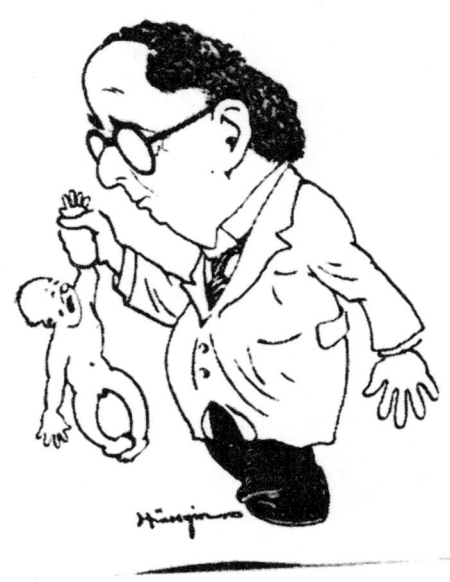

Abb. 16: Karrikatur Prof. Liepmanns aus seiner Istanbuler Zeit (22)

hoch bewerten. Wir können ihr Schicksal nicht wenden; sie sind die beklagenswerten Opfer einer Härte geworden, die für die Gesundung des deutschen Volkes notwendig geworden war (...)."

Im Oktober 1933 war Liepmann mit seiner Familie bereits in einem italienischen Sanatorium an der Riviera, von wo aus er der Medizinischen Fakultät der Friedrich-Wilhelms-Universität mitteilte, dass er einen Ruf als Direktor der Universitäts-Frauenklinik in Istanbul angenommen habe (13, 15, 22). Im gleichen Schreiben bat er in verständlicher, aber auch charakteristischer Verkennung der politischen Situation für zwei Jahre um Beurlaubung und Weiterführung in den Listen der Hochschullehrer der Berliner Universität (6, 22). Eine trügerische Illusion. Schließlich wurde am 7. Februar 1934 dem Rektor der Friedrich-Wilhelms-Universität, der Medizinischen Fakultät und Liepmann selbst per Post mitgeteilt, dass auch Liepmanns Lehrbefugnis aufgrund des § 6 (nicht nach § 3!) des Gesetzes

zur Wiederherstellung des Berufsbeamtentums vom 7. April 1933 hinfällig sei. Die Personalakte Liepmanns bekam den roten Vermerk „Jude" sowie „Venia legendi entzogen" (6, 7).

Wie Schneck in seiner Arbeit über Liepmann dargestellte, liegen über die Einzelheiten der Vermittlung der Berufung Liepmanns zum Direktor an die Universitäts-Frauenklinik Istanbul bisher keine detaillierten Angaben vor (22). Es ist jedoch heute allgemein bekannt, dass die Reformen in der Türkei unter ihrem neuen Präsidenten Mustafa Cemal Atatürk (1881–1938) dazu führten, dass die neugegründete Istanbuler Universität zur Heimstätte zahlreicher namhafter Wissenschaftler, die aufgrund ihrer jüdischen Herkunft Deutschland verlassen mussten, wurde. Mit dem Chirurgen Rudolf Nissen, dem Internisten Erich Frank, dem Ophthalmologen Josef Igersheimer und dem Gynäkologen Wilhelm Liepmann (Abb. 15) waren allein vier Lehrstühle mit deutsch-jüdischen Immigranten besetzt. Eine wesentliche Rolle spielte sicherlich auch

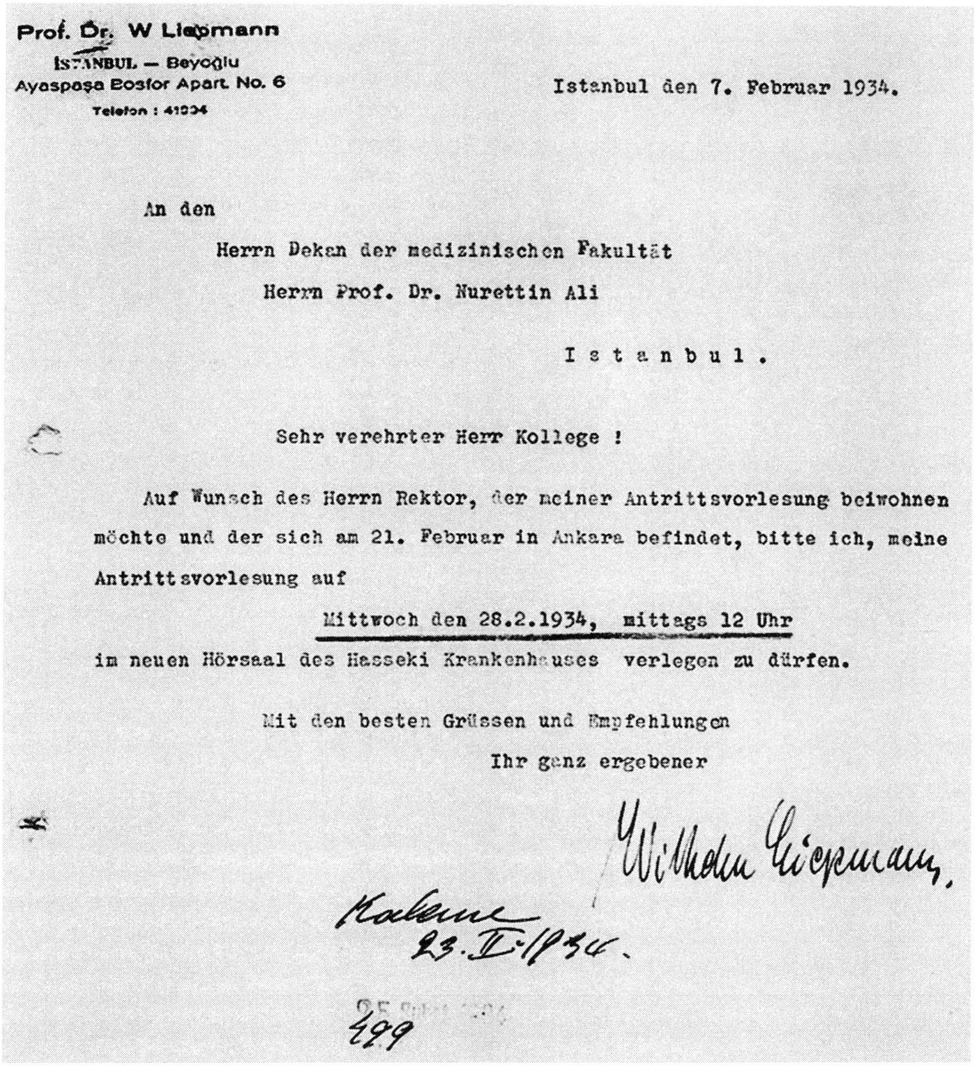

Prof. Dr. W Liepmann
ISTANBUL — Beyoğlu
Ayaspaşa Bosfor Apart No. 6
Telefon : 41934

Istanbul den 7. Februar 1934.

An den

Herrn Dekan der medizinischen Fakultät

Herrn Prof. Dr. Nurettin Ali

I s t a n b u l .

Sehr verehrter Herr Kollege !

Auf Wunsch des Herrn Rektor, der meiner Antrittsvorlesung beiwohnen möchte und der sich am 21. Februar in Ankara befindet, bitte ich, meine Antrittsvorlesung auf

Mittwoch den 28.2.1934, mittags 12 Uhr

im neuen Hörsaal des Hasseki Krankenhauses verlegen zu dürfen.

Mit den besten Grüssen und Empfehlungen

Ihr ganz ergebener

Wilhelm Liepmann,

Abb. 17: Ankündigung der Antrittsvorlesung (überlassen von Frau Doz. Dr. A. Namal)

bei Liepmanns Vermittlung der Pathologe Phillip Schwartz, der 1933 eine „Beratungsstelle für Deutsche Wissenschaftler" gegründet hatte und so zahlreichen Intellektuellen im wahrsten Sinne das Überleben ermöglichte. Interessanterweise sollen die Gynäkologen Bernhard Zondek und Marcel Traugot zunächst für den Lehrstuhl vorgesehen worden sein, den Ruf jedoch abgelehnt haben, so dass Liepmann ohne Zögern annehmen konnte.

Die deutschen Immigranten jüdischer Herkunft oder die deutschen Wissenschaftler, die aus politischen Gründen aus ihrer Heimat vertrieben wurden, zahlten der Universität ihres Gastlandes durch intensive Arbeit, Forschung und Lehre dankbar zurück, was sie empfangen hatten (Abb. 16, 17).

Rudolf Nissen, Lieblingsschüler und leitender Oberarzt von Ferdinand Sauerbruch in Berlin, schrieb rückblickend über Wilhelm

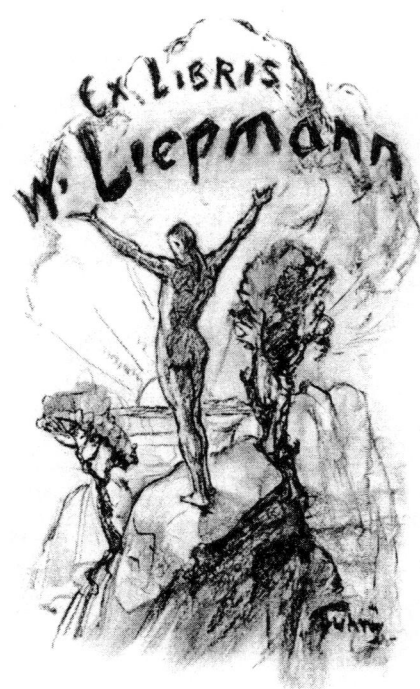

Abb. 18: Exlibris W. Liepmanns – sinnhaft für sein Leben. Aus: „Psychologie der Frau". Berlin-Wien 1920. Widmungsexemplar an „...*Fräulein Elfriede Baldt, der nach Einheit strebenden Weggenossin des Dichters, Groß im Lieben – Größer im Verzeihen ...*" (Berlin, Dezember 1921). (21)

Liepmann, seinen Kollegen in der Fakultät der Istanbuler Universität (19):

„Der Gynäkologe W. Liepmann aus Berlin kommend, war ein hervorragender Praktiker, besonders ein weit über dem Durchschnitt stehender Operateur. Ungehemmt in gesprächsweiser Äußerung, hat er sich selbst manch unnötige Schwierigkeiten bereitet. Von seinen Patienten war er geliebt, er hat diese Sympathie mit einer aufopfernden Betreuung vergolten. Im 6. Jahr seiner Amtszeit starb er immerhalb weniger Wochen an einem außerordentlich schmerzhaften Leiden (...)."

Am 18. März 1939 ist Wilhelm Liepmann im 61. Lebensjahr an einem Sarkom in Istanbul verstorben. Allein während seiner Schaffensjahre in Deutschland hatte er 172 Arbeiten publiziert, darunter 22 Bücher (Nach- und Neuauflagen nicht eingerechnet) (Abb. 18). Nachrufe aus berufenem Munde blieben aus. Erst der im Juli des Jahres 2006 viel zu früh verstorbene Rolf Winau und sein damaliger Doktorand Volker C. Grabke an der Freien Universität (13) sowie Peter Schneck an der Humboldt-Universität (22) riefen 1980 – also zeitgleich – in West- und Ostberlin Liepmanns Namen zurück in Gedächtnis. Die Fachkolleginnen und -kollegen unserer Gesellschaft erreichten sie leider nicht.

Danksagung
Bei der Erstellung dieses Kapitels konnten nicht alle Literaturstellen und Originalquellen zur Person und zum Schaffen von Prof. Wilhelm Liepmann und zum Kontext seines Wirkens angeführt werden. Dies wird Aufgabe einer umfasseneren Schrift sein. Jeder Interessierte sollte jedoch die hier vielfach zitierte, profunde Quellenstudie von Peter Schneck, dem emeritierten Direktor des Instituts für Geschichte der Medizin der Humboldt-Universität zu Berlin, als Grundlage eigener Recherchen nutzen. Für die tägliche und tatkräftige Unterstützung bei der Er- und Überarbeitung dieses Kapitels in Capo Testa auf Sardinien danke ich Eva Mittank von Herzen. Erst nach Fertigstellung des Manuskriptes lernte ich telefonisch den in Kalifornien lebenden Sohn Wilhelm Liepmanns, Prof. Dr. Hans Liepmann, sowie per E-Mail Frau Doz. Dr. Arin Namal von der Universität Istanbul kennen, denen ich an dieser Stelle für ihre Hinweise und für neue Quellenangaben wärmstens danke (28, 29).

LITERATUR

1 AHUB: Med. Fak. No. 723, Promotionen (1901), Bl. 70–75.

2 AHUB: Med. Fak. No. 1351, Habilitationen (1907–1909), Bl. 6–8.

3 AHUB: Med. Fak. No. 1415, Disziplinaria der Universitätslehrer (1906–1930), Bl. 17–42.

4 AHUB: Med. Fak. No. 1416, Lehraufträge (1919–1930), Bl. 85–91, 238, 239.

5 AHUB: Med. Fak. No. 41, Sitzungsprotokolle (1921–1930), Bl. 17, 22, 230–232, 237 ff.

6 AHUB: Med. Fak. No. 164/I, Personalakte W. Liepmann.

7 AHUB: Med. Fak. No. 164/II, Personalakte W. Liepmann.

8 Asen, J.: Gesamtverzeichnis des Lehrkörpers der Universität Berlin. Leipzig 1955, S. 118.

9 David, M., Stürzbecher, M., Ebert, A. D.: Paul Ferdinand Straßmann, Vertreter einer Berliner Ärztedynastie, in: Ebert, A. D., Weitzel, H. K. (Hrsg.): Die Gesellschaft für Geburtshilfe und Gynäkologie zu Berlin 1844–1994. Berlin, New York 1994, S. 146 ff.

10 Dührssen, A.: Persönliche Erinnerungen an bedeutende Ärzte. Jahresbericht des Deutschen Institutes für Frauenkunde 1927. Berlin 1928, S. 61 ff.

11 Ebert, A. D.: Jüdische Hochschullehrer an preussischen Universitäten. Frankfurt/M 2007 (im Druck).

12 Gauss, C. J., Wilde, B.: Die deutschen Geburtshelferschulen. München 1956, S. 236.

13 Grabke V. C.: Wilhelm Liepmann als sozialer Gynäkologe. Med. Diss. FU Berlin 1980.

14 Jahresberichte des Deutschen Instituts für Frauenkunde. Berlin 1926–1932. Die Arbeit des Instituts bedarf einer eingehenden Analyse. Auch die Tatsache, dass in seinen letzten Jahren der berühmte Pathologe Ludwig Pick (1868–1944) hier arbeitete wurde bisher nicht auschreichend untersucht.

15 Kaznelson, S.: Juden im deutschen Kulturbereich. Berlin 1959.

16 Liepmann, W.: Über suprasymphysären Querschnitt. Med. Diss. Berlin 1901.

17 Liepmann, W.: Als Arzt in Moskau, in: Vossische Zeitung vom 2. Juli 1924.

18 Liepmann, W.: Mutter und Kind im neuen Russland, in: Vossische Zeitung vom 15. Juli 1924.

19 Nissen, R.: Helle Blätter – dunkle Blätter. Stuttgart 1969, S. 215.

20 Ludwig, H.: Die Reden. Berlin 1999, S. 151–152.

21 Private Sammlung von Büchern, Widmungsexemplaren und Autographen zur Geschichte der Medizin, speziell der Gynäkologie und Geburtshilfe von A. D. Ebert.

22 Schneck, P.: Wilhelm Liepmann (1878–1939) und die soziale Gynäkologie im Spiegel der Aktenbestände des Archivs der Humboldt-Universität zu Berlin. NTM-Schriftenr. in: Gesch., Naturwiss., Technik, Med. 17 (1980), S. 102–120.

23 Schneck, P.; Ebert, A.D.: Ernst Bumm – Arzt und Lehrer mit Charisma. In: Ebert A.D., Weitzel, H.K. (Hrsg.): Die Gesellschaft für Geburtshilfe und Gynäkologie zu Berlin 1844–1994. Berlin-New York 1994, S. 109ff.

24 Stoeckel, W. (Hrsg.): Deutscher Gynäkologenkalender. Leipzig 1928, S. 169 ff.

25 Ulrich, U., Ebert A. D., Pritze, W.: Vom Kaiserreich zur Teilung Deutschlands: Walter Stoeckel, in: Ebert A. D., Weitzel, H. K. (Hrsg.): Die Gesellschaft für Geburtshilfe und Gynäkologie zu Berlin 1844–1994. Berlin-New York 1994, S. 161 ff.

26 Winckel, F. v.: Vorlesungen über Frauenkunde. München 1909.

27 Zuelzer, W.: Der Fall Nicolai. Frankfurt/M. 1981.

28 Namal, A, Ebert A. D.: Der Berliner Gynäkologe Wilhelm Gustav Liepmann (1878–1939) und seine Tätigkeit an der Universität Istanbul 1933–1939. Geburtsh. Frauenheilk. (subm.)

29 Liepmann H. W.: May you live in interesting times. 2004 (private Kopie)

Matthias David

Ernst Gräfenberg

(1881–1957)

„Personenbeschreibung: Statur mittelkräftig, Körpergröße 1,72 m, Gewicht 71 kg, Gesichtsfarbe gesund, Augen braun, Stirn hoch, Nase spitz, Mittelkinn oval, Gesichtsbildung hager, Zähne vollständig, Haare braun, oben dünn, Augenbrauen braun, Bart braun-grau, kurz, besondere Kennzeichen keine" (Abb. 1). Weiter heißt es in der Personalakte des Zuchthauses und der Sicherungsanstalt Brandenburg/Havel-Görden über Dr. Ernst Gräfenberg, der seit

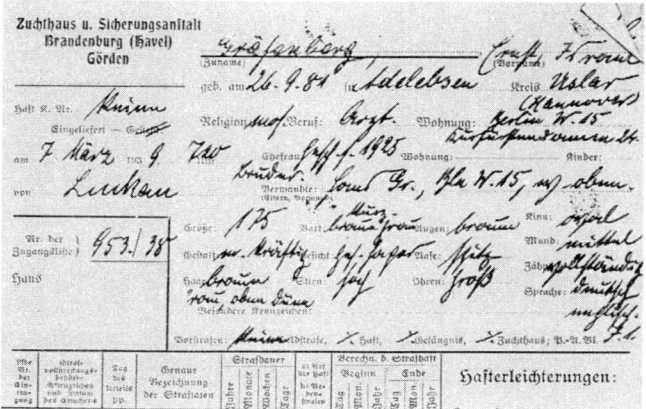

Abb. 1: Blatt aus der „Personalakte für den Zuchthausgefangenen Ernst Israel Gräfenberg"

dem 1.1. 1939 als Jude den Zwangsvornamen „Isarael" zu führen hatte: *„Gegen den Ernst Israel Gräfenberg aus Berlin ist durch Urteil des Landgerichts in Berlin am 9. November 1938 wegen Devisenvergehen eine Zuchthausstrafe von 3 Jahren und eine Geldstrafe von insgesamt 199.000 Reichsmark erkannt worden. Die bürgerlichen Ehrenrechte werden dem Angeklagten auf die Dauer von 5 Jahren aberkannt."* Die Straftat bestand im *„Außerlandesbringen und Verkauf wertvoller Briefmarken"* (Personalakte Zuchthaus Brandenburg).

Diese Zuchthausakte enthält einige der raren Dokumente, die auch ein wenig den Charakter dieses Mannes beleuchten, dem offenbar trotz der furchtbaren Lage, in der er sich befand, Ironie und Sarkasmus nicht abhanden kamen. In einem auf vergilbtem Papier geschriebenen Brief aus dem Gefängnis an

seine Schwester vom 11. März 1939 heißt es u.a.: *„Nach nur achttägiger Gastrolle in Luckau bin ich via Alexanderplatz Berlin seit letzten Dienstag hier gelandet, in einer Anstalt, die sich wohltuend durch Bau und Reinlichkeit von den vorhergehenden Etappen meines Leidensweges unterscheidet (...), wenn mich das Reinhalten der Zellen auch viel Zeit kostet (...). Manche Berliner Privatklinik könnte sich an dieser peinlichen Sauberkeit und den blinkenden Linoleumfußböden ein Beispiel ehmen (...)"* (Abb. 2; Personalakte Zuchthaus Brandenburg).

Der Zuchthausaufenthalt im nationalsozialistischen Deutschland stellte eine wesentliche, wenn nicht die entscheidende Zäsur im Leben von Ernst Gräfenberg dar, der die Emigration in die USA folgte.

Zunächst soll aber auf sein Leben „davor" eingegangen werden.

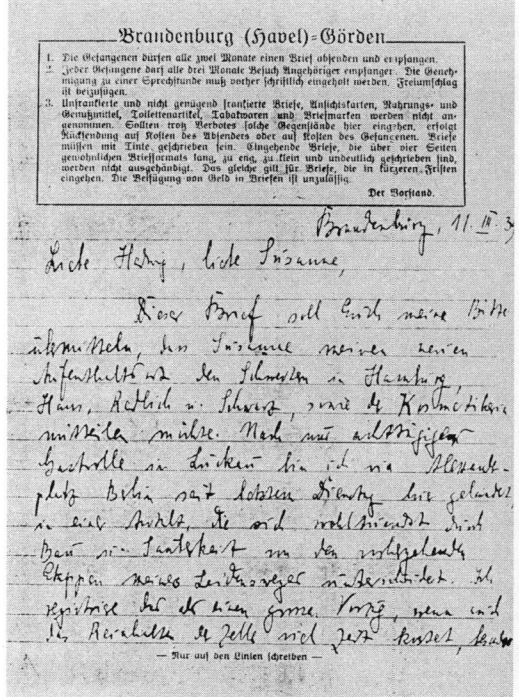

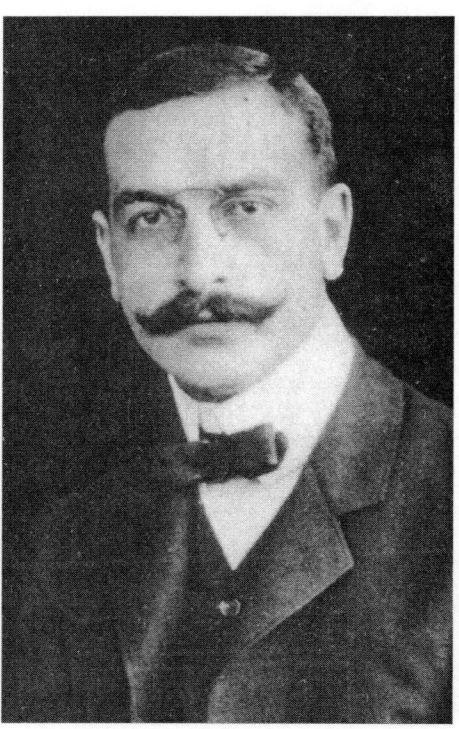

Abb. 2 (links): Brief Gräfenbergs aus dem Zuchthaus Brandenburg aus dem Jahr 1939; *Abb 3 (rechts):* Ernst Gräfenberg

In Gräfenbergs Dissertation von 1904 findet sich folgender Lebenslauf: „*Am 26. September 1881 wurde ich, Ernst Gräfenberg, zu Adelebsen, Provinz Hannover, geboren. Ich besuchte bis Ostern 1892 die Elementarschule meiner Heimat und trat als dann in die Quinta des Gymnasiums zu Göttingen ein, das ich Ostern 1900 mit dem Zeugnis der Reife verließ, um mich dem Studium der Medizin zu widmen. Meine Studienjahre verlebte ich in Göttingen und München. In Göttingen unterzog ich mich im Februar 1902 der ärztlichen Vorprüfung und absolvierte daselbst im Januar 1905 das ärztliche Staatsexamen*" (Gräfenberg 1904; Abb. 3).

Gräfenberg begann seine ärztliche Tätigkeit an der Augenklinik der Universität Würzburg. 1905 wechselte er zur Kieler Universitäts-Frauenklinik und begann seine Ausbildung zunächst unter der Leitung von Professor Werth, der durch die Entwicklung der Schichtnaht in die Geschichte der Chirurgie eingegangen ist; später war I. Pfannenstiel sein Chef. Wahrscheinlich ist es Zufall: Gräfenberg ging 1910 nach Berlin und ließ sich als Gynäkologe in Berlin-Schöneberg nieder, als Stoeckel das Ordinariat in Kiel übernahm.

Als Chefarzt einer Sanitätskompanie nahm Gräfenberg am 1. Weltkrieg teil und wurde dafür hoch dekoriert (Semm u. Giese 1981).

Später verlegte er seine Praxis aus dem Stadtteil Schöneberg an den Kurfürstendamm 24, in eine sehr zentrale Lage, zwei Häuser neben dem bekannten Café Kranzler.

Ernst Gräfenberg war für kurze Zeit mit der Schriftstellerin Rosie Waldeck verheiratet. Die Ehe blieb kinderlos und wurde wegen, wie es heißt, „*Disharmonie in beiderseitigem Einverständnis*" geschieden (Personalakte Zuchthaus Brandenburg).

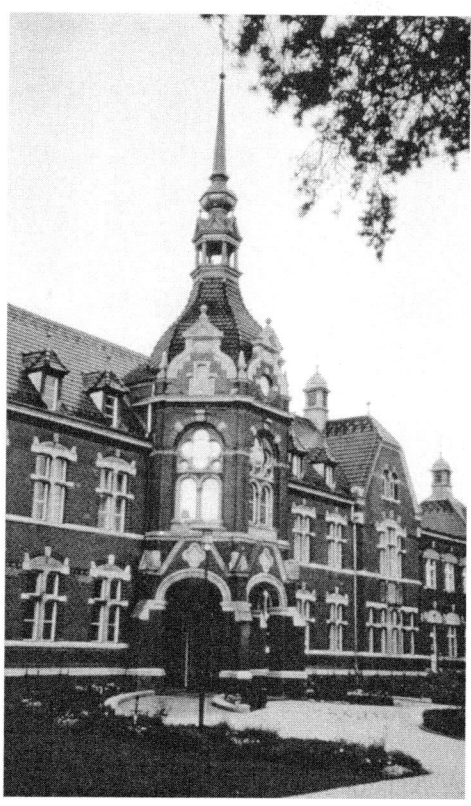

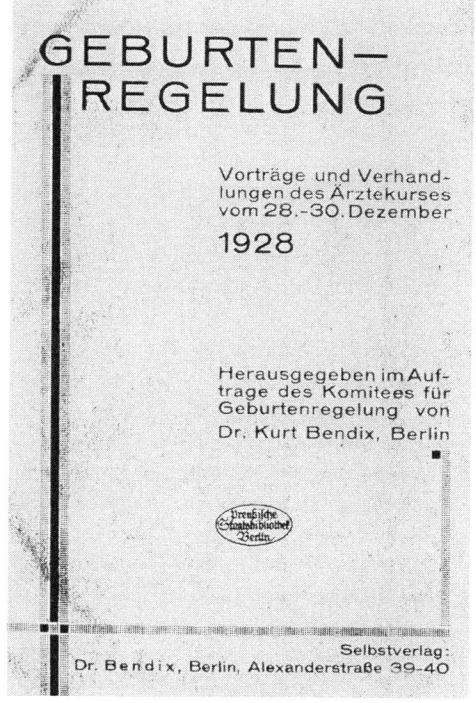

GEBURTEN—
REGELUNG

Vorträge und Verhand-
lungen des Ärztekurses
vom 28.-30. Dezember
1928

Herausgegeben im Auf-
trage des Komitees für
Geburtenregelung von
Dr. Kurt Bendix, Berlin

Selbstverlag:
Dr. Bendix, Berlin, Alexanderstraße 39-40

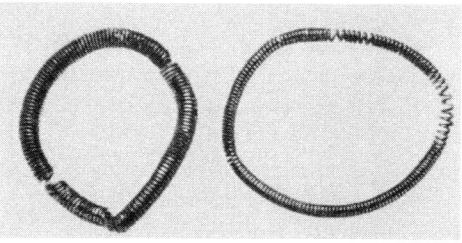

Abb. 4 (links): Eingangsportal Hauptgebäude
Krankenhaus Britz; Abb. 5 (oben rechts): 1929
erschienene Publikation, die auch einen Vortrag
von Gräfenberg enthält; Abb. 6 (rechts unten):
Gräfenberg-Ringe aus (technischem) Silber

Vermutlich von 1930 bis 1933 war Gräfenberg neben seiner Praxistätigkeit leitender
Arzt der 60 Betten führenden gynäkologischen Abteilung des Städtischen Krankenhauses Berlin-Britz (Abb. 4). 1933 wurden
drei der damaligen Chefärzte, darunter Gräfenberg, aufgrund ihrer jüdischen Herkunft
von den Nationalsozialisten entlassen. Die
gynäkologische Abteilung wurde im gleichen
Jahr in das Städtische Krankenhaus Berlin-
Neukölln überführt (Neuköllner Jahrb. 1956).

1928 war Gräfenberg auf dem Höhe-
punkt seiner Karriere in Berlin. In seiner Praxis am Kurfürstendamm behandelte er Frauen
von Geschäftsmännern und Diplomaten, unter seinen Patientinnen waren Berühmtheiten
aus der Berliner Theater- und Opernszene.
Aber er war nicht nur der viel frequentierte
Prominentenarzt, sondern auch sozial engagiert.

Im Dezember 1928 fand auf Initiative
linksliberaler Ärzte ein Kurs über Geburtenregelung statt. Hier berichtete Gräfenberg
erstmals über „seine" Intrauterinspirale, den
später so genannten Gräfenberg-Ring (Gräfenberg 1929; Abb. 5 u. 6).

Schon mit seiner Dissertation, für die er einen Preis der Universität Göttingen erhielt,

hatte er wissenschaftliches Talent bewiesen. In seiner Kieler Zeit hat er dann als 28-jähriger Assistent u. a. die Arbeit „Eine Nebennierengeschwulst der Vulva als einzige Metastase eines malignen Nebennierenrindentumors der linken Seite" verfasst. Diese dort erstmals veröffentlichten Überlegungen bilden die Grundlage der so genannten Gräfenberg-Theorie: Sie besagt, dass die Metastasierung eines Nierenkarzinoms auch retrograd hämatogen erfolgen kann. Diese Theorie ist zwar heute vergessen, aber der Gräfenberg-Ring gilt zumindest den Eingeweihten, Interessierten und Medizinhistorikern als Vorläufer aller modernen Intrauterinpessare (Semm u. Giese 1981).

Anfang der 1920er Jahre hatte Gräfenberg mit der intrauterinen Einlage von Silk zur Schwangerschaftsverhütung begonnen. Silkfäden als Produkte der Spinndrüse der Seidenraupe zeichnen sich durch eine außerordentlich gute Haltbarkeit aus und sind nicht resorbierbar. Die Verwendung von Silk als Kontrazeptivum war an sich nicht neu. Meist wurde er in Sternform oder als Schleife mit einem dünnen Silberdrähtchen verknotet und dieser Silkstern so in den Uterus hineingelegt, dass das Silberfäden aus dem Muttermund herausragte. Gräfenberg umwickelte den Silk mit dem Silber, eher er auf den Silk gänzlich verzichtete und nur noch kleine Ringe aus gedrehtem Silberdraht benutzte (Abb. 7). Laut Gräfenberg waren diese flexibler beim Einlegen, ließen sich leichter entfernen und waren vor allem im Röntgenbild sichtbar (Gräfenberg 1929). Es bleibt unklar, ob Gräfenberg die Herstellung dieser Ringe zunächst noch selbst vornahm. Vielleicht modifizierte er zunächst auch Uhrfedern. Später verwendete er jedenfalls „fabrikmäßig hergestellte" Silberringe von 2, 2,5 und 3 cm Durchmesser. Sie bestanden – wie Untersuchungen aus den 1970er Jahren gezeigt haben – wohl aus Gründen der Festigkeit aus technischem Silber, welches Verunreinigungen von Zinn, Cadmium und vor allem bis zu 28 % Kupfer enthält. Gräfenberg, der zuletzt „mikroche-

mische Umwandlungen" für die temporäre Sterilität verantwortlich machte, hat also unbewusst das erste Kupfer-IUD erfunden (Wagner et al. 1977).

Gräfenberg legte größten Wert auf definierte sterile Einlagebedingungen und betonte immer wieder die bei seinen Ringen, im Gegensatz zu allen anderen Intrauterinpessaren, nicht vorhandene Verbindung zwischen Scheide und Gebärmutterinnenraum. Zur Liegedauer bemerkt er: *„Es schadet nichts, wenn aus äußeren Gründen der Fremdkörper mehrere Monate länger als ein Jahr liegen bleibt. Ich habe sogar eine Reihe von Fällen beobachtet, die ihren Silk ,vergessen' haben und die nach 6 bis 8 Jahren bei einem zufälligen Zusammentreffen daran erinnert wurden"* (Gräfenberg 1929).

Als Gräfenberg 1930 letztmalig in aller Ausführlichkeit über die von ihm entwickelte intrauterine Kontrazeptionsmethode berichtete, überblickte er 2.100 Fälle mit einer Versager-, d. h. Schwangerschaftsrate von 1,6 % (Gräfenberg 1931).

Gräfenberg wurde zu internationalen Kongressen der Geburtenkontroll- und Sexualreformbewegung eingeladen und sprach u. a. in Zürich und London über seinen „Ring".

Obwohl z. B. prominente Fachvertreter wie Leunbach, der 1924 in Kopenhagen die erste Klinik für Geburtenkontrolle in Dänemark eröffnet hatte, mit der Silberringeinlage bei seiner Patientenklientel begonnen und auch der Londoner Gynäkologe Haire bis 1931 400 Ringe in seiner Privatpraxis und in der Londoner Beratungsstelle für Geburtenregelung mit Erfolg eingesetzt hatte, war die herrschende Lehrmeinung eindeutig gegen die Methode gerichtet (Leunbach 1931, Fraenkel 1931). Die Kritiker unterlagen einem tragischen Missverständnis: Die üblichen Komplikationen mit Stiftpessaren, die eine „Infektionsbrücke" zwischen Vagina und Uterus aufwiesen, wurden mit einem bemerkenswertem Mangel an Differenzierungsvermögen auf die Gräfenberg-Ringe übertragen.

1931 befasste sich unter dem Druck der schlechten sozialen Zustände im Lande die Deutsche Gesellschaft für Gynäkologie (DGG) u. a. mit dem Thema Geburtenregelung. Dieser Kongress war bereits sehr deutschnational geprägt (Fraenkel 1931).

Gräfenberg als Befürworter einer Geburtenregelung sah sich neben einer fast einhelligen fachlichen Ablehnung seines Ringes auch mit ethischen und bevölkerungspolitischen Argumenten konfrontiert. Diese reichten bis zu der viel zitierten Warnung des Tübinger Ordinarius August Mayer: *„Ich fürchte daher, wir Geburtshelfer, denen die heiligen Quellen der Volkskraft anvertraut sind, werden zu Totengräbern unserer Zukunft, wenn wir hemmungslos Geburtenverhütung betreiben"* (Mayer 1931).

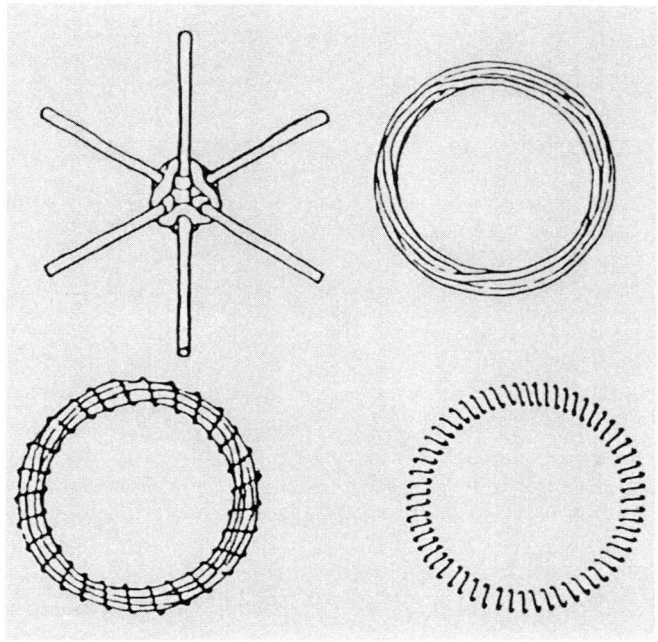

Abb. 7: Entwicklungsstufen des Gräfenberg-Rings

Gräfenbergs gedruckter Beitrag auf diesem Kongress umfasst nur 17 Zeilen. Offenbar hat er angesichts zahlreicher namhafter Gegner seine Pionierarbeit bereits 1931 als wenig aussichtsreich eingeschätzt. Als niedergelassener nichthabilitierter Gynäkologe und Nichtordinarius hatten seine Worte ohnehin wenig Gewicht (Gräfenberg 1931).

Dem ab 1933 herrschenden unheilvollen Zeitgeist entsprechend verabschiedete die DGG im Jahre 1935 unter Vorsitz von August Mayer eine Resolution, in der *„die Anwendung von intrauterinen ‚Schutzmitteln' zum Zweck der Empfängnisverhütung für gesundheitsschädlich und lebensgefährlich"* befunden wird. Es heißt dort weiter, die DGG *„erblickt in ihrer Anwendung eine Fahrlässigkeit und bittet daher, daß ihre Herstellung und Anwendung im Interesse der Gesunder-*haltung der deutschen Frau verboten wird" (Archiv Gynäkol. 1936).

Diesem Beschluss war ein Votum der Berliner Medizinischen Gesellschaft vorausgegangen. Gesenius, der sich unnachgiebig für ein Verbot der Intrauterinpessare einschließlich des Gräfenberg-Rings einsetzte, hatte mit seinem Vortrag vor dieser Gesellschaft am 15. Mai 1935 und dessen Publikation im „Zentralblatt für Gynäkologie" die Abstimmung herbeigeführt (Gesenius 1935). Erst 1965 konnte sich der damalige Chefarzt der geburtshilflich-gynäkologischen Abteilung des Martin-Luther-Krankenhauses Prof. H. Gesenius in der „Zeitschrift für Geburtshilfe und Frauenheilkunde" zu einer öffentlichen Rehabilitation des Gräfenberg-Ringes entschließen und seine Äußerungen von 1935 korrigieren (Gesenius 1965).

Gräfenbergs Zurückhaltung, sich öffentlich zu äußern oder ausführlicher über seine Verhütungsmethode zu schreiben, ist also nur zu verständlich. Er wollte sich und seine Pra-

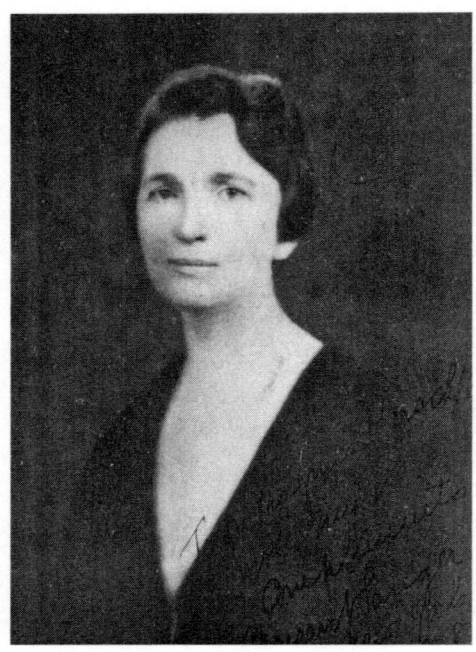

ERNEST GRAFENBERG, M. D.
865 PARK AVENUE
NEW YORK 21, N. Y.

Abb. 8 (links): Margaret Sanger; Abb. 9 (rechts):
Gräfenbergs New Yorker Briefkopf

xis schützen. Ungeachtet seines Auftretens auf dem Frankfurter Kongress 1931 und der Lage seiner Praxis an prominenter Stelle in Berlin gelang ihm dies zumindest bis zu seiner Inhaftierung 1937 recht gut (Ludwig 1981).

Sein Aufenthalt im Zuchthaus Brandenburg dauerte bis zum 15. August 1940. Dann war offenbar unter Veräußerung seiner sämtlichen Vermögenswerte die Geldstrafe bezahlt und mit der Hinterlegung einer größeren Lösegeldsumme durch die Gründerin der weltweiten Geburtenkontrollbewegung Margaret Sanger die Voraussetzung für die Freilassung und Ausreise Gräfenbergs in die USA geschaffen worden (Abb. 8).

Ein Dankesbrief vom Dezember 1941 an Margaret Sanger belegt, dass Gräfenberg wie viele jüdische Flüchtlinge in dieser Zeit nur über die Sowjetunion und Shanghai/Südostasien in die USA einreisen konnte.

Vor allem der Schriftsteller Erich Maria Remarque half Gräfenberg beim Aufbau einer neuen Existenz in den Vereinigten Staaten. Zunächst als Pathologe in Chicago arbeitend,

bereitete er sich auf das Medical Bord-Examen vor, das er noch als Sechzigjähriger 1941 absolvierte. Trotz einer hohen Arztdichte in New York ließ er sich dort nieder und entwickelte rasch seine Privatpraxis (Abb. 9 u. 10).

Obwohl Gräfenberg den Amerikaner Herbert Hall bei der Modifikation seines Stahl-Ringes unterstützte und diesen wohl auch in seiner New Yorker Praxis Patientinnen einsetzte, enthielt er sich jeglicher öffentlicher Äußerungen zur „intrauterinen Verhütung". Es war vielleicht die Resignation eines enttäuschten Wissenschaftlers, oder aber nur die Vorsicht eines Emigranten, dem die Vorbehalte der medizinischen Community auch in den USA gegen Intrauterinpessare bewusst waren. Er begrenzte seine Kontrazeptiva-Verordnung auf die Anwendung von Zervikalkappen und Diaphragmen, mit denen er sich in seinen frühen „amerikanischen" Jahren auch publizistisch befasste. In einer gemeinsam mit Dickinson 1944 im „Western Journal of Surgery, Obstetrics and Gynecology" veröffentlichten Arbeit heißt es: *Gelegentlich berichtete eine Patientin über das Fehlen eines Orgasmus, wenn sie ein Vaginaldiaphragma trug, dies (...) betraf nur eine erogene Zone, die entlang der suburethralen Oberfläche der vorderen Vaginalwand lokalisert war (...)"* (Graefenberg u. Dickenson 1944; Abb. 11). Das ist die offenbar erste, mehr oder weniger in einem Nebensatz erfolgende Erwähnung der später nach ihm benannten Zone, des G-Punktes (Abb. 11).

Als Meilenstein in der Sexualkunde muss im Nachhinein vor allem Gräfenbergs viel zitierte Arbeit von 1950 im „International Jour-

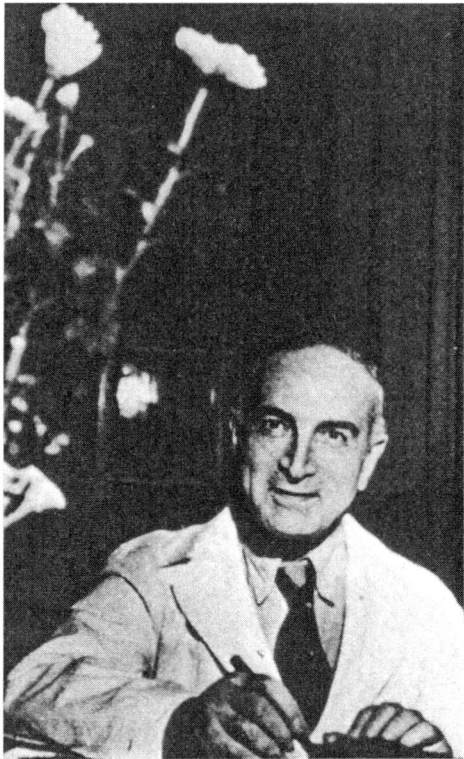

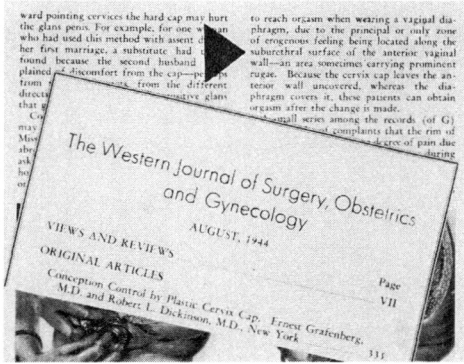

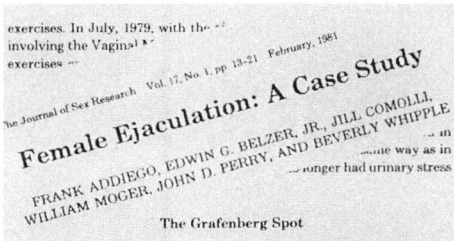

exercises. In July, 1979, with th...
involving the Vaginal...
exercises...

The Grafenberg Spot

At the April, 1979, testing session, the subject identified an erotically sensitive spot, palpable through the anterior wall of her vagina. We subsequently named this area the "Grafenberg spot," in recognition of the person who wrote of its existence and relationship to female ejaculation (Grafenberg, 1950). The subject asked the physician on our team for a vaginal examination in order to learn more about this spot.

Physical examination revealed a normal introitus and a freely movable, retroverted uterus. The ovaries and adnexa were normal. The cervix was clean and the vaginal mucosa was normal, with a very slight cystocele evident. The subject noted an area of increased sensitivity during palpation along the urethra. It coincided with a fairly firm area approximately 2 cm by 1.5 cm, with the long axis along the course of the urethra. This area was palpated, and the subject reported it caused the sensation of having to urinate. Further digital stimulation made the sensation pleasurable. The area grew approximately 50% larger upon stimulation. No contraction of the spot could be elicited voluntarily or involuntarily.

At the time, the examining physician thought the area might be a sphincter, a urethral caruncle or other tumor, or a female prostatic homologue. He later became aware of Grafenberg's (1950) paper and concluded that the area palpated in the subject was the Grafenberg spot. (The exact anatomical nature of this spot has not yet been determined.)

Abb. 10 (links): Ernst Gräfenberg in den späten 1940er Jahren in New York; *Abb. 11 (rechts oben):* Ausschnitt aus dem Western Journal of Surgery, Obstetrics and Gynecology 1944 mit der erstmaligen Erwähnung eines einer erogenen Zone entsprechenden Vaginalareals;

Abb. 12 (rechts unten): Ausschnitt aus dem „Journal of Sex Research" von 1981 mit dem Artikel, der den Namen G-Spot einführt

nal of Sexology" angesehen werden. Er fasste dort zusammen: *„Einige Untersucher der weiblichen Sexualität glauben, daß die meisten Frauen keine Erfahrung mit dem vaginalen Orgasmus haben, weil es keine Nerven in der Vaginalwand gibt. (...) Dieser kurze Artikel hat, hoffe ich, zeigen können, daß die vordere Vaginalwand unterhalb der Urethra der Sitz einer ausgeprägten erotogenischen Zone ist und daß diese bei der Behandlung weiblicher sexueller Mangelzustände eine größere Bedeutung erhalten sollte"* (Grafenberg 1950).

Dieses Areal, Gräfenberg hat nie den Ausdruck Spot, also Punkt, gebraucht, befindet sich 4 bis 5 cm vom Scheideneingang entfernt in der vorderen Vaginalwand. Die US-amerikanischen Sexualforscher John D. Perry und Beverly Whipple haben 1981 in zwei Artikeln über die weibliche Ejakulation diesem Areal im Gedenken an Gräfenberg den Namen G-Spot gegeben (Abb. 12). Die Größe dieser Zone gaben die von Perry und Whipple untersuchten Probandinnen unterschiedlich an: 9 % als 5-cent-, 55 % als 10-cent-, 32 % als

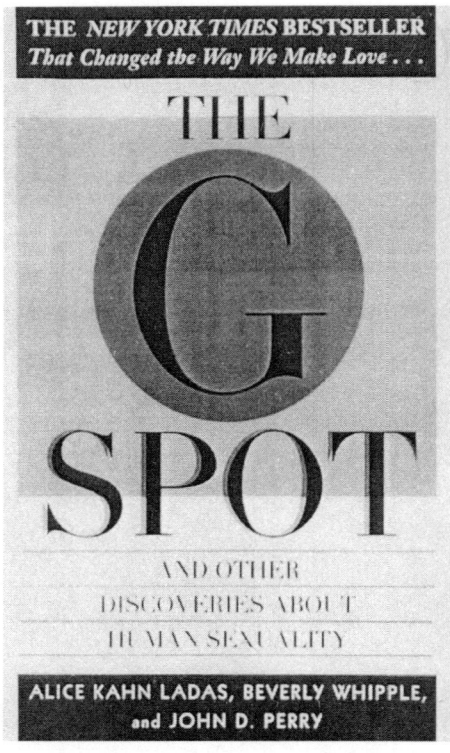

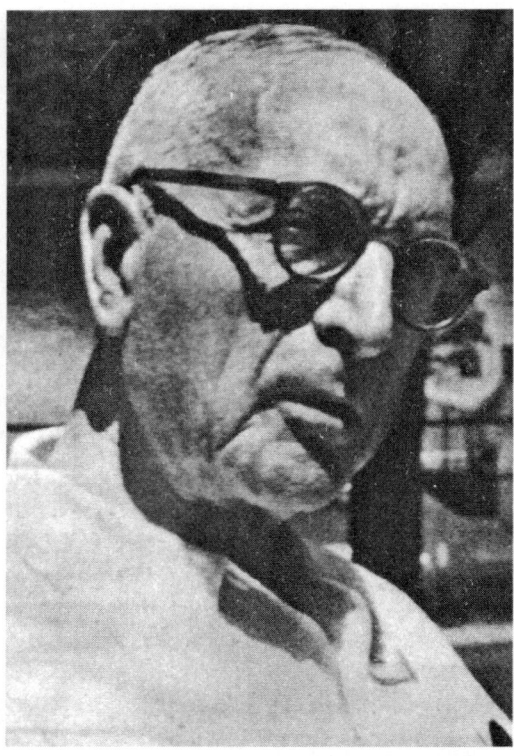

Abb. 13 (links): Cover des amerikanischen Bestsellers „The G-Spot ..." von Ladas, Whipple und Perry (1982); *Abb. 14 (rechts):* Ernst Gräfenberg in New York Mitte der 1950er Jahre

¼-dollar- und 5 % als halbdollarstückgroß. Perry und Whipple glauben, mit dem Gräfenberg-Spot das Triggerareal für den pelvinnerval-uterinen Orgasmus identifiziert zu haben (Addiego et al. 1981, Perry et al. 1981).

Einem breiten Publikum bekannt gemacht wurde die (mögliche) Bedeutung dieser Zone 1982 mit dem amerikanischen Bestseller „The G-Spot", Coautoren sind Perry und Whipple. Die deutsche Übersetzung erschien 1983 (Ladas et al. 1982, 1983; Abb. 13). Andere populärwissenschaftliche Bücher folgten. Bis heute ist der G-Punkt Projektionsfläche verschiedenster Phantasien, Ratschläge und Geschäftsideen, wie man im Internet aktuell leicht überprüfen kann.

Aber ist er auch Realität oder nur ein unbewiesener oder nicht beweisbarer Mythos?

Im Rahmen einer in den 1990er Jahren durchgeführten Studie wurden in den USA und Kanada 2.350 Frauen aus dem Gesundheits- und Sozialbereich zum G-Spot befragt. Bei einer Antwortrate von 85 % waren 84 % dieser Stichprobe davon überzeugt, dass es ein hochsensibles Areal in der vorderen Vaginalwand gibt. Andererseits kommt der Autor eines Übersichtsartikels, der 2001 im „American Journal of Obstetrics and Gynecology" erschien, zu folgender Schlussfolgerung: *„Die weit verbreitete Akzeptanz des Vorhandenseins eines G-Spots bewegt sich jenseits der vorhandenen Evidenz. Auf der Basis der existierenden anatomischen Studien kann man sagen, daß es unwahrscheinlich ist, daß ein reich innerviertes Gewebeareal über die Jahre unentdeckt geblieben ist. Bis eine gründliche* *und sorgfältige histologische Untersuchung des relevanten Gewebes unternommen worden ist, muß der G-Spot als eine Art ‚gynäkologisches Ufo' angesehen werden. Viel gesucht, viel diskutiert, aber nicht verifiziert durch objektive Daten"* (Hines 2001).

Vielleicht ist placebokontrollierte Randomisierung der evidence based medicine hier an ihre Grenzen gestoßen?!

Gräfenberg durfte oder musste sowohl die Rehabilitierung und Renaissance seiner intrauterinen Verhütungsmethode in den 1960er Jahren, aber auch die Diskussionen über seine sexualwissenschaftlichen Erkenntnisse in den 1980er nicht mehr miterleben. Die Auswirkungen der Parkinson'schen Erkrankungen zwangen ihn 1953 zur Aufgabe seiner praktischen Arbeit und er war danach nur noch im Margaret-Sanger-Research Bureau tätig. Am 28.10.1957 starb er 76-jährig – weitgehend unbeachtet – in New York. Lediglich in der in New York erscheinenden deutschsprachigen jüdischen Wochenzeitschrift „Aufbau" erschien ein Nachruf.

Davis widmete seine 1971 erschienene Monographie „The IUD", in dem auch die Bedeutung Gräfenbergs für die Entwicklung dieser Verhütungsmittel gewürdigt wird, dem Pfarrer und Sozialphilosophen Thomas Robert Malthus, der sich im 18. Jahrhundert als erster mit Bevölkerungsfragen und Geburtenkontrolle beschäftigt hatte. Die Widmung lautet: *„Für Malthus, der das Problem entdeckte, bevor die Welt die Lösung verstand"* (Davis 1971).

Für Gräfenberg kann dann wohl gelten: Er entdeckte das Mittel, bevor die (medizinische) Welt dessen Bedeutung richtig erkannte (Abb. 14).

LITERATUR

1. Personalakte Ernst Israel Gräfenberg. Zuchthaus und Sicherungsanstalt Brandenburg/ Havel – Görden. Brandenburgisches Landeshauptarchiv, Abteilung Bornim, Sign. 4818.

2. Gräfenberg, E.: Die Entwicklung der Knochen, Muskeln und Nerven der Hand und der für die Bewegungen der Hand bestimmten Muskeln des Unterarms. Inaugural-Dissertation, Universität zu Göttingen 1904.

3. Semm, K., K .P. Giese: Ernst Gräfenberg, das Leben und Werk des Kieler Facharztes. Zum 100. Geburtstag am 26. Sepember 1981, in: Geburtsh. Frauenheilk. 41 (1981), S. 444–448.

4. Britzer Bürgerverein: Krankenhaus Britz. Neuköllner Jahrbücher 1956.

5. Gräfenberg, E.: Silk als Antikonzepienz, in: K. Bendix (Hrsg.): Geburtenregelung – Vorträge und Verhandlungen des Ärztekurses vom 28.–30. Dezember 1928. Selbstverlag Dr. Bendix, Berlin 1929.

6. Wagner, H., F. K. Beller, W. Bröcker: Untersuchungen über die kontrazeptive Wirkung des Gräfenberg-Ringes. Eine historische Reminiszenz, in: Geburtsh. Frauenheilk. 37 (1977), S. 124–128.

7. Fraenkel, L: Sterilisierung und Konzeptionsverhütung, in: Archiv Gynäkol. 144 (1931, S. 86–132.

8. Leuenbach, J. H.: Erfahrungen mit Gräfenbergs intrauterinem Silberring, in: Archiv Gynäkol. 144 (1931), S. 347–352

9. Gräfenberg, E.: An intrauterine contraception method, in: M. Sanger, H. Stone (Hrsg.): Practice of contraception. Williams & Wilkens Co., Baltimore 1931.

10. Fraenkel, L.: Schlußwort zu den Vorträgen 26–45, in: Archiv Gynäkol. 144 (1931), S. 379–383.

11. Gräfenberg; E.: Der Einfluß der intrauterinen Konzeptionsverhütung auf die Schleimhaut, in: Archiv Gynäkol. 144 (1931), S. 345.

12. Resolution der Deutschen Gesellschaft für Gynäkologie und Geburtshilfe zur Anwendung intrauteriner Schutzmittel. 24. Tagung, in: Archiv Gynäkol. 161 (1936), S. 23.

13. Gesenius, H.: Die Gefährlichkit der Intrauterinpessare, in: Zentralbl. Gynäkol. 37 (1935), S. 2168–2178.

14. Gesenius, H.: Zur Rehabilitation des Gräfenberg-Ringes in den Vereinigten Staaten, in: Geburtsh. Frauenheilk. 25 (1965), S. 38–43.

15. Ludwig, H.: Ernst Gräfenberg (1881–1957) in der Gynäkologie seiner Zeit, in: K. Semm u. C. Schirren: Die intrauterine Kontrazeption. In memoriam Ernst Gräfenberg zum 100. Geburtstag. Grosse, Berlin 1981.

16. Grafenberg, E.: Brief an Margaret Sanger, 15.12. 1940. Sophia Smith Collection. Collection: Margaret Sanger Papers. S18: 755.

17. Grafenberg, E., R. L. Dickinson: Conception control by plastic cervix cap.West, in: J. Surg. Obstet. Gynecol. 52 (1944), S. 335–340.

18. Grafenberg, E.: The role of urethra in female orgasm, in: Int. J. Sexol. 3 (1950), S. 145–148

19. Addiego, F., E. G. Belzer, J .Comolli, W. Moger, J. D. Perry, B. Whipple: Female ejaculation: A case study, in: J. Sex. Research 17 (1981), S. 13–21

20. Perry, J. D., B. Whipple: Pelvic muscle strength of female ejaculators: Evidence in support of new theory of orgasm, in: J. Sex. Research 17 (1981), S. 22–39

21. Ladas A. K., B. Whipple, J.D. Perry: The G-Spot and other recent discoveries about human sexuality. New York 1982.

22. Ladas, A. K., B. Whipple, J. D. Perry: Der G-Punkt. Das stärkste erotische Zentrum der Frauen. Wilhelm Heyne, München 1983.

23. Hines, T. M.: The G-Spot: A modern gynecologic myth, in: Am. J. Obstet. Gynecol. 185 (2001), S. 359–362

24. Nachruf Dr. Ernst Graefenberg. Aufbau/New York, 8. Nov. 1957

25. Davis, H. J.: Intrauterine devices for contraception. The IUD. Williams & Wilkins Co., Baltimore 1971.

Matthias David

ERICH BRACHT

(1882–1969)

Auf der Sitzung der Gesellschaft für Geburtshilfe und Gynäkologie in Berlin am 9. Mai 1969 gab der damalige Vorsitzende Georg Hörmann bekannt, dass Professor Dr. med. Erich Bracht, Ehrenmitglied der Gesellschaft, vier Tage zuvor, am 5. Mai, im 87. Lebensjahr verstorben sei (Abb. 1). Am 7. November 1969 hielt sein langjähriger Oberarzt und Nachfolger, Dr. Erich Jung, auf der Gedenksitzung der Berliner Gesellschaft einen

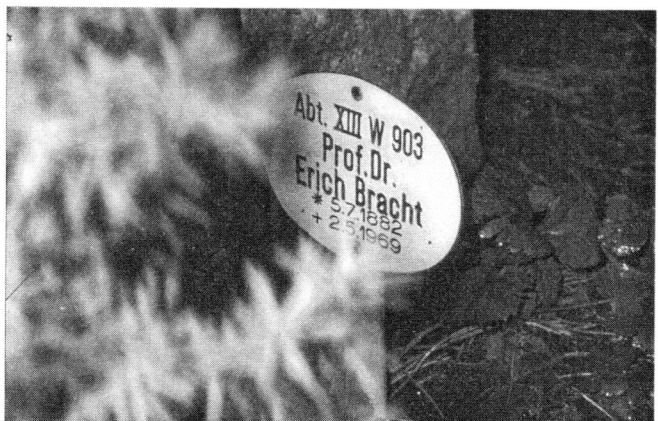

Abb. 1: Grabstelle von Prof. E. Bracht auf dem Waldfriedhof Berlin-Zehlendorf

Nachruf, in dem er unter anderem sagte: „*Der Rückblick auf dieses* [Brachts] *Leben vermittelt mir einmal mehr die Erkenntnis, daß wir es nicht nötig haben und es uns auch nicht leisten sollten, ohne Erfahrungen und Tradition zu leben, die unsere Lehrer uns hinterlassen haben, weil darin trotz aller Zunahme der Kenntnisse und allen Wandels der Zeit viel allgemeingültige Weisheit und Lebensklugheit liegt*" (Jung 1969).

Nachfolgend soll an Erich Bracht erinnert werden, dessen Methode der Geburtsleitung bei Beckenendlage noch heute international mit seinem Namen verbunden ist und den Jung als einen Grandseigneur – elegant, nobel und honorig – charakterisierte (Abb. 2).

Franz Eugen Erich Bracht wurde 1882 in Berlin, der Stadt, in der er dann auch zeitlebens wirkte, geboren – streng genommen vor den Toren der Stadt in der Gegend des

Halleschen Tores, die ja damals noch nicht zu Berlin gehörte. Seine Eltern waren der Geheime Sanitätsrat Dr. med. Carl Anton Bracht, der zunächst in Recklinghausen und seit ca. 1870 in Berlin als praktischer Arzt arbeitete und wohl, wie so oft, die Berufswahl des Sohnes entscheidend beeinflusste, und Josephine Franziska Bracht, geborene Schippert.

Die Brachts waren eine westfälische Juristenfamilie. Erwähnenswert ist z. B. sein Großvater, Friedrich Franz Joseph Bracht, ein Jurist und früher preußischer Demokrat, der von 1842–1850 Bürgermeister von Recklinghausen war und nach dem heute dort eine Straße benannt ist (Burghardt 2000). Außerdem sollte man den 1877 geborenen Bruder Ernst Franz Bracht nennen, der in der deutschen Politik eine gewisse Rolle spielte. Nachdem dieser von 1924–1932 – ganz in der Tradition seine Großvaters – Oberbürgermeister von Essen gewesen war, wurde er 1932 als Nachfolger von Carl Severing preußischer Innenminister und schließlich – nach Beteiligung an von Papens Staatsstreich – im Dezember 1932 Reichsinnenminister im Kabinett des Reichskanzlers von Schleicher. Im November 1933 starb er an einem Herzleiden (Neue Deutsche Biographie 1955).

Doch zurück zum (medizinischen) Werdegang seines Bruders Erich. – Die von Erich Bracht 1908 vorgelegte Dissertation mit dem Titel „Über Rechtslagerung der Aorta. Ein Beitrag zu den Mißbildungen des Aortenbogens" umfasst 14 Seiten, 15 Literaturangaben sowie eine Abbildung und lag damit quantitativ durchaus im Trend der Zeit. Am Ende der in Freiburg gedruckten Schrift findet sich ein Lebenslauf, in der er die Zeit zwischen Geburt, Abitur und Promotion kurz zusammenfasst: *„Ich bin geboren zu Berlin am 5. Juli 1882. Nach der Reifeprüfung am Kgl. Friedrich-Wilhelms-Gymnasium daselbst bezog ich Ostern 1901 die Universität Freiburg, an der ich Ostern 1903 das Physikum bestand. Nach fünf klinischen Semestern in Kiel und Berlin beendete ich mein Staatsexamen in Berlin im Frühjahr 1906. Während eines klinischen Semesters diente ich im II. Garde-Regiment z. F. mit der Waffe. Das praktische Jahr widmete ich vor allem meiner Ausbildung in der Inneren Medizin am städtischen Urban-Krankenhaus und in der Bakteriologie am Institut für Infektionskrankheiten zu Berlin"* (Bracht 1908; Abb. 2).

Nach dem praktischen Jahr arbeitete Bracht zunächst im Institut für Pathologische Anatomie in Freiburg unter Ludwig Aschoff, erst dann entschied er sich für das Fach Geburtshilfe und Frauenheilkunde. Seine Assis-

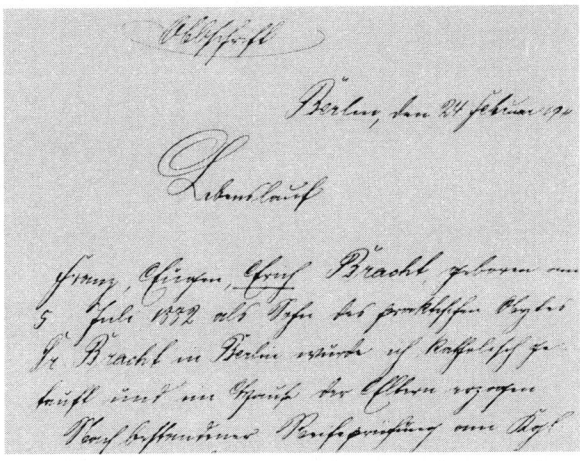

Abb. 2 (oben): Verabschiedung von Prof. Bracht in den Ruhestand – Bericht der Berliner Morgenpost vom 1.7.1955;
Abb. 3: Handgeschriebener Lebenslauf Brachts von 1911

tenzzeit absolvierte Bracht von Oktober 1908 bis Februar 1911 vor allem in der Kieler Frauenklinik unter den Chefs Pfannenstiel, Franz und Stoeckel. Ab März 1911 war er dann zunächst „außeretatmäßiger Assistenzarzt der Frauen-Poliklinik" unter Prof. Franz an der Universitäts-Frauenklinik der Charité mit einem in monatlichen Einzelbeträgen auszuzahlenden jährlichen Salär von 1.500 Mark. Er war Professor Franz nach Berlin gefolgt und wurde einer seiner Schüler (Personalakte Universitätsarchiv Humboldt-Universität PA B 361; Abb. 4).

Als Karl Franz das Direktorat der Charité-Frauenklinik am Alexanderufer übernahm,

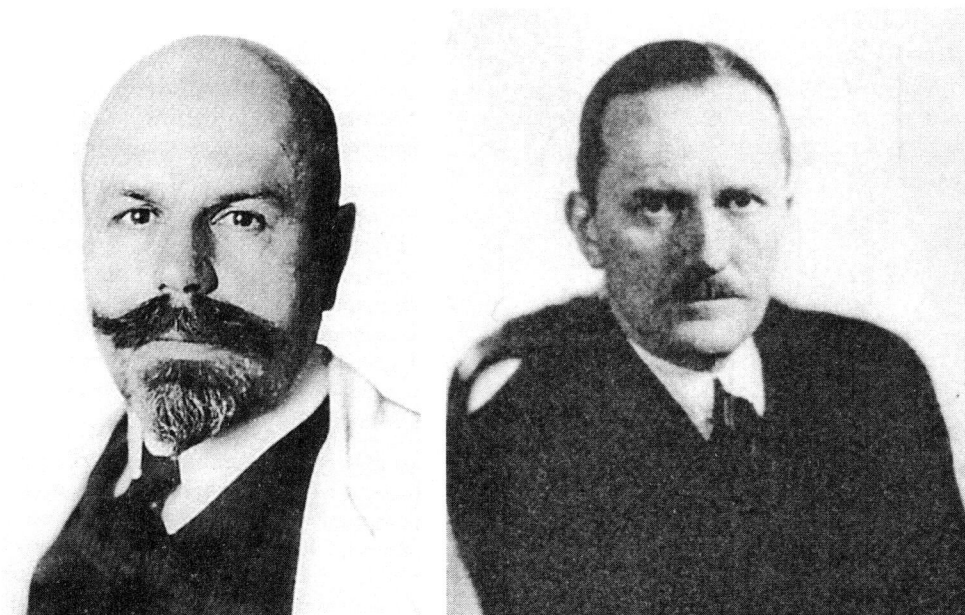

Abb. 4 (links): Karl Franz; *Abb. 5 (rechts):* Erich Bracht

eilte ihm der Ruf voraus, ein genialer Operateur zu sein. Aufbauend auf anatomischen Studien hatte Franz die gynäkologische Operationstechnik seinerzeit maßgeblich verändert.

Die von ihm geschaffene Schule war streng. Hinzu kam, dass Franz die Befähigung zum Operieren für angeboren und nicht für erlernbar hielt. Die Konsequenz war, dass Franz dazu neigte, seine Assistenten in „Kliniker" und „Theoretiker" einzuteilen und sie dann auch tatsächlich nahezu getrennt zu beschäftigen. Erich Bracht gehörte offenkundig zu den – talentierten – Operateuren (Pritze u. Ebert 1994).

Nachdem er sich im Januar 1919 mit einer damals viel Aufmerksamkeit erregenden Arbeit über die biologische Wirkung der Röntgenstrahlen habilitiert hatte, wurde er 1922 nicht beamteter außerordentlicher Professor. *„Es war die Zeit, in der man hoffte, die Strahlen könnten die Operation des Karzinoms überflüßig machen. Bracht publizierte in den folgenden Jahren eine Reihe von Arbeiten zur Strahlentherapie, sah sich aber schon 1927 auf dem Kongreß der Deutschen Gesellschaft für Gynäkologie veranlaßt, einen Vortrag zur Ehrenrettung der Wertheimschen Operation zu halten"* (Jung 1969).

Ab Anfang 1926 bis zu dessen frühem Tod an einem Sarkomrezidiv im September desselben Jahres war Erich Bracht Stellvertreter von Franz. Sechs Tage später übertrug der Preußische Kultusminister Bracht die kommissarische Leitung der Charité-Frauenklinik, bis der später als Nachfolger berufene Prof. Georg August Wagner im Frühsommer 1928 das Ordinariat antrat (Abb. 5). Bracht hatte dieses Amt schon einmal während des 1. Weltkrieges als Oberarzt innegehabt, als nämlich – in heutiger Zeit unvorstellbar – der gynäkologische Chef Franz vorübergehend die Leitung der chirurgischen Klinik übernehmen musste, weil deren Leiter als beratender Chirurg in Kriegslazaretten eingesetzt war.

Von 1928 bis 1933 war Bracht zunächst Chefarzt der geburtshilflich-gynäkologische

Abteilung am Krankenhaus Berlin-Wilmersdorf. Im Oktober 1933 übernahm Prof. Bracht dann das Direktorat der geburtshilflich-gynäkologischen Abteilung des Cecilienhauses. Die Fassade dieses schönen Jugendstilgebäudes kann heute noch besichtigt werden (Berliner Otto-Suhr- Allee Nr. 59; Abb. 6).

1879 hatte sich in Charlottenburg der Vaterländische Frauenverein gebildet, der schließlich mit Hilfe nicht geringer Zuwendungen und in Zusammenarbeit mit dem Magistrat der Stadt Charlottenburg ein eigenes Haus errichtete. Dieses wurde am 2. Mai 1909 feierlich eröffnet und durfte „mit Genehmigung Ihrer Kaiserlichen und Königlichen Hoheit der Frau Kronprinzessin den Namen ‚Cecilienhaus‘ führen (...)“ (Stürzbecher 2004). Die Klinik Cecilienhaus wurde später als Frauen- und Entbindungsklinik genutzt. Wilhelm Liepmann betrieb hier bis zu seiner Vertreibung 1933 auch das Deutsche Institut für Frauenkunde, eines der Zentren der deutschen Sozialgynäkologie in der Weimarer Republik.

Die Krebsfrüherkennung und die Behandlung gynäkologischer Karzinome war ein Schwerpunkt dieser Einrichtung und wurde auch unter Bracht fortgesetzt. Weiterhin waren eine Strahlenabteilung und eine pathologisch-biologische Abteilung im Hause untergebracht; angeschlossen war eine Fürsorgestelle des Verbandes der Krankenkassen für Geschwulstkranke (Stürzbecher 2004).

Bracht war, wie z. B. ein Zeitungsausschnitt aus der vorweihnachtlichen „Berliner illustrierten Nachtausgabe“ von 1938 zeigt, ein bekannter Berliner Frauenarzt (Abb. 7). Ganz im Stile der damaligen Zeit wird vermerkt: „Auch er [Bracht] *ist der Meinung, daß die Frau erst voll in der Mutterschaft erblüht, denn die Erfüllung des Naturgesetzes, zu dem sie berufen werde, gibt ihr eben jenes wunderbar ‚Erfüllte‘, das sich in ihren Zügen widerspiegelt.* “ An einer anderen Stelle des Artikels

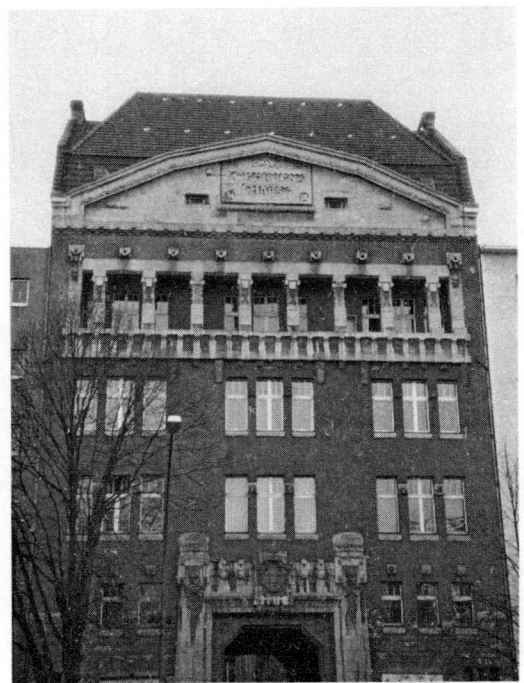

Abb. 6:. Fassade des Jugendstilgebäudes Cecilienhaus in Berlin-Charlottenburg, heute Otto-Suhr-Allee 59

empfiehlt er – durchaus aktuell – eine richtige Ernährung in der Schwangerschaft mit Obst, Gemüse, Vegetabilien und vitaminreichen Stoffen sowie Schwangerschaftsgymnastik.

Schon seit den 1920er Jahren hatte Bracht eine Privatpraxis in der Joachimsthaler Straße 21, einem heutigen Ärztehaus, wo er auch wohnte. Er hatte einen Türdurchbruch zu der daneben liegenden sog. Westklinik des Chirurgen Kaute machen lassen, wo er im heutigen Sinne einer Belegklinik Operationen und Entbindungen durchführte.

1944 wurde während eines Bombenangriffs das Cecilienhaus so schwer beschädigt, dass der Klinikbetrieb eingestellt werden musste. Bracht leitete dann in den beiden letzten Kriegsjahren die „Chirurgisch-gynäkologisch-geburtshilfliche Ausweichklinik der Reichshauptstadt zu Eberswalde“, die sich auf dem Gelände der heutigen Landesnervenklinik befand. Die Geburtenbücher im Stan-

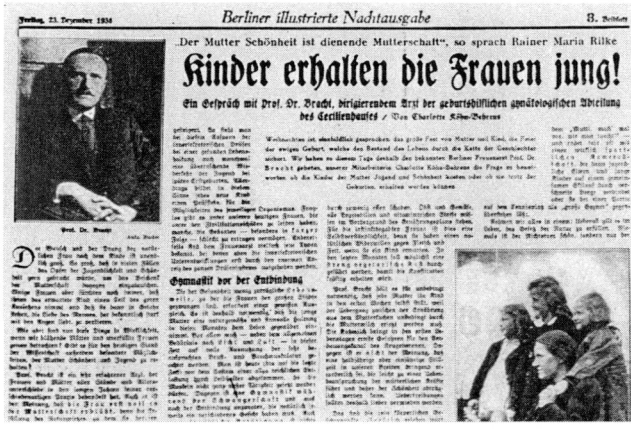

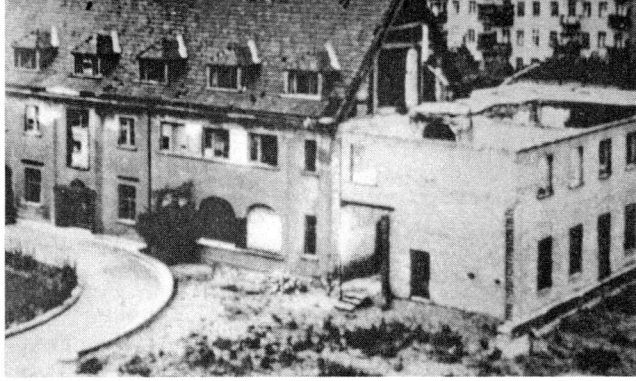

Abb. 7 (oben): Zeitungsausschnitt aus der Berliner illustrierten Nachtausgabe;
Abb. 8 (unten): Ansicht der teilweise kriegszerstörten Frauenklinik in Berlin-Neukölln

von, kein Stück Leinen, in den Häusern einige zertrümmerte Sterilisatoren und unbrauchbare Einzelteile eines älteren Röntgenapparates. (...) Da ich in dem nur wenig beschädigten Verwaltungsgebäude eine für damalige Verhältnisse große Anzahl beziehbarer Räume fand, fand ich sogleich Gefallen daran, das Institut wieder einzurichten und aufzubauen (...). Von den Schwierigkeiten, die die Beschaffung der allernotwendigsten Utensilien für einen geburtshilflich-gynäkologischen Betrieb in jener Zeit bedeutete, hatte ich mir allerdings kaum eine Vorstellung machen können (...). Um einmal unsere primitiven Anfänge zu charakterisieren: Ich war glücklich, in einem nahe gelegenen Eisenwarengeschäft für erschwingliches Geld ein Dutzend Tischglocken zu entdecken, die den Mangel jeglichen Meldesystems im Verwaltungsgebäude in etwa behoben (...)"* (Bracht 1957).

desamt der Stadt bestätigen im Übrigen das Kuriosum, dass in Eberswalde Kinder in einer Berliner Klinik geboren wurden.

Im Juni 1945, also 63-jährig, stellt sich Prof. Bracht nochmals einer schwierigen Aufgabe, nämlich der Wiederinbetriebnahme der zu großen Teilen zerstörten Brandenburgischen Landesfrauenklinik und Hebammenlehranstalt in Berlin-Neukölln (Abb. 8). Es seien einige wenige Passagen aus seinen Erinnerungen „vom neuen Anfang" zitiert: *„Ich machte mich zu Fuß auf, fand den Hauptbau zur Hälfte in Trümmern, den Schuttberg bis in die zweite Etage reichend, dazwischen viele Autowracks, kein Bettgestell oder Reste da-*

Bracht berichtet weiter, dass nach wenigen Jahren die Neuköllner Frauenklinik mit etwa 150 Betten die frequentierteste geburtshilflich-gynäkologische Klinik der Stadt gewesen sei, was sicher zu einem Gutteil dem Ruf und den überragenden operativen Fähigkeiten ihres Chefs zu verdanken war, der die Traditionslinie seines großen Lehrers Franz fortsetzte. Während der Name Bracht heute ja mit der Geburtshilfe verbunden ist, galt, wie Jung 1969 schreibt, im *„beruflichen Bereich sein Hauptinteresse (...), seine leidenschaftliche Zuneigung der operativen Tätigkeit (...). Bei dieser Neigung und Begabung reizten ihn die (...) großen Karzinomoperatio-*

Matthias David

6. Vortrag des Herrn Bracht: Zur Manualhilfe bei Beckenendlage. 𝑧𝑢𝑟

Beschreibung einer neuen Methode der Geburtsleitung bei Steißlage; ausgehend von der Überzeugung, daß es einen spontanen Austrittsmechanismus bei Beckenendlage gibt, der durch die gebräuchlichen Formen der Manualhilfe Gewalt angetan wird, zeigt er im Film den spontanen Austrittsmechanismus, wie er durch einen einfachen Handgriff erhalten und unterstützt werden soll. — Da die Bauchpresse der Frauen der Kulturländer die bei eben diesen Frauen rigiden Weichteile des Beckenbodens nicht genügend schnell zu überwinden imstande ist, wird während und vollends nach Geburt des Steißes eine kurze, aber volle Chloroformmaske gegeben und die Geburt der oberen Rumpfhälfte durch energische Christellerhilfe kräftig unterstützt. Prinzipieller Hilfsschnitt ist nicht erforderlich. (Ausführlich im Zbl. Gyn.)

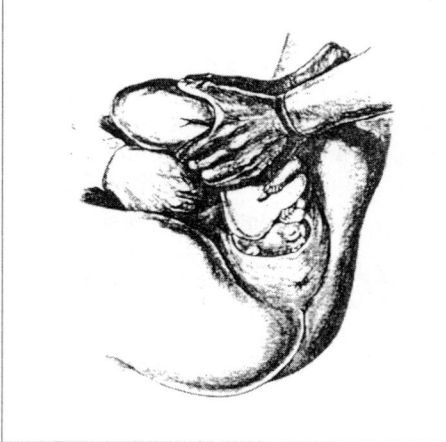

Abb. 9: Sitzungsbericht der Berliner Gesellschaft für Gynäkologie und Geburtshilfe von 1935 über den Vortrag von E. Bracht mit handschriftlichen „Ergänzungen"; *Abb. 10*: Zeichnung der Beckenendlagen-Entwicklung nach Bracht (1965)

unterstützt wurde. Stolz vermerkt Bracht, dass auf dem Gynäkologenkongress in Pyrmont 1951 fünf Assistenten der Klinik Vorträge hielten, z.T. illustriert durch wissenschaftliche Filmbeiträge im 16-mm-Format.

Professor Erich Bracht hatte offenbar eine besondere Vorliebe für dieses Medium. Über seine Manualhilfe bei Beckenendlage gibt es keine wissenschaftliche Abhandlung sondern lediglich einen Film, der 1935 erstmals auf einer Sitzung der Berliner Gesellschaft für Gynäkologie und Geburtshilfe gezeigt wurde (Bracht 1940). Erich Bracht beschrieb seine neue Methode der Geburtsleitung bei Steißlage auf dieser Sitzung am 4. Oktober 1935 und ging dabei *„von der Überzeugung aus, daß es einen spontanen Austrittsmechanismus bei der Beckenendlage gibt"*, und dass dieser *„durch einen einfachen Handgriff erhalten und unterstützt werden soll (...)"* (Bracht 1936). Ein kurzer Chloroformrausch und eine „energische Kristellerhilfe" zur Unterstützung der Geburt der oberen Rumpf-

nen, die Eingriffe aus dem Bereich der gynäkologischen Urologie (...)" (Jung 1969).

Nachdem der klinische Betrieb zu laufen begann, widmeten sich Bracht und seine Mitarbeiter auch wieder verstärkt der Früherkennung des Zervixkarzinoms (Abb. 11). Die erste Geschwulstsprechstunde Berlins wurde eingerichtet und in Zusammenarbeit mit der Firma Leisegang ein neues Kolposkop entwickelt (Heinrich 1999). In der Geburtshilfe wurde nach einem Amerikaaufenthalt des Oberarztes F. Jung u.a. die Read'sche Geburtsvorbereitung eingeführt, was von der amerikanischen Besatzungsmacht mit 50.000 DM

166

hälfte gehörten dazu. In der Aussprache nach seinem Vortrag äußerten sich Gustav Döderlein, Bock und auch Stoeckel, der Bracht für seinen sehr interessanten Vortrag dankte und den Eindruck äußerte, dass er etwas sehr Wichtiges gebracht habe. In dem in der Bibliothek der Universitäts-Frauenklinik Artilleriestraße aufgefundenen Exemplar des Sitzungsberichts hat der „Vortrag von Herrn Bracht" dann jedoch später – wohl von Stoeckels Hand – eine eher abwertende Ergänzung erhalten ... (Stoeckel 1936, siehe Abb. 9).

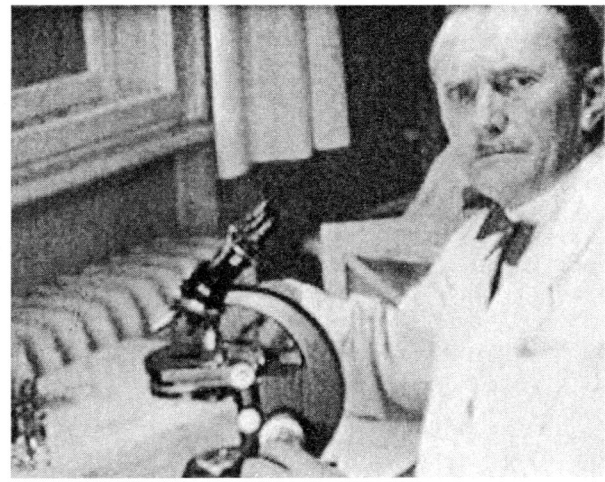

Abb. 11: E. Bracht in der Neuköllner Frauenklinik bei der Begutachtung zytologischer Abstriche am Mikroskop

International bekannt wurde Brachts Methode durch seinen Vortrag „Zur Behandlung der Steißlage" auf dem Internationalen Kongress für Geburtshilfe und Gynäkologie am 6. Mai 1938 in Amsterdam. Er berichtete über seine Erfahrungen bei 206 Beckenendlagengeburten mit der Methode und zeigte seinen Film, der heute noch existiert (Bracht 1938). Eine Publikation in einer Fachzeitschrift erfolgte nicht.

Trotzdem hat seine Methode Eingang in alle geburtshilflichen Lehrbücher und Lexika gefunden. Im Pschyrembel (257. Aufl., 1994, S. 211) liest man die folgende Beschreibung: „Bracht-Handgriff (...); Umfassen, Zusammenhalten u. Anheben der m. dem Rücken nach vorn gerichteten Fruchtwalze des schon geborenen Teils des Kindes, wobei gleichzeitig von oben her kräftig gedrückt werden muß und der Körper des Kindes um die Symphyse rotiert. Dadurch können oft Arme und Kopf ohne weitere Manualhilfe entwickelt werden" (Abb. 10).

In seiner Erwiderung auf einen sich u. a. kritisch mit seinem Handgriff auseinandersetzenden 21-seitigen Artikel von Thiessen (1964) in der „Zeitschrift für Geburtshilfe und Frauenheilkunde" schreibt Bracht 1965: „Je einfacher geburtshilfliche Hilfeleistungen sind – zumal für seltene Lagen wie die Beckenendlagen –, umso geeigneter sind sie für Unterricht und Praxis." Und: „Es wundert mich nicht, aber ich finde es tröstlich, daß auch die Ostblockstaaten schon lange fast haargenau den gleichen Handgriff ausüben. Schade nur, daß wir erst 1950 davon erfahren durften" (Bracht 1965).

Die Manualhilfe ist in den osteuropäischen Staaten unter dem Namen Sovjanov oder auch Sovjanov-Bracht bekannt.

Professor Erich Bracht, der, wie es in der „Berliner Morgenpost" hieß, „Aristokrat im Operationssaal", wurde am 30. Juni 1955 mit einer Feierstunde 72-jährig in den Ruhestand verabschiedet (Abb. 2). 1957 erhielt er das Bundesverdienstkreuz.

Seinen Lebensabend und auch die letzten Lebenstage nach einem Klinikaufenthalt wegen einer schweren Erkrankung verbrachte er in seinem Haus in der Imchen-Allee in Berlin-Kladow an der Havel gegenüber der Insel Schwanenwerder: „Diesen Platz und diesen Ausblick liebte er; ich glaube keinmal bei ihm gewesen zu sein, ohne eine Bekundung der Freude an der Schönheit der Havellandschaft gehört zu haben" (Jung 1969).

LITERATUR

1. Jung, E.: Professor Dr. med. Erich Bracht. Nachruf, gehalten auf der Gedenksitzung für Erich Bracht in der Gesellschaft für Geburtshilfe und Gynäkologie in Berlin am 7. November 1969. Unveröff. Manuskript.

2. Bracht, E.: Über Rechtslagerung der Aorta. Ein Beitrag zu den Mißbildungen des Aortenbogens. Inauguraldissertation, Albert-Ludwigs-Univ. Freiburg i. Br. 1908.

3. Burghardt, N. N.: Vorkämpfer für eine demokratische Ordnung: Franz Bracht. Stadtgeschichte – namentlich. Stadtarchiv Recklinghausen 2000.

4. Neue Deutsche Biographie. Hrsg. Historische Kommission bei der Bayerischen Akademie der Wissenschaften. 2. Band, S. 502–503. Duncker & Humblot, Berlin 1955.

5. Universitätsarchiv der Humboldt-Universität zu Berlin, Personalakte Prof. E. Bracht. PA B 361, Bd. 1–4.

6. Pritze, W., A. Ebert: Karl Franz, der ungekrönte König der Berliner Gynäkologie, in: Die Berliner Gesellschaft für Geburtshilfe und Gynäkologie 1844–1994. Hrsg. von A. Ebert und H. K. Weitzel. W. de Gruyter Verlag, Berlin, New York 1994.

7. Stürzbecher, M.: Mitglieder des preussischen Königshauses als Namensgeber von Einrichtungen des Gesundheitswesens in Berlin, in: Wie ist die Nacht? Hell. Heinz Schönemann zum 65. Geburtstag. Stiftung Preussische Schlösser und Gärten Berlin-Brandenburg, Potsdam 2004.

8. „Berliner illustrierte Nachtausgabe", Freitag, 23. Dezember 1938: Kinder erhalten die Frauen jung! Ein Gespräch mit Prof. Dr. Bracht. Universitätsarchiv der Humboldt-Universität zu Berlin, Personalakte Prof. E. Bracht. PA B 361, Bd. 3.

9. Bracht, E.: Prof. Dr. Bracht erzählt vom neuen Anfang, in: 40 Jahre Frauenklinik Neukölln. Berlin 1957, S. 17–24.

10. Heinrich, J.: 2 Generationen eines Berufslebens für die Kolposkopie – Firma Leisegang Berlin. Frauenarzt 40 (1999), S. 88–89.

11. Bracht, E.: Steißlagenentwicklung. Reichsanstalt für Film und Bild in Wissenschaft und Unterricht. Archivfilm B 411/1940 .

12. Sitzungsbericht der Gesellschaft für Geburtshülfe und Gynäkologie zu Berlin, Sitzung am 4. Oktober 1935. Vortrag des Herrn Bracht: Zur Manualhilfe bei Beckenendlage, in: Z. Geburtsh. Gynäkol. 112 (1936), S. 271.

13. Stoeckel, W.: Aussprache zum Vortrag des Herrn Bracht. Sitzungsbericht der Gesellschaft für Geburtshülfe und Gynäkologie zu Berlin, Sitzung am 4. Oktober 1935, in: Z. Geburtsh. Gynäkol. 112 (1936), S. 271.

14. Bracht, E.: Zur Behandlung der Steißlage. Internationaler Kongreß für Geburtshilfe und Gynäkologie in Amsterdam, in: Zentralbl. Gynäkol. 62 (1938), S. 1735.

15. Thiessen, P.: Die eigene Geburtsleitung bei Beckenendlage und ihr Gegensatz zur Schul- oder Lehrauffassung, in: Geburtsh. Frauenheilk. 24 (1965), S. 661–682.

16. Bracht, E.: Zur Beckenendlage-Behandlung. Stellungnahme zur Arbeit Thiessen, in: Geburtsh. Frauenheilk. 25 (1965), S. 635–637.

17. „Berliner Morgenpost", Freitag, 1. Juli 1955: Aristokrat im Operationssaal. Glanzvolle Abschiedsfeier für Professor Bracht.

Matthias David

FELIX VON MIKULICZ-RADECKI

(1892–1966)

„Sehr geehrter Herr Kollege! Auf Ihren Wunsch gebe ich Ihnen im folgenden eine Schilderung meines Lebenslaufes, auch in wissenschaftlicher Beziehung:

Ich bin geboren am 12.7.1892 als Sohn des Chirurgen Johann von Mikulicz-Radecki in Breslau. Gymnasialausbildung auf dem Johannes-Gymnasium in Breslau, später auf der Kieler Gelehrtenschule; Reifeprüfung 1911. Vor dem 1. Weltkrieg Medizinstudium in Kiel, Paris, Bonn und Freiburg, dabei halbjährige militärische Ausbildung als Einjährig-freiwilliger. Physikum 1913.

Während des 1. Weltkrieges aufgrund freiwilliger Meldung zur Waffe Offizier der Feldartillerie (...). Im Frühjahr 1919 Beendigung des Medizinstudiums; Medizinisches Staatsexamen. Frühjahr 1920, Doktorapprobation Juli 1920. Nach eineinhalbjähriger Vorbildung in der inneren Medizin und halbjährlicher Vorbildung in der gynäkologischen Pathologie (Robert Meyer – Berlin an der Bumm'schen Klinik) elfjährige Fachausbildung in der Geburtshilfe und Gynäkologie bei Geheimrat Walter Stoeckel: erst Kiel, 1922–1926 Leipzig, 1926–1932 Berlin Universitäts-Frauenklinik; Oberarzt an der Stoeckel'schen Klinik seit 1925. Habilitation in Leipzig 1925, a. o. Professor 1929. Während der Fachausbildung eine Studienreise an das Radium-Hemmet in Stockholm (1928) und eine halbjährige Studienreise und Arbeitstätigkeit in Frauenkliniken der USA (1930, als Rockefeller-Stipendiat). 1932 Berufung als Nachfolger von Wilhelm Zangemeister als Direktor der Universitätsfrauenklinik Königsberg-Preußen, wo ich seit 1.4.1932 tätig bin.

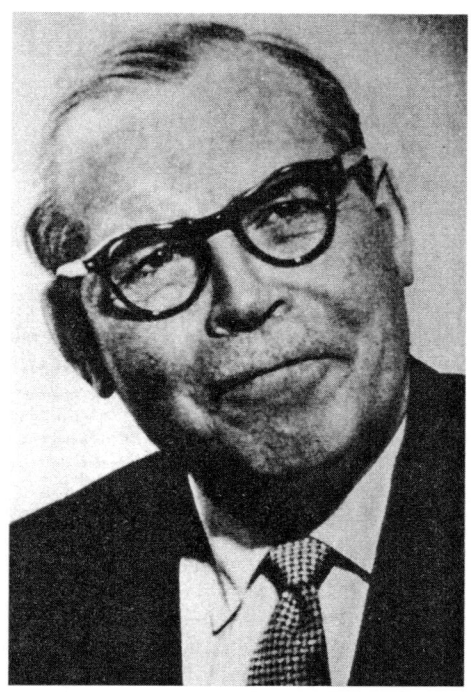

Abb. 1: Felix von Mikulicz-Radecki

August 1939 freiwillige Meldung zur Wehrmacht, Einsatz in Lazaretten der Garnison Königsberg neben meiner Tätigkeit als Direktor der Universitätsfrauenklinik; seit 1.10.1940 u. k. gestellt. Militärischer Rang Stabsarzt der Reserve (...). Ich habe mich besonders beschäftigt mit der Physiologie der weiblichen Genitalorgane (insbesondere des Eileiters), der gynäkologischen Urologie, der Carcinombehandlung und in letzter Zeit der weiblichen Sterilität (...). Ich bin verheiratet und habe fünf Kinder" (Akte Bundesarchiv Berlin 51/080101).

So schildert Professor Felix von Mikulicz-Radecki in aller Kürze die ersten 50 Jahre seines Lebens. Er schrieb diesen Brief im November 1943 aus Königsberg an Prof. Rostock, den „Bevollmächtigten für das Sanitäts- und Gesundheitswesen" im III. Reich. Es ging hier wahrscheinlich um die Besetzung der beiden Universitäts-Frauenkliniken im Rahmen der Planungen für das neue Berliner Universitätsklinikum. Der Dekan der Medizinischen Fakultät der Friedrich-Wilhelms-Universität Berlin hatte jeweils Dreiervorschläge an das Reichserziehungsministerium geschickt und Stoeckel hatte von Mikulicz-Radecki ausdrücklich empfohlen, so wie er z. B. auch 1946 schrieb „Er ist von allen meinen Schülern der beste Lehrer und beste Operateur" (Personalakte F. v. Mikulicz-Radecki Humboldt-Universität).

Felix von Mikulicz-Radecki war zwar durchaus stolz auf sein erstes Ordinariat und das Direktorat an der traditionsreichen Universitäts-Frauenklinik in Königsberg, wir werden später noch einmal darauf zurückkommen, aber die „Hauptstadt Ostpreußens" war eben doch ein wenig provinziell und lag sehr „dezentral". Bereits 1941 hatte sich deswegen ein Freund an höchster Stelle, beim Reichsminister für Wissenschaft, Erziehung und Volksbildung de Crinis, für ihn verwendet: „(...) Mikulicz-Radecki fühlt sich in Königsberg nicht recht wohl, er hat eine kleine und äußerlich wenig schöne Klinik. Auch hat er – meines Erachtens wohl mit Recht – das Gefühl, daß seine Fähigkeiten in einem größeren Wirkungskreis besser ausgenutzt werden könnten. Er leidet auch etwas unter den etwas kleinen Verhältnissen dort, und schließlich paßt er bei seiner temperamentvollen, lebhaften Art nicht so recht in den Nordosten, und ich glaube fast, man wird seiner Persönlichkeit dort nicht so ganz gerecht. Eine schon fast perfekte Berufung nach Bonn, die wohl 1936 erfolgt war, hat sich im letzten Augenblick zerschlagen, ohne daß er selbst recht wußte, was gegen ihn vorlag. Ich schreibe an Sie ohne*

Wissen von Mikulicz-Radecki, weil ich sehe, wie er sich dort quält, und weil, wie ich höre, jetzt Wien freigeworden ist oder freiwerden soll, eine Universität, an die er meines Erachtens sehr gut passen würde (...)" (BDC-Akte 51/1-512). De Crinis antwortete umgehend, dass Felix von Mikulicz-Radecki nur den dritter Platz auf der Berufungsliste in Wien einnehme, und dass der Reichsstatthalter von Wien einen bestimmten (anderen) Kandidaten berufen sehen möchte (BDC-Akte 51/A-512).

So konnte Mikulicz-Radecki erst 1945 ein anderes Ordinariat übernehmen – nämlich in Jena – und dann einige Jahre später in Berlin ...

Die Umstände, die zu diesen Wechseln geführt haben, bedürfen aber, genauso wie die obige „biographischen Skizze", einiger Erläuterungen und der Einordnung in den zeitgeschichtlichen Rahmen.

Als Mikulicz-Radecki als 39-jähriger Oberarzt am 31. März 1932 Berlin und damit die neben der Döderlein'schen Klinik in der Münchner Maistraße führende Universitäts-Frauenklinik Deutschlands verließ und dem Ruf nach Königsberg, wo auch sein Vater gelehrt hatte, folgte, hatte er sich drei Ziele gestellt: „1. Den Kontakt mit den Studenten und ihre Förderung; 2. den Kontakt und die selbstverständliche Hilfe für den Praktiker in Stadt und Land und 3. die Verbesserung der Heilungsresultate beim Genitalcarcinom der Frau"* (von Mikulicz-Radecki 1963). In seinen Lebenserinnerungen „Aus dem Leben und Wirken eines Frauenarztes und Hochschullehrers" resümiert er 1963, dass er in seinen 13 Königsberger Jahren alle drei Aufgaben auch erfolgreich bearbeitet habe.

Von Mikulicz-Radecki wohnte in Königsberg zunächst in der Klinik, genauso, wie er es später während seines Berliner Ordinariats in der Charlottenburger Pulsstraße tat: *„Dieses primäre Wohnen in der Klinik habe ich (...) sehr geschätzt; man lernt seine Arbeitsstätte ganz anders kennen und gewöhnt sich an sie – und sie an sich! – wenn man Tag und*

Nacht in ihr weilt, alle Mitarbeiterinnen und Mitarbeiter schneller kennenlernt und den Pulsschlag einer Klinik sofort erfaßt (...)" (Mikulicz-Radecki 1957). Wie auch heute noch üblich hatte von Mikulicz-Radecki das vorgefundene Klinikteam durch „eigene", mitgebrachte Mitarbeiter ergänzt. – Gemeinsam mit ihm waren Paul Caffier, der sein erster Oberarzt in Königsberg wurde, und Heinrich Kolbow, der dieses Amt von 1942 bis 1945 innehatte, von Berlin nach Ostpreußen gewechselt. Kolbow schreibt rückblickend über die klinischen und wissenschaftlichen Anstrengungen von Mikulicz- Radecki in Königsberg: „Die Förderung der wissenschaftlichen Arbeit an der Klinik entsprang der sprudelnden Gedankenfülle, die für von Mikulicz bezeichnend war. (...) Im geschilderten Rahmen suchte von Mikulicz seine klinischen Vorstellungen in die Tat umzusetzen. Er war sichtlich bemüht, die Traditionen seiner großen Vorgänger Winter und Zangemeister zu waren, von deren Geist an der Klinik noch viel zu verspüren war. Die vaginalen OP-Methoden rückten in den Vordergrund. Von Mikulicz erregte als Operateur große Bewunderung. (...) Die eifrigsten Bemühungen waren auf die Lebenderhaltung der zu früh geborenen Kinder gerichtet, deren Aufzucht [in einer] Spezialkammer bisher unerreichte Erfolge aufwies. Die Intensivierung der Carcinom-Therapie veranlaßte den Ankauf einer größeren Radiummenge. Die Hormonforschung nahm durch die Arbeiten von P. Caffier und später von C. Clauberg regen Auftrieb"* (Kolbow 1996).

Mit dem Namen Clauberg ist nun aber ein dunkles Kapitel der Frauenklinik als auch im Lebenslauf Mikulicz-Radeckis verbunden, über das sich weder Mikulicz-Radecki noch Kolbow oder andere „Königsberger" je (selbst-)kritisch geäußert haben, was dann angesichts der Tragweite und Folgen dieser Forschungen doch stark irritierte. Ein Unrechtsbewusstsein ist auch lange nach 1945 bei den Beteiligten nicht zu erkennen.

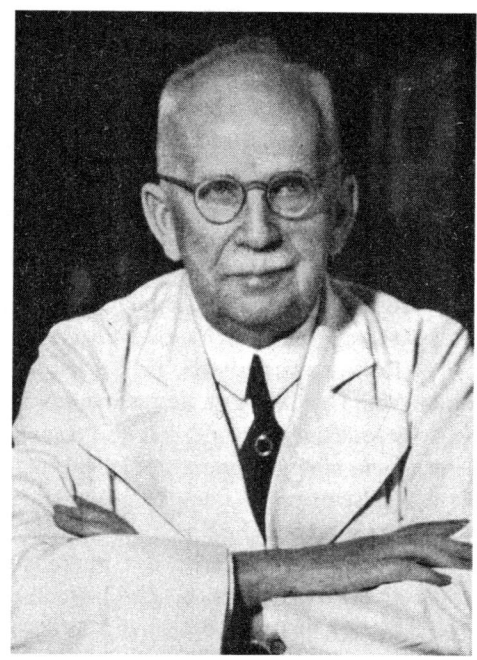

Abb. 2: Walter Stoeckel

Der Frauenarzt und SS-Brigadeführer Carl Clauberg war zusammen mit dem Königsberger Klinikleiter von Mikulic-Radecki im III. Reich zum Sterilisieren ermächtigt und hat nicht nur in größerer Zahl Zwangssterilisationen vorgenommen, wie es an alle größeren Frauenkliniken Deutschland zwischen 1933 und 1945 geschehen ist, sondern er hat auch danach geforscht, wie die aufwändige operative Sterilisation durch eine „unblutige" ersetzt werden könnte, nämlich durch vaginale resp. intrauterine Eingriffe bzw. Einspritzungen (Bock 1986). Ab 1940 leitete Professor Clauberg die Frauenabteilung des Krankenhauses und das „Forschungsinstitut für Fortpflanzungsbiologie" bei Königshütte in Oberschlesien. Von 1942 bis 1945 nahm er im Auftrag Himmlers, dem er entsprechende Pläne vorgetragen hatte, grausame Massensterilisationsversuche an jüdischen Frauen im KZ Auschwitz vor (Bock 1986, Klee 2003).

Felix von Mikulicz-Radecki hatte offenbar in den ersten Jahren des „Dritten Reiches" hinsichtlich der Zwangssterilisation eine durchaus exponierte Stellung. Er galt als Fachmann für die Physiologie und Pathologie der Tube und hatte sich mit dem *„Eiauffangmechanismus bei der Frau und seiner Bedeutung für die Sterilität"* befasst (v. Mikulicz-Radecki 1937). In dieser Publikation heißt es u. a.: *„Der Gynäkologe hat bisher recht selten Gelegenheit gehabt, anläßlich einer Laparotomie vollkommen normale Genitalorgane betrachten zu können; seit Durchführung der Eugenischen Sterilisierungen ist das anders geworden. Hier operieren wir meist völlig genitalgesunde Frauen; wir sind auch in der Lage, die Operation, die sich immer an den Tuben abspielt und bei der also die Tuben sehr genau betrachtet werden müssen und können, zu jedem Zeitpunkt des Menstruationszyklus auszuführen, eine willkommene Gelegenheit, um die Beziehungen zwischen Eileiter und Eierstock genau studieren zu können. Wir selbst haben davon reichlich Gebrauch gemacht und möchten über unsere Beobachtungen im folgenden berichten (...)"* (v. Mikulicz-Radecki 1937).

Zusammen mit dem Breslauer Chirurgen Karl-Heinrich Bauer verfasste er das Buch „Die Praxis der Sterilisierungs-Operationen", das 1936 im J. A. Barth-Verlag/Leipzig erschien und einen ärztlichen Leitfaden zur Durchführung von Zwangssterilisationen im Rahmen des im Juni 1933 erlassenen „Gesetzes zur Verhütung erbkranken Nachwuchses" darstellen sollte.

Parallel dazu hielt Mikulicz-Radecki Fachvorträge zu diesem Thema, so 1935 auf dem Kongress der Deutschen Gesellschaft für Gynäkologie in München und der Deutschen Gesellschaft für Chirurgie in Berlin.

In dem von Mikulicz-Radecki verfassten Kapitel „Die Sterilisierung bei der Frau" ist zu lesen: *„Es kann keine Rede davon sein, daß die zu sterilisierende Frau in ein Krankenhaus eingeliefert wird und hier sofort und unter allen Umständen operiert wird! (...) Ist die Erbkranke bereits unfruchtbar, so kann* *und muß die sterilisierende Operation unterbleiben, da der Gesetzgeber selbstverständlich kein Interesse an dem Eingriff selbst hat, sondern nur an dem dadurch erreichten Endzweck. (...) Im Zweifelsfalle wird man immer, in Würdigung der großen Bedeutung des Gesetzes für unser Volk, gegen die Patientin entscheiden müssen und die Operation durchführen; nur bei erwiesener Dauersterilität kann sie unterbleiben"* (Bauer u. von Mikulicz-Radecki 1936).

Einer zeitgenössischen Zusammenstellung ist zu entnehmen, dass in der Königsberger Universitäts-Frauenklinik bis zum 1. Juli 1935 von 216 zur Zwangssterilisation eingewiesenen Frauen und Mädchen 199 tatsächlich operiert wurden. Ab 1935 wurde bei jeder dieser Frauen zusätzlich eine Curettage der Gebärmutter vorgenommen. Einige Frauen erhielten an jeweils zwei bis drei Tagen vor der Sterilisation mehrere Hormoninjektionen in hoher Dosierung, offenbar um dann bei der Operation die Reaktion der Ovarien darauf studieren zu können. Bei einigen Patientinnen erfolgte vor dem Eingriff eine diagnostische Salpingographie (Czarnowski 2001).

Wie andere Frauenärzte in dieser Zeit nutzte von Mikulicz-Radecki offenbar ohne jede ethischen Bedenken in erstaunlicher Weise die Zwangssterilisationen zur Sterilisationsforschung. Diese paradoxe Beziehung wird von Czarnowski (2001) damit erklärt, dass *„das Wissen über ,pathologische Zustände' (...), die nach menschlichem Ermessen 100 %ige Unfähigkeit zur Konzeption bedeuten, gewonnen an sterilen Frauen, zur Zwangssterilisation vorgesehene Frauen vor dem Eingriff bewahren (konnte)."*

Bock (1986) hat sich ausführlich in einer Studie mit der Rassen- und Frauenpolitik des Hitler-Regimes befasst. Sie sieht den nationalsozialistischen Pronatalismus (Geburtenförderung, „Mutterkult") und den Antinatalismus der rassenhygienischen Geburtenauslese/Zwangssterilisation als sich nicht widersprechende zwei Seiten einer Medaille: *„das*

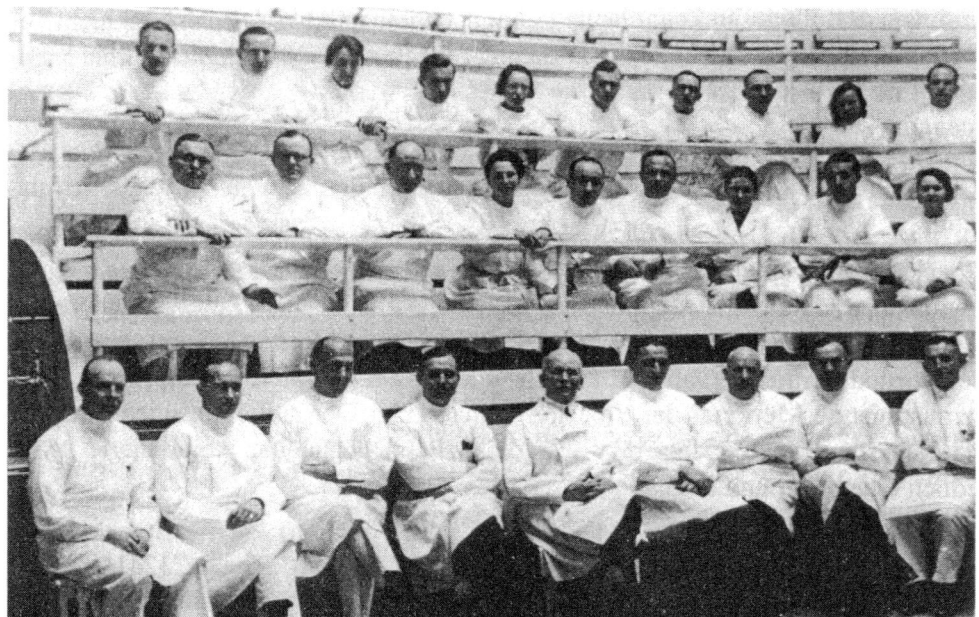

Abb. 3: Die Ärzteschaft der Berliner Universitäts-Frauenklinik (Artilleriestraße) unter dem Direktorat von W. Stoeckel um 1930 (?) (F. v. Mikulicz-Radecki sitzend 1. Reihe , 4. von links, neben Stoeckel)

Nichtgebären von ‚minderwertigen' [und] (...) das Gebären von ‚wertvollen' Frauen" (Bock 1986).

Mikulicz-Radecki schreibt dazu 1943 im Vorwort zur 2. Auflage seiner „Geburtshilfe für den praktischen Arzt": *„Es kommt also nicht nur darauf an, daß die Bereitwilligkeit zur Eheschließung weiter anhält, sondern daß sich alle Ehepaare zur Schaffung einer kinderreichen Familie (mindestens 4 Kinder) entschließen. (...) Zur Förderung dieser Geburtenfreudigkeit wird in erster Linie die nationalsozialistische Weltanschauung, das Hineintragen ihrer Ideen bis in jede einzelne Familie und das Erwecken eines vollen Verständnisses für das deutsche Geburtenproblem als eine Schicksalsfrage des Deutschen Volkes mitzuwirken haben. (...) Wie es ihm [den Menschen] glückte, Minderwertige in seinen Heilanstalten und in der Öffentlichkeit künstlich am Leben zu erhalten und damit deren – selbstverständlich unerwünschte! – Fortpflanzung zu fördern, so versuchte er auch, die Fortpflanzungsvor-gänge nach seinem Belieben zu ordnen, wollte er Geschlechtstrieb und Fortpflanzungswillen voneinander trennen, in völliger Verkennung der naturgegebenen Tatsache, daß das eine nur die Vorbedingung und Voraussetzung für das andere ist und daß die Fortpflanzung in dem Augenblick leidet, wo diese Geheimnisse der Natur analysiert und künstlich voneinander getrennt werden sollen"* (v. Mikulicz-Radecki 1943).

Mikulicz-Radeckis geburtshifliches Lehrbuch erlebte insgesamt sieben Auflagen, mehrere nach 1945, dann versehen mit einem anderen Vorwort ... Anlass für dieses Buch waren Ergebnisse von 14 von ihm betreuten Doktorarbeiten, die 250.000 hebammengeleitete Geburten der Jahre 1923–1933 in Ostpreußen ausgewertet hatten. In seinen Lebenserinnerungen nennt Mikulicz neben dieser Publikation noch vier weitere wissenschaftliche Arbeiten, auf die er in seinem Leben besonderen Wert legt: 1. Die Erstellung erster Operations- und Geburts-Filme für den Unterricht und die ärztliche Fortbildung (1926 –1929); 2. Die Einrichtung einer neuen Vorlesungsreihe „Hygiene der Frau" über soziologisch-gynäkologische Besonderheiten der Frau (1927); 3. Die Entwicklung eines neuen Blasen-Dauerkatheters und 4. Die Studien zum Blasenverschluss der Frau (von Mikulicz-Radecki 1963).

Den Berliner Gynäkologinnen und Gynäkologen ist Mikulicz-Radecki darüber hinaus als Chef der Universitäts-Frauenklinik in der Berliner Pulsstraße und als Vorsitzender der Berliner Gynäkologischen Gesellschaft ein Begriff. Sein Nachfolger H. Lax schreibt dazu *„Die Berliner Klinik verdankt ihm entscheidende Impulse ihrer Entwicklung. (...) Der Berliner Gesellschaft für Geburtshilfe und Gynäkologie ist von Mikulicz-Radecki seit seiner Berliner Zeit ein treues Mitglied und ein Präsident besonderer Prägung gewesen. Seit 1961 ist er ihr Ehrenmitglied"* (Lax 1966).

Wie verlief nun der Lebensweg Mikulicz-Radeckis vom kriegszerstörten Königsberg nach Berlin?

Über die letzten Tage in Königsberg schreibt er: *„Ostpreußen – bis zum Februar 1944 kaum vom Kriege berührt – rückte nunmehr in den Mittelpunkt der Kriegsgeschehen. Am 30.08.1944 wurde die Stadt durch einen englischen Luftangriff zum größten Teil zerstört, dabei auch die Frauenklinik, deren Bewohner und Patienten alle gerettet werden konnten. Eine neue Frauenklinik entstand in einer vorherigen Ausweiche an der Samlandküste in Georgenwalde, mit jeder Behandlungs- und Operationsmöglichkeit.*

Als die russischen Truppen sich im Januar 1945 Königsberg näherten, beschloß ich – gemeinschaftlich mit dem Direktor der Universitätskinderklinik – meine Klinik mit Patienten, Personal und Instrumentarium rechtzeitig nach Mitteldeutschland zu transportieren, um Menschenleben (Frauen und Säuglinge!), die mit Kampfhandlungen überhaupt nichts zu tun hatten, sowie ärztliches Behandlungsgut zu retten. Dies gelang mir auch – ohne

Unterstützung von Seiten der Partei oder des Staates – durch eigene Initiative und unter größten Schwierigkeiten bei der damaligen Zusammenbruchsstimmung und der völligen Kopflosigkeit aller Dienststellen" (V. Mikulicz-Radecki 1949, Personalakte Humboldt-Universität). Da der Landweg bereits versperrt ist, bleibt nur noch ein Transport per Schiff. Am 23.1.1945 ist die Einschiffung von Klinikeinrichtung, Personal und Patientinnen beendet, am nächsten Tag werden die beiden Klinikdirektoren und die männlichen Ärzte von der Gestapo vom Schiff geholt. Die Patientinnen werden vom Schiff „Der Deutsche" auf die „General San Martin" umgeladen. Nach der Landung in Swinemünde treffen die Patientinnen schließlich am 31. Januar 1945 auf dem Bahnhof in Greifswald ein und werden dort auf die Universitätskliniken verteilt (Köhler 1997).

Mikulicz-Radecki selbst gelangt nach eigenen Angaben mit einem Reservelazaret der Wehrmacht, dem er zugewiesen wurde, nach Pilau und dann über Schwerin nach Jena. Der weitere Ablauf des Geschehens ist nicht ganz klar. Mikulicz-Radecki schreibt in seinem 1949 in Flensburg verfassten Lebenslauf: *„Ich war (...) schließlich in Jena eingesetzt, wo ich ab 28.3.1945 die Aufgabe hatte, die dortige Universitätsfrauenklinik kommissarisch zu leiten. Hier geriet ich am 7.4.1945 in amerikanische Kriegsgefangenschaft, konnte aber trotzdem meine klinische Tätigkeit fortsetzen. Am 26.6. wurde ich aus der Kriegsgefangenschaft entlassen und verließ am 28.6.1945 Jena, um Anschluß an meine Familie zu suchen, die vom Osten zunächst nach Mecklenburg geflüchtet war, dann weiter nach dem Westen (...)"* (v. Mikulicz-Radecki 1949, Personalakte Humboldt-Universität).

In der Personalakte seines Nachfolgers Gustav Döderlein findet sich ein Brief der Medizinischen Fakultät Jena, in dem es heißt, dass *„im Februar 1944 kommissarisch Herr Prof. von Mikulicz-Radecki, bisher Königsberg, zur Wahrnehmung der Dienstgeschäfte*

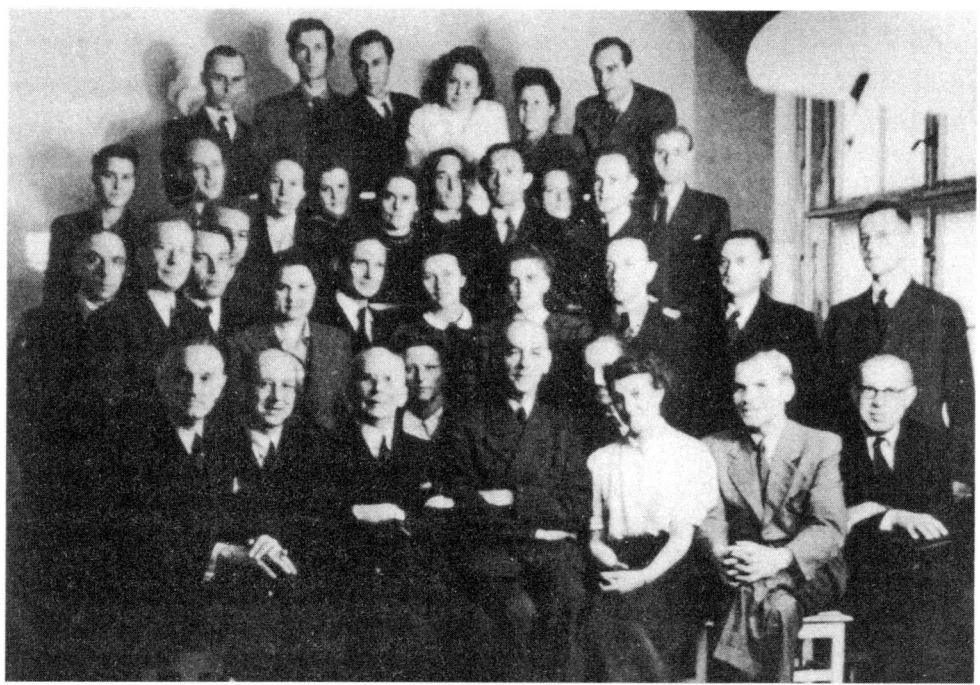

Abb. 4: Stoeckel-Schüler und Teile der Ärzteschaft der Berliner Universitäts-Frauenklinik (Artilleriestraße) unter dem Direktorat von W. Stoeckel um 1946 (?) (F. v. Mikulicz-Radecki sitzend, 2. von rechts)

und des Lehrauftrags vom Reichsministerium für Erziehung, Wissenschaft und Volksbildung nach Jena geschickt [wurde]. *Leider ist nach einer Mitteilung (...) Herr von Mikulicz als Parteimitglied vor 1933 nicht tragbar, zumal er sich schon seit den letzten Julitagen in Holstein (Eutin) befindet"* (Personalakte Jena D35).

Zwar ist Mikulicz-Radecki nicht bereits vor 1933 in die NSDAP eingetreten, sondern erst am 1. 5.1933, was aber auch seinem ehemaligen Chef und Förderer Walter Stoeckel wohl nicht bewusst war, der am 7. Februar 1946 sicher nach bestem Wissen und Gewissen schrieb: *„Er wurde von der Partei sehr angefeindet und dadurch sind die Berufungen nach Münster und Bonn vereitelt worden. (...) Um diesen fortwährenden Parteianfeindungen den Boden zu entziehen, ist Mikulicz damals in die Partei eingetreten, hat sich aber niemals parteipolitisch betätigt, hat auch nie*

irgendein Amt in der Partei gehabt" (Personalakte F. v. Mikulicz-Radecki /nach 1945/ Humboldt- Universität).

Aber für die Nachfolge Stoeckels in Berlin kam er (zunächst) nicht in Frage. Um Belastendes in seinem Lebenslauf wohl wissend, zog sich Mikulicz-Radecki für vier Jahre nach Eutin zurück, wo er ab 15.9.1945 mit Genehmigung der Ärztekammer Schleswig-Holstein als frei praktizierender Frauenarzt mit Operationsmöglichkeit in einem kleinen Krankenhaus niedergelassen war. Im Dezember 1947 war sein Entnazifizierungsverfahren abgeschlossen, er wurde wie 4 Millionen andere Deutsche in die Kategorie V (Entlastete) eingestuft. Im März 1949 übernahm er die Leitung der Frauenabteilung am Franziskus-Hospital Flensburg.

Es war dann geradezu folgerichtig, dass im Zuge der Emeritierung des nunmehr nahezu 80-jährigen Stoeckel Felix von Mikulicz-

Radecki als Nachfolger ins Gespräch gebracht wurde. *„Für die Nachfolgeschaft des Geheimrat Stoeckel hat die Medizinische Fakultät in ihrer Sitzung vom 11. des Monats beschlossen, an erster Stelle Martius – Göttingen, an zweiter Stelle von Mikulicz-Radecki – Flensburg, Philipp – Kiel, dritter Stelle Döderlein – Jena vorzuschlagen. (...) Über von Mikulicz ist zu sagen, daß er ein glänzender Lehrer ist und als Stoeckel-Schüler wissenschaftlich auf der Höhe steht. Er ist als Gynäkologe gut durchgebildet und wäre die geeignetste Persönlichkeit für die Besetzung des Stoeckel'schen Lehrstuhls. Ihm annähernd gleich steht der Stoeckel-Schüler Philipp, wobei auch Stoeckel von Mikulicz den Vorrang gibt"* (Personalakte F. v. Mikulicz-Radecki/ nach 1945/Humboldt-Universität).

Mikulicz-Radecki wurde berufen, trat aber das Ordinariat nicht an. Über die Gründe kann nur spekuliert werden. Möglicherweise waren es finanzielle Fragen, über die man sich nicht einigen konnte, oder andere Forderungen, die das Ostberliner Ministerium nicht erfüllen wollte. Die Stellungnahme der „Abteilung W des Ministeriums für Hochschulen und Wissenschaft" der DDR im Vorfeld der Berufung spricht jedenfalls dafür, dass Mikulicz-Radeckis Vorgeschichte keine Bedeutung (mehr) hatte: *„Mikulicz wäre für die Humboldt-Universität ein Gewinn. Er ist zwar politisch erheblich belastet, es kann jedoch angenommen werden, daß er sich in seinen Äußerungen auf fachliche Dinge beschränken wird"* (Personalakte F. v. Mikulicz-Radecki/ nach 1945/ Humboldt-Universität).

Anfang 1953 erhielt von Mikluciz-Radecki eine zweite Berufung, diesmal an die Freie Universität Berlin, die ihm *„einen neuen Höhepunkt in meinem Leben und die Erfüllung meines heißesten Wunsches brachte"* (v. Mikulicz-Radecki 1963). Er wurde Ärztlicher Direktor der Charlottenburger Frauenklinik Pulsstraße und Lehrstuhlinhaber. Auch in der „West"-Personalakte findet sich eine Bescheinigung über seine politische Zuverlässigkeit

von 1935: *„Herr Prof. von Mikulicz-Radecki bietet die Gewähr dafür, daß er sich jederzeit für die freiheitlich-demokratische Grundordnung einsetzt, den demokratischen Mehrparteienstaat und das Grundgesetz der freigewählten Volksvertreter bejaht. Er ist arbeitsfähig."* – Und eine Einschätzung seiner Person: *„Führung: gut, Fleiß: gut, Gesamteindruck: gut, Leistungen: sehr gut, Zuverlässigkeit: gegeben, Pünktlichkeit: gegeben, soziale Verhältnisse: geordnet. (...) Herr Prof. Mikulicz-Radecki ist ein besonders erfahrener Kliniker und Wissenschaftler, der bereits lange Jahre den Lehrstuhl für Gynäkologie und Geburtshilfe an der Universität Königsberg innehatte. Er hat sich in der kurzen Zeit seiner hiesigen Tätigkeit bereits ausgezeichnet, in seinem Tätigkeitsfeld eingearbeitet und schon wesentlich zur Konsolidierung der Verhältnisse in der städtischen Frauenklinik beigetragen. Seine menschlichen Eigenschaften sind über jeden Zweifel erhaben"* (Personalakte F. v. Mikulicz-Radecki, Landesarchiv Berlin).

Vielleicht war es das Bewusstsein der zwischen 1945 und 1953 „verlorenen Jahre", die den nunmehr bereits 60-jährigen Mikulicz-Radecki stark motivierten. Prof. Lax, Mikulicz' späterer Nachfolger, schreibt in diesem Zusammenhang: *„Ein ungewöhnlicher Elan beflügelte diese kleine, drahtige Gestalt. Auf der Basis einer soliden Vorbereitung durch seinen Vorgänger wird aus der Städtischen Frauenklinik eine Universitätsklinik mit wissenschaftlichen Interessen und einer Reihe profilierter Mitarbeiter. Noch einmal strahlte ihm die Sonne, indem er seine Lehrtätigkeit mit ganzer Hingabe und Begeisterung erfüllen kann"* (Lax 1966).

Die unter seinem Vorgänger Schäfer begonnenen Um- und Ausbauarbeiten wurden während der Amtsführung von Mikulicz-Radecki in den 1950er Jahren fortgesetzt, bis die wichtigsten baulichen und strukturellen Voraussetzungen für einen modernen klinischen Universitätsbetrieb geschaffen waren (Schmidt 2002).

Obwohl die Bedingungen noch immer nicht optimal waren, schrieb Lax lobend: *„Die Gefahren der Provisorien und des Abgleitens in die Fachschule ist bei jeder Neugründung in besonderem Maße gegeben. Dankbar sei hervorgehoben, daß der Kurator der Freien Universität, Herr Dr. von Bergmann, diese Gefahren erkennen und beseitigen half, wo und wie es nur eben möglich war. Es dürfte aber kein Zweifel bestehen, daß es das Verdienst von Prof. von Mikulicz-Radecki gewesen ist, das von seinem Vorgänger begonnene Werk aus bester Stoeckel'scher Tradition heraus mit einem zähen Elan und eigenster Gestaltungskraft zur Höhe und Breite entwickelt zu haben"* (Lax 1963).

Unter Mikulicz habilitierten sich Gansau, Nevinny-Stickel, Tomaschek und Hammerstein. Dieser schreibt über den Einsatz seines Chefs für die studentische Ausbildung: *„Felix von Mikulicz-Radecki war ein engagierter Lehrer, der großen Wert auf sorgfältige Vorbereitungen seines Kollegs legte. Er hatte einen lebendigen, anschaulichen Vortrag, bei dem die Studenten aufmerksam zu bleiben pflegten. (...) Die Anwesenheit aller in der Klinik abkömmlichen Ärzte, auch der Oberärzte, bei den Vorlesungen war Pflicht (...) Neuerungen gegenüber zeigte er sich aufgeschlossen. Nach Rückkehr von einer Studienreise führte er noch im letzten Jahr seines Ordinariats direkt nach dem Kolleg Diskussionen mit den Studenten jeweils – in kleinem Kreis – zur Vertiefung des Vorlesungsstoffs ein, so wie er es in den USA demonstriert bekommen hatte"* (Hammerstein 2006).

Nachdem auf mehrmaligen Beschluss des Senators für Inneres der Eintritt in den Ruhestand insgesamt dreimal verschoben worden war, ging schließlich im Oktober 1961 die Ära von Mikulicz-Radecki an der Charlottenburger Frauenklinik zu Ende. (Personalakte F. v. Mikulicz-Radecki, Landesarchiv Berlin). Mikulicz, dem der Abschied wohl nicht leicht gefallen ist, zog sich nunmehr in sein Haus in Sibichhausen am Starnberger See zurück,

„um seine Bücher und Beiträge neu zu gestalten" (Lax 1966). Er starb dort am 27.3.1966.

Am 15. Juni 1961 hatte er in der Serie „Die Stimme des Arztes" eine Schallplatte aufgenommen, die einen für ein Laienpublikum gedachten Vortrag zum Thema „Geburt ohne Angst" enthält. In einem biographischen Begleittext wird ausführlicher darauf eingegangen, dass von Mikulicz-Radecki eigentlich Pianist und Dirigent werden wollte, eine Ausbildung zum Konzertpianisten am Kieler Konservatorium absolvierte und als Achtzehnjähriger bei einem Klavierwettbewerb einen ersten Preis erhielt. Erst 1911 gewann *„das medizinische Erbe die Oberhand".* Auch später widmete sich von Mikulicz-Radecki noch der Musik, *„allerdings nur im häuslichen Rahmen, aber da nicht nur als reproduzierender (...), sondern auch als schaffender Künstler: er hat eine stattliche Zahl von Klavierstücken und Liedern komponiert"* (v. Mikulicz-Radecki 1961).

Neben einem tabellarischen Lebenslauf sind auf der Schallplattenhülle seine acht wichtigsten Veröffentlichungen aufgeführt, darunter auch die „Praxis der Sterilisierungsoperationen" von 1936. Dies kann nur als eine Rationalisierung und Verharmlosung seines Verhaltens im III. Reich gedeutet werden, auch in Kenntnis der damaligen Sichtweisen und bekannten Zwänge.

Natürlich ist, wie Tandler-Schneider et al. 1995 schrieben, ein Bewertung der Rolle deutscher Gynäkologen und Geburtshelfer im Nationalsozialismus schwierig, die Zusammenhänge sind vielschichtig; eine Bewertung ihrer Tätigkeit in dieser Zeit daher anmaßend. Stauber und Kindermann, die beide Jahre später ebenfalls an der Charlottenburger Universitäts-Frauenklinik tätig waren, empfehlen eine „Verurteilungsabstinenz", um damit auch dem bei diesem Thema grundsätzlich erhobenen Vorwurf eines überheblichen Urteilens von später lebenden, nicht beteiligten Personen entgegenzuwirken. Sie fordern aber auch, sich nicht nur mit wissenschaftlichen Glanzlichtern und Entdeckungen, sondern z. B. auch mit den Praktiken der Zwangsabtreibung und -sterilisation auseinanderzusetzen. Diese *„Erinnerungsarbeit könnte uns Frauenärzte empfindsam stimmen für die eigenen Schattenseiten und nachsichtig für die Schwächen anderer. Das Erkennen, wie sehr* *man selbst vom Stempel der alten Zeit geprägt ist, macht den Blick frei auf die rigiden Formen alter Verhaltensweisen (...). Damit wird Freiheit gewonnen im Umgang mit sich selbst und Sensibilität im Umgang mit den Menschen der heutigen Zeit generell"* (Stauber u. Kindermann 1994).

LITERATUR

1. Brief von Felix von Mikulicz-Radecki aus Königsberg vom 11. November 1943 an Herrn Prof. Rostock in der Ziegelstraße in Berlin; Akte Bundesarchiv Berlin 51/08101.

2. Universitätsarchiv der Humboldt-Universität zu Berlin, Personalakte Professor Felix von Mikulicz-Radecki M 328, Brief von Prof. W. Stoeckel vom 7. Februar 1946.

3. BDC-Akte 51/A-512 Brief von Prof. Dr. Bostroem, Direktor der Psychiatrischen und Nervenklinik, vom 18. Januar 1941, Straßburg, an Prof de Crinis, Berlin.

4. BDC-Akte 51/A-512 Brief von Prof. de Crinis, Berlin, an Prof. Dr. Bostroem, Strassburg, vom 12.2.1943.

5. Von Mikulicz-Radecki, F.: Aus dem Leben und Wirken eines Frauenarztes und Hochschullehrers, in: Hippokrates 1963, S. 235–240.

6. Von Mikulicz-Radecki, F.: Als Hochschullehrer in Ostpreußen. Rundbrief der Ostpreußischen Arztfamilie. Sommer 1957, S. 9–11.

7. Kolbow, H.: Geschichte der Universitäts-Frauenklinik Königsberg in Preußen, in: Medizin in und aus Ostpreußen: Nachdrucke aus den Rundbriefen der Ostpreußischen Arztfamilie 1945 bis 1995, herausgegeben von Joachim Hänsel, Joseph Jägerhuber GmbH, Starnberg 1996.

8. Bock, G.: Zwangssterilisation im Nationalsozialismus. Studien zur Rassenpolitik und Frauenpolitik. Westdeutscher Verlag, Obladen 1986.

9. Klee, E.: Das Personallexikon zum Dritten Reich. Wer war was vor und nach 1945? S. Fischer, Frankfurt am Main 2003.

10. Von Mikulicz-Radecki, F.: Der Eiauffangmechanismus bei der Frau und seine Bedeutung für die Sterilität. Schriften der Königsberger Gelehrtengesellschaft, Naturwissenschaftliche Klasse. Heft 13 (1937). S. 135–213.

11. Bauer, K. H., von Mikulicz-Radecki, F.: Die Praxis der Sterilisierungsoperationen. J. A. Barth, Leipzig 1936.

12. Czarnowski, G.: Die restlose Beherrschung dieser Materie. Beziehungen zwischen Zwangssterilisation und gynäkologischer Sterilitätsforschung im Nationalsozialismus, in: Z. Sexualforsch.; 14 (2001), S. 226–246.

13. Von Mikulicz-Radecki, F: Geburtshilfe des praktischen Arztes. J. A. Barth, Leipzig 1943.

14. Lax, H.: Nachruf, in: Zentralblatt Gynäkologie (1966), S. 1234–1235.

15. Universitätsarchiv Personalakte von Prof. Dr. med. von Mikulicz-Radecki/ nach 1945/ Lebenslauf, Flensburg 1949.

16. Köhler, G.: Die Evakuierung der medizinischen Fakultät der Universität Königsberg nach Greifswald unter besonderer Berücksichtigung der Universitäts-Frauenklinik, in: 50 Jahre Flucht und Vertreibung. Gemeinsamkeiten und Unterschiede bei der Aufnahme und Integration der Vertriebenen in die Gesellschaften der Westzonen/ Bundesrepublik und der DDR. Herausgegeben von Manfred Wille, Helmut Block, Magdeburg 1997.

17. Universitätsarchiv Jena, Akte D 65, Personalakte Gustav Döderlein.

18. Universitätsarchiv. Personalakte von Prof. Dr. med. von Mikulicz-Radecki/nach 1945/Brief des Dekans der Medizinischen Fakultät der Humboldt-Universität zu Berlin an das provisorische Ministerium für Volksbildung vom 24. Jan. 1950.

19. Universitätsarchiv. Personalakte von Prof. Dr. med. von Mikulicz-Radecki/nach 1945/Brief von Dr. Hall, Abteilung Hochschulen und Wissenschaft, Berlin 20.10.1949, Stellungnahme der Abteilung W, Betr. Prof. Dr. v. Mikulicz-Radecki.

20. Personalakte Felix v. Mikulicz-Radecki, Landesarchiv Berlin, Eichborndamm B, REP.080,0893, Zeit nach 1945.

21. Lax, H.: Rückblick und Ausblick, in: 50 Jahre Städtische Frauenklinik Charlottenburg. Bezirksamt Berlin-Charlottenburg, Berlin 1963.

22. Schmidt, G.: Die Entwicklung der Klinken für Frauenheilkunde und Geburtshilfe in Berlin-Charlottenburg und am ehemaligen Rudolf-Virchow-Krankenhaus von der städtischen Einrichtung bis hin zur Universitätsklinik. Eine medizinhistorische Darstellung. Inauguraldissertation, Humboldt-Universität zu Berlin 2002.

23. Hammerstein, J.: Felix v. Mikulicz-Radecki – Erinnerungssplitter. Persönl. Mitteilung 2006.

24. Von Mikulicz-Radecki, F.: Die Stimme des Arztes. Geburt ohne Angst. (Schallplatte). Werk-Verlag Dr. Edmund Babschewski, München-Gräfelfing 1961.

25. Tandler-Schneider, A., Stauber, M., Kentenich, H., Dudenhausen, J. W.: Geburtshilfe und Gynäkologie z. Zt. des Nationalsozialismus, in: Perinatalmedizin 7 (1995), S. 103–107

26. Stauber, M., Kindermann, G.: Über inhumane Praktiken der Frauenheilkunde im Nationalsozialismus und ihre Opfer, in: Geburts. Frauenheilk. 54 (1994), S. 479–489

Matthias David

Von der Sinnlosigkeit des Krieges

Zum Tod von Paul Caffier und Wilhelm Breipohl am 1. Mai 1945

„Offenbar hat", so Sebastian Haffner, *„geschichtliches Geschehen einen verschiedenen Intensitätsgrad. Ein historisches Ereignis kann in der wirklichen Wirklichkeit, also im eigentlichsten, privaten Leben der einzelnen Menschen, fast unregistriert bleiben – oder es kann dort Verheerungen anrichten (...), die wissenschaftlich-pragmatische Geschichtsdarstellung sagt über diesen Intensitätsunterschied des Geschichtsgeschehens nichts. Wer etwas darüber erfahren will,*

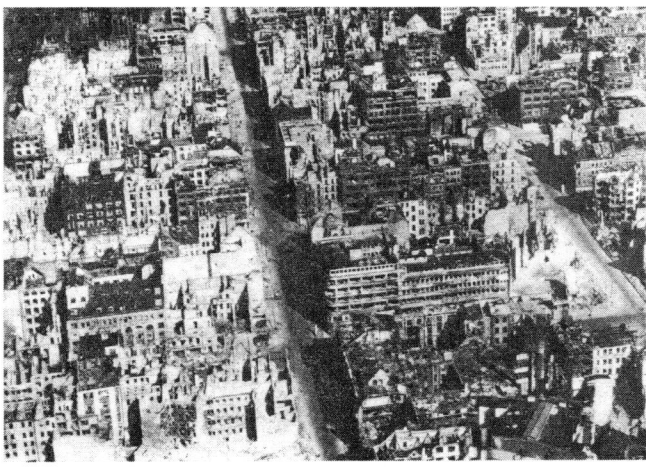

Abb. 1: Luftaufnahme des zerstörten Berliner Stadtzentrums vom Mai 1945

muß Biographien lesen, und zwar nicht die Biographien von Staatsmännern, sondern die (...) Biographien der (...) Privatleute" (Haffner 2001).

Obwohl inzwischen über ein halbes Jahrhundert Frieden in Europa herrscht, ist es doch gerade deswegen immer wieder wichtig, an die Schrecken des Zweiten Weltkriegs zu erinnern. Wäre noch ein Beweis für die Sinnlosigkeit des Krieges nötig gewesen, so hätte das sinnlose Sterben hunderttausender sowjetischer und deutscher Soldaten bei Stalingrad es spätestens zu diesem Zeitpunkt allen klar vor Augen führen müssen. Und doch ging der von Deutschland begonnene Krieg noch fast drei Jahre weiter und brachte weiteres Leid – auch über zigtausende deutsche Familien.

Auf zwei besondere Schicksalsschläge kurz vor Ende der Kampfhandlungen in Berlin, die eng mit der Berliner Universitäts-Frauenklinik verbunden sind, soll nachfolgend näher eingegangen werden. Sie stehen exemplarisch für andere ebenso tragische Ereignisse auf beiden Seiten der Front.

Im Morgengrauen des 29. April 1945 setzte die 301. Schützendivision der Roten Armee zum letzten Sturm an. Zwei russische Schützenregimenter griffen das Gestapohauptquartier in der Prinz-Albrecht-Straße an. Berlins Mitte, das Regierungsviertel, wimmelte von deutschen Truppen, die sich dorthin zurückgezogen hatten. Insgesamt waren es etwa 10.000 Mann, darunter ein hoher Anteil ausländischer SS-Leute.

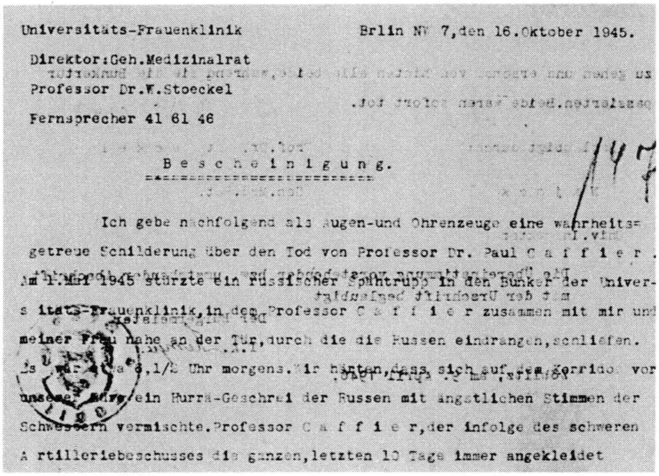

Universitäts-Frauenklinik Brlin NW 7, den 16. Oktober 1945.

Direktor: Geh. Medizinalrat
Professor Dr. W. Stoeckel
Fernsprecher 41 61 46

Bescheinigung.

Ich gebe nachfolgend als Augen- und Ohrenzeuge eine wahrheitsgetreue Schilderung über den Tod von Professor Dr. Paul C a f f i e r.

Am 1. Mai 1945 stürzte ein russischer Spähtrupp in den Bunker der Universitäts-Frauenklinik, in dem Professor C a f f i e r zusammen mit mir und meiner Frau nahe an der Tür, durch die die Russen eindrangen, schliefen. Es war etwa 3.1/2 Uhr morgens. Wir hörten, dass sich auf dem Korridor vor unserer Tür ein Hurra-Geschrei der Russen mit ängstlichen Stimmen der Schwestern vermischte. Professor C a f f i e r, der infolge des schweren Artilleriebeschusses die ganzen, letzten 10 Tage immer angekleidet

Abb. 2: Gedächtnisprotokoll Stoeckels über die Ereignisse im Bunker am 1. Mai 1945

Die im Zentrum von Berlin verbliebenen Zivilisten waren weiter in Kellern und Luftschutzbunkern eingeschlossen. Der normale Alltag war völlig zusammengebrochen. Die Furcht vor Vergeltung im Chaos der Kämpfe hatte alle erfasst (Beevor 2002).

Die letzten Kriegsmonate verbrachte Hitler in dem Tiefbunker fast zehn Meter unter der Erde, den er Anfang der vierziger Jahre auf dem Gelände der Reichskanzlei hatte anlegen lassen.

Zur Mittagslagebesprechung am 29. April 1945 legte SS-General Wilhelm Mohnke Hitler eine Karte der Berliner Innenstadt vor und erläuterte: *„Im Norden steht der Russe kurz vor der Weidendammer Brücke. Im Osten am Lustgarten. Im Süden am Potsdamer Platz und am Luftfahrtministerium. Im Westen im Tiergarten, dreihundert bis vierhundert Meter vor der Reichskanzlei"* (Fest 2002).

Am Nachmittag des 30.4.1945 gegen 15.30 Uhr nahmen sich Adolf Hitler und seine ihm in der Nacht zuvor angetraute Ehefrau Eva Braun das Leben.

Am 1. Mai gegen zwei Uhr nachts machte sich General Krebs auf den Weg vom Reichskanzlei-Bunker zu Verhandlungen nach Tempelhof, wo der sowjetische General Tschuikow Quartier genommen hatte. Die binnen zwölf Stunden ausgehandelte Kapitulation wurde von Goebbels abgelehnt (Fest 2002).

Dieser hatte 1943 – möglicherweise aus Dankbarkeit dafür, dass seine Kinder dort so wohlbehalten unter der ärztlichen Betreuung von Geheimrat Stoeckel und seine Mitarbeiter zur Welt gekommen waren – einen der modernsten und größten Krankenhausbunker neben der Universitäts-Frauenklinik in der damaligen Artilleriestraße bauen lassen. – Was hat sich dort, in diesem Bunker, am frühen Morgen des 1. Mai 1945 abgespielt?

Professor Stoeckel beschreibt es als Ohren- und Augenzeuge so: *„Am 1. Mai 1945 stürzte ein russischer Spähtrupp in den Bunker der Universitätsfrauenklinik, in dem Prof. Caffier zusammen mit mir und meiner Frau nahe an der Tür, durch die die Russen eindrangen, schliefen. (...) Prof. Caffier stieß auf einen russischen Soldaten, der behauptete, hier im Bunker wäre ein deutscher Soldat versteckt. Er hatte diesen Verdacht bekommen, weil der Dozent Dr. Breipohl, der unmittelbar an der Bunkertür schlief, und nur mit einer schwarzen Hose und einem Hemd bekleidet war und keinen weißen Mantel anhatte, von den Russen für einen Soldaten gehalten wurde. Dr. Breipohl lief beim Öffnen der Tür und beim Erscheinen der Russen weg, um sich in einem Wochenzimmer einen weißen Mantel zu holen. Der Russe verfolgte ihn, fand ihn aber nicht, und drohte einer Wöchnerin. Der hinzukommende Prof. Caffier versuchte den Russen zu beruhigen und ihn davon zu überzeugen, daß in dem Bunker sich nur eine Frauenklinik befände. Der Russe glaubte das nicht und hielt Dr. Breipohl, der inzwischen* *mit weißem Mantel bekleidet, wieder zurückgekommen war, nach wie vor für einen Soldaten. Er ließ sich auch auf die lebhaften Vorstellungen von Prof. Caffier von diesem Irrtum nicht abbringen, befahl dem Prof. Caffier und dem Dr. Breipohl mit erhobenen Händen durch die Bunkertür ins Freie zu gehen und erschoß von hinten alle beide, während sie die Bunkertür passierten. Beide waren sofort tot"* (Stoeckel 1945; Abb. 2).

24 Stunden später – am 2. Mai um 6 Uhr morgens – haben die deutschen Truppen in Berlin kapituliert. Nicht ein Gebäude, nicht eine Straße in der Innenstadt war unversehrt geblieben, etwa 40 % der Bausubstanz wurden zerstört (Abb. 1). 300.000 sowjetische und 40.000 deutsche Soldaten hat die Schlacht um Berlin das Leben gekostet. Über die Zahl ziviler Opfer gibt es keine verlässlichen Angaben (Moser 2002).

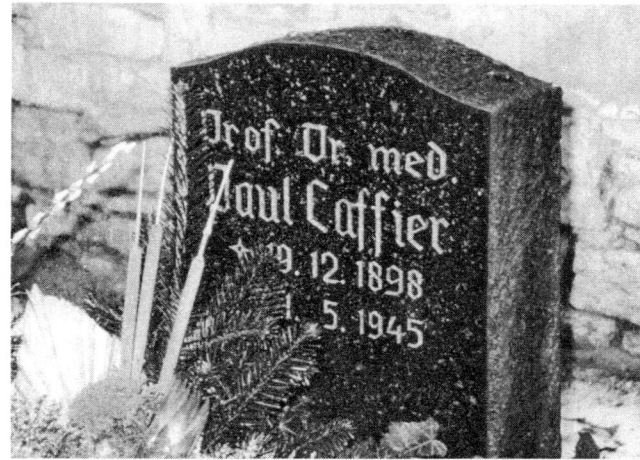

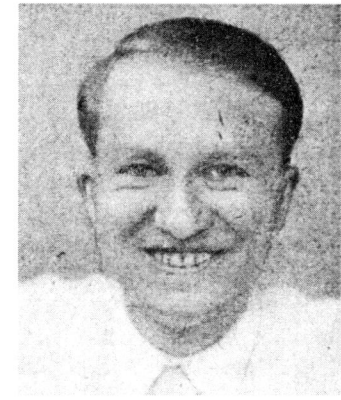
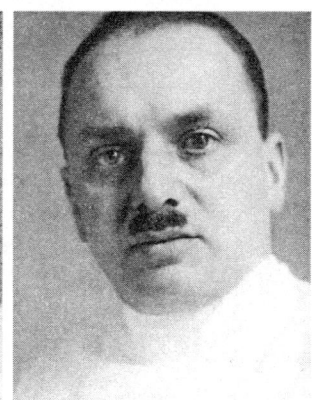

Abb. 3 (oben): Grabstelle von Paul Caffier auf dem Französischen Friedhof an der Berliner Chausseestraße; *Abb. 4 (rechts unten):* Paul Caffier; *Abb. 5 (linksunten):* Wilhelm Breipohl

Wilhelm Breipohl und Paul Caffier wurden zunächst vorläufig auf dem Klinikhof beigesetzt und später umgebettet. Das Grab von Wilhelm Breipohl befindet sich heute in seiner Geburtsstadt Bielefeld, das von Paul Caffier ist auf dem Französischen Friedhof in der Berliner Chausseestraße zu finden (Abb. 3).

Erst Mitte Mai erlaubten es die Umstände, dass Stoeckel anlässlich der ersten Belegschaftsversammlung nach dem Krieg offizielle Worte des Gedenkens an die Mitarbeiter der Universitäts-Frauenklinik richten konnte: *„Wir stehen hier an den Gräbern von zwei besonders wertvollen, lieben, mit uns eng verbunden gewesenen Männern, die in der Schlacht von Berlin im Dienst unserer Klinik gefallen sind. (...) Paul Caffier war ein Mann der Zukunft (...). Er stand auf den Berufungslisten von drei Universitäten (...), und nur der Krieg hat es verhindert, daß er damals die Leitung einer dieser Kliniken erhielt (...). Ich habe ihm viel zu verdanken. Mit ihm ist mir ein besonders zukunftsreicher Repräsentant meiner Schule und einer von denen genommen worden, die mein Werk fortsetzen und das, was ich erstrebte, mit größerem Erfolg erreichen sollten. Neben ihm ruht Wilhelm Breipohl, der seit einigen Jahren Assistent der Klinik war. Auch er war ein sehr guter Wissenschaft-*

Rechnungsjahr 193

Reisekostenrechnung

Oberarzt Dr. Caffier

Geh. Rat Prof. Stoeckel 5.–6. XI. 34

Reiseweg und Dienstgeschäfte

5.XI. 12⁵⁸ ab Königsberg
21¹⁶ an Berlin
2 stündige Besprechung mit Herrn Geh. Rat Prof. Stoeckel in der Univ. Frauenklinik Berlin in unmittelbarer Rückfahrt mit Schlafwagen.
5.XI. 23⁵⁸ ab Berlin
6.XI. 8¹⁷ an Königsberg, sodaß ich zum Operations-Beginn zurück war.

42.– 10.– 12.50 600

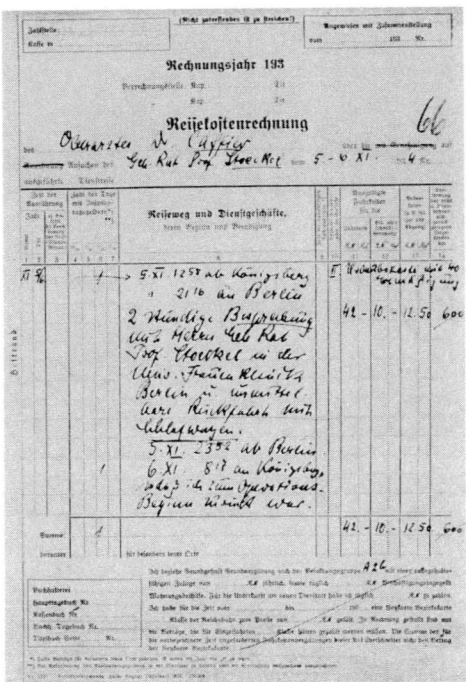

Abb. 6: Reisekostenrechnung einer Fahrt von Caffier nach Berlin vom November 1934

Im Namen des Deutschen Volkes

ernenne ich

unter Berufung in das Beamtenverhältnis auf Lebenszeit

den Oberarzt nichtbeamteten außerordentlichen Professor

Dr. med. Paul Caffier

zum außerordentlichen Professor.

Ich vollziehe diese Urkunde in der Erwartung, daß der Ernannte getreu seinem Diensteide seine Amtspflichten gewissenhaft erfüllt und das Vertrauen rechtfertigt, das ihm durch diese Ernennung bewiesen wird. Zugleich sichere ich ihm meinen besonderen Schutz zu.

München, den 25. Februar 1939

Der Führer und Reichskanzler

Hermann Göring

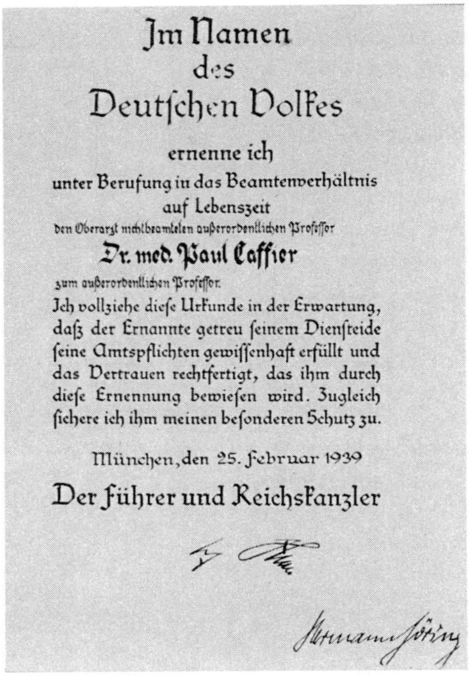

Abb. 7: Ernennungsurkunde von Paul Caffier zum außerordentlichen Professor vom 25. Februar 1939

ler (...). Auch er stand vor einer aussichtsreichen Zukunft. – Auch er war ein ausgezeichneter Kamerad und dazu ein besonders lieber, fröhlicher Mensch, der mit einer unbeschwerten Lebensfreudigkeit seine Arbeit tat" (Stoeckel 1952; Abb. 4 und 5).

Die Berliner Gesellschaft für Gynäkologie und Geburtshilfe hatte sich aus Anlass der 60. Wiederkehr der eben geschilderten tragischen Ereignisse entschlossen, an die Frauenärzte Caffier und Breipohl zu erinnern und ihr Lebenswerk zu würdigen. Die am 1. Mai 1945 jäh beendeten Lebensläufe zeigen den Jüngeren, der Enkelgeneration, aber auch exemplarisch die Verwobenheit von individueller Biographie und (politischen) Zeitläufen.

Wie erging es zwei Kollegen, die 1933 35 bzw. 26 Jahre alt waren?

Paul Ottomar Johannes Caffier wurde am 19.12.1898 in Leipzig geboren. Sein Vater war Großkaufmann für Tuche; er starb 1913, seine Mutter bereits 1904, so dass er gemeinsam mit seiner Schwester bei Verwandten großgezogen wurde.

Am Ersten Weltkrieg nahm er als Freiwilliger bei einem Infanterieregiment in Flandern teil und brachte es bis zum Leutnant. Nach dem Notabitur 1917 studierte er ab November 1918 an der Universität Leipzig, später auch in Greifswald, Freiburg im Breisgau und Jena Medizin, in Leipzig von 1923–25 außerdem Philosophie. Die Approbation erhielt er im Mai 1924 in Dresden (Universitätsarchiv Humboldt-Universität zu Berlin. Personalakte Prof. Paul Caffier, UK C 2).

Die damaligen wirtschaftlichen Rahmenbedingungen, insbesondere für junge Ärzte, waren schlecht. Caffier schreibt in einem Lebenslauf: *„Durch weitgehende Aufzehrung des väterlichen Vermögens während der Inflationszeit und durch die dadurch bedingte Notwendigkeit, für meine jüngere Schwester mit* *zu sorgen, hatte ich schon als Student während der Ferien als Telefonist, gelegentlich auch als Transportarbeiter, auf der Leipziger Messe gearbeitet und suchte nun erst einmal durch Vertretung praktischer Ärzte in Leipzig Geld für die weitere Ausbildung zu verdienen"* (BDC-Akte).

Ab 1.1.1925 war er Volontärarzt an der Universitäts-Frauenklinik Leipzig unter Stoeckel, mit dem er 1926 nach Berlin in die Ar-

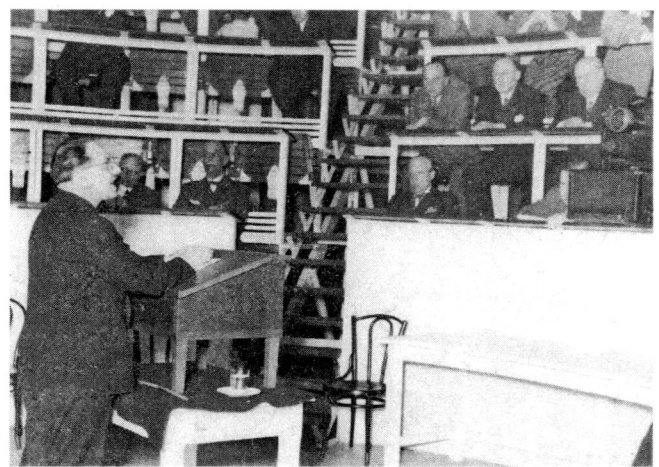

Abb. 8: P. Caffier bei einer Tagung, Budapest 1943

tilleriestraße ging. 1931 habilitierte er sich dort. Im April 1932 folgte Caffier dem Stoeckel'schen Oberarzt Prof. von Mikulicz-Radecki nach Königsberg, wo dieser Ordinarius wurde, als Oberarzt und Privatdozent. 1934 kehrte er an die Universitäts-Frauenklinik Berlin zurück, nachdem u. a. im November eine Besprechung mit Stoeckel stattgefunden hatte, wie eine vielleicht für Caffier oder die Zeit typische Reisekostenrechnung zeigt: *„Zweistündige Besprechung mit Herrn Geheimrat Prof. Stoeckel an der Universitätsfrauenklinik in Berlin und unmittelbar Rückreise im Schlafwagen 5.11., 23.52 Uhr ab Berlin, 6.11. 8.17 Uhr an Königsberg, so daß ich zum Operationsbeginn zurück war"* (Universitätsarchiv Humboldt- Universität zu Berlin, Personalakte Prof. Paul Caffier, UK C 2; Abb. 6).

Nachdem er 1936 zunächst nichtbeamteter Professor geworden und somit wohl die finanziellen Grundlagen für eine Familiengründung gegeben waren, heiratete er Maria Charlotta Manfroni, die ihm später eine Tochter und fünf Söhne gebar.

Ab Oktober 1938 war er 1. Oberarzt der Klinik. 1939 wurde er beamteter außerordentlicher Professor. Im Zweiten Weltkrieg war er bis zur U.K.-Stellung im Oktober 1940 als Stabsarzt in einem Lazarett eingesetzt.

Das Verzeichnis der wissenschaftlichen Arbeiten von Paul Caffier aus dem Jahre 1943 umfaßt insgesamt 111 Arbeiten. Seine Hauptarbeitsgebiete waren endokrinologische Fragestellungen, die Konzeption, die weibliche Genitaltuberkulose und der normale und pathologischen Menstruationszyklus. Er hat sich bereits früh mit Methoden der Gewebezüchtung befasst und arbeitete mit dem Pathologen Robert Meyer und dem Anatomen Hermann Stieve zusammen. Caffier hat auch zwei Filmdemonstrationen zum Kaiserschnitt und zur Eierstockschwangerschaft sowie eine Arbeit zur „schmerzlosen Geburt" veröffentlicht. Interessant sind seine Arbeiten zur Verbesserung der Fruchtbarkeit (Universitätsarchiv Humboldt-Universität zu Berlin. Personalakte Prof. Paul Caffier, UK C 2).

In einem vertraulichen Schreiben Stoeckels an den Bevollmächtigten für das Sanitäts- und Gesundheitswesen unter der Überschrift „Betrifft Übersicht über den Nachwuchs auf dem Gebiete der Gynäkologie und Geburtshilfe" heißt es: *„Ich bin (...) gebeten worden, diejenigen deutschen Gynäkologen zu nennen, die ich für geeignet zur Übernahme eines Ordinariats halte."* Einige Seiten später finden wir eine ausführliche Einschätzung von Caffier: *„Wer seine geburtshilflich-gynäkologi-*

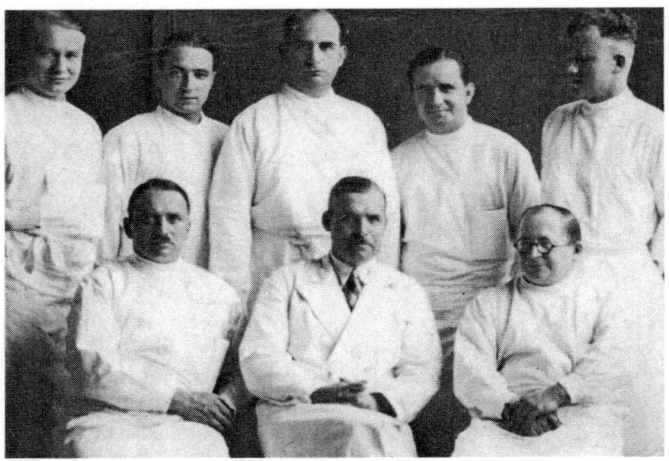

Abb.9: Das Ärzteteam der Königsberger Universitäts-Frauenklinik: Links sitzend Caffier, daneben der Klinikdirektor und Ordinarius Prof. Felix von Mikulicz- Radecki; rechts deneben sitzend C. Clauberg; links stehend Wilhelm Breipohl

sche Ausbildung an den beiden größten Kliniken Deutschlands genossen hat, in ihnen vom Volontärarzt bis zum Oberarzt aufgestiegen ist, 9 Jahre als solcher in der Berliner Universitätsfrauenklinik und zudem noch 3 Jahre Oberarzt in einer mittelgroßen Klinik wie in Königsberg unter einem ganz jungen Chef gewesen ist, der hat eine Schulung und eine eigene Betätigungsmöglichkeit auf allen Teilgebieten unseres Doppelfaches sowie in der Verwaltung und klinischen Organisation erhalten, wie sie besser nicht gedacht werden kann.

Ich kenne nicht das geringste Nachteilige bei Caffier (...) ein gewisser Nachteil für ihn ist, daß er mein Schüler ist. Ich habe das Glück gehabt, viele sehr gute Schüler zu haben, von denen bereits vier Ordinarien geworden sind (...). Dies erregt den Neid derjenigen, die weniger glücklich waren und auch den Neid (...) ihrer Schüler (...). Ich hoffe, daß die maßgebende Behörde diesem Einwand keine entscheidende Bedeutung beilegen wird" (Stoeckel 1943; Abb. 8).

Wilhelm Breipohl kam im Oktober 1942 als 35-Jähriger an die Universitäts-Frauenklinik in der Artilleriestraße. Die Lebenswege von ihm und Paul Caffier hatten sich da schon einmal gekreuzt...

Geboren wurde er am 10.2.1907 in Bielefeld. Sein Vater Hermann Heinrich Emil Breipohl war Bäckermeister, sein Großvater Gastwirt und Bäcker.

Nach dem Abitur 1926 begann er im Wintersemester desselben Jahres sein Medizinstudium in Bonn. Er studierte außerdem in München und Berlin. Nach der Promotion 1932 in Bonn war er ab September 1933 Assistent an der Universitäts-Frauenklinik Königsberg bei Prof. von Mikulicz-Radecki. Einer seiner Oberärzte war Privatdozent Paul Caffier (Abb. 9).

Im Dezember 1935 heiratete er in Bielefeld Marie Luise Klönne, mit der er später sechs Kinder hatte.

Wilhelm Breipohls zahlreiche wissenschaftliche Arbeiten umfassen vor allem endokrinologisch orientierte und geburtshilfliche Arbeiten. 1945 sollte ein Untersuchungskurs „Leitfaden für Gynäkologie und Geburtshilfe" beim Verlag Johann Ambrosius Barth in Leipzig erscheinen (Universitätsarchiv Humboldt-Universität zu Berlin. Personalakte W. Breipohl; Abb. 10)

Im Mai 1938 erfolgte seine Habilitation und die Lehrprobe. Breipohl wurde zum Dozenten ernannt, wenig später war er Oberarzt. Ab 1941 wird der Berufsweg von Wilhelm Breipohl etwas „unruhig". Während die Familie weiterhin in Königsberg wohnte, tritt er eine (Vertretungs-)Stelle als leitender Oberarzt in der Gauhebammenlehranstalt und -frauenklinik Danzig an. Im Oktober 1941 gesundet der von ihm vertretene Danziger Oberarzt Erichsen wieder und Breipohl bittet um seinen Einsatz als Oberarzt an einer ande-

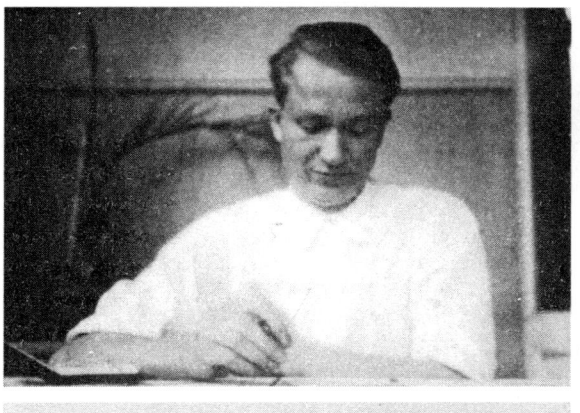

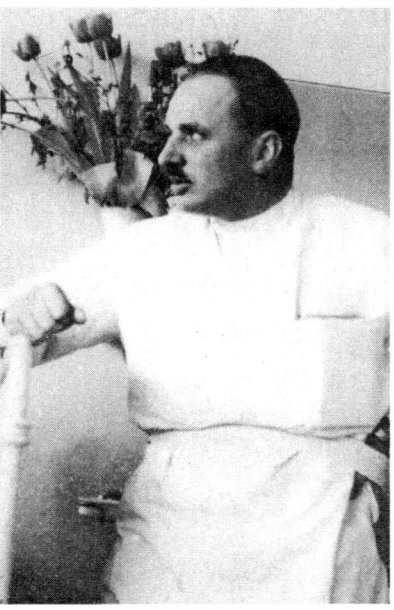

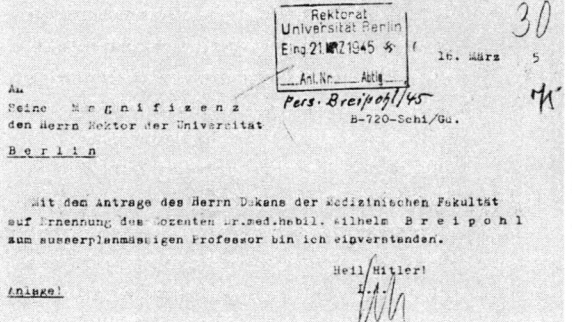

Abb. 10 (links oben): W. Breipohl am Schreibtisch; *Abb. 11 (links unten):* Ernennungsschreiben Wilhelm Breipohls zum außerplanmäßigen Professor vom 16. März 1945; *Abb. 12 (rechts):* Paul Caffier

ren Universitäts-Frauenklinik. Zunächst wird ihm vom zuständigen Ministerium Hamburg-Eppendorf angeboten. Er bittet jedoch, nach Greifswald abkommandiert zu werden. Dies erfolgte dann im Dezember 1941. Die wirtschaftliche Situation der Familie war angespannt. Breipohl musste sich von Greifswald aus mit dem Chef der Danziger Klinik um noch ausstehende Bezüge, Vorlesungsgelder und Honorare für Privatpatienten streiten, wie zahlreiche, in seiner Personalakte befindliche Schreiben zeigen (Universitätsarchiv Humboldt-Universität zu Berlin. Personalakte W. Breipohl).

Schließlich bittet er das Ministerium, wie ein erhalten gebliebener Brief dokumentiert, an der Stoeckel'schen Klinik in Berlin arbeiten zu dürfen, auch wenn er sich dort *„wahrscheinlich an die fünfte Stelle stellen muß"*, mit der Begründung: *„Ich möchte unbedingt an der gleichen Schule* [der Stoeckel'schen

nämlich] *bleiben (...). Es ist wirklich schwer, sich eine neue Operationstechnik usw. anzueignen (...)"* (Universitätsarchiv Humboldt-Universität zu Berlin. Personalakte W. Breipohl).

Und seine Arbeit an der Berliner Klinik war erfolgreich. – Noch im März 1945 wurde dem Antrag von Stoeckel bzw. der Medizinischen Fakultät, den Dozenten Wilhelm Breipohl zum außerplanmäßigen Professor zu ernennen, seitens des zuständigen Ministeriums stattgegeben. Die Information darüber wie auch die entsprechende Urkunde sind wohl in den Kriegswirren untergegangen (Universitätsarchiv Humboldt-Universität zu Berlin. Personalakte W. Breipohl; Abb. 11).

Natürlich ist eine die biographischen Fakten in das Zeitgeschehen einordnende Darstellung unumgänglich, wenngleich eine Bewertung im konkreten Fall immer schwierig ist und mit der gebotenen Abwägung geschehen sollte. Spätestens seit den Publikationen

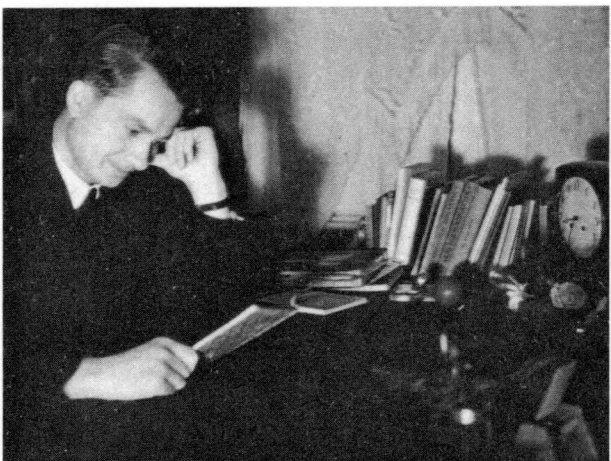

Abb. 13: Wilhelm Breipohl

von Kater (2002) ist bekannt, dass mindestens 45 % der deutschen Ärzte in der NSDAP waren und diese somit die Berufsgruppe mit dem höchsten Anteil an Parteimitgliedern war. Bereits bis zu dem 1934 verhängten, ersten Aufnahmestopp hatten über 30 Prozent der Ärzte den Weg in die NS-Partei gefunden. Historiker sind relativ einhellig der Meinung, dass es weniger politische, als vielmehr opportunistische und sich an materiellen Aspekten orientierende Erwartungen waren, die sich mit der Mitgliedschaft in NS-Organisationen verbanden.

Paul Caffier war im Oktober 1933 Mitglied der SA geworden, bereits im Mai 1933 trat er – wie Wilhelm Breipohl – in die NSDAP ein. Breipohl war außerdem ab 1934 Standortarzt bei der Hitlerjugend (Universitätsarchiv Humboldt-Universität zu Berlin. Personalakten; Abb. 12 u. 13).

Wie lässt sich dies nun einordnen? Wie bereits erwähnt, waren 44,8 % aller deutschen Ärzte in der NSDAP, außerdem 26 % in der SA und rund 9 % in der HJ Mitglied und mehr oder weniger aktiv. Dazu schreibt der angesehene kanadische Geschichtsprofessor Michael Kater: *„Da Mitgliedschaft in der SA oft nur ehrenhalber und nominell war, bot sie das Beste aus zwei Welten: den Schutz einer NS-Or-*

ganisation bei minimalem politischen Engagement. (...) In der HJ sollten die Ärzte den Ausbruch von Seuchen und Drogenmissbrauch verhindern. Außerdem nahmen sie allgemeine Aufgaben der Gesundheitsaufsicht wahr" (Kater 2002).

Weder in den Archivunterlagen noch in mündlichen Überlieferungen finden sich irgendwelche Hinweise auf politische Aktivitäten von Paul Caffier oder Wilhelm Breipohl im Sinne der nationalsozialistischen Ideologie. Andererseits ist zu konstatieren, dass ihr ärztliches Ethos sie die Pflicht zur Patientenversorgung über persönliche familiäre Interessen stellen ließ. Beide waren Ende 1944 bzw. Anfang 1945 noch bei ihren Familien im Erzgebirge bzw. in der Nähe von Bielefeld gewesen und fuhren trotzdem wieder in das umkämpfte Berlin, kehrten in „ihre" Klinik in die Artilleriestraße zurück.

Stoeckel hat sicher seinen Teil als Chef, „Übervater" und großes Vorbild zu diesem Verhalten beigetragen. Er schreibt dazu: *„Ich hatte, als es wahrscheinlich wurde, daß Berlin Kriegsschauplatz werden würde, den Oberarzt und die Assistenten kommen lassen, hatte ihnen die Situation und ihre Prognose dargestellt und ihnen gesagt, daß sie ehrlich und klar zu der Frage Stellung nehmen sollten, ob sie Berlin verlassen oder an der Klinik bleiben wollten. Ich hatte betont, daß ich meinen Platz nicht verlassen würde, daß dieser Entschluß aber einem alten Mann, der sein Leben ausgelebt hätte, nicht schwer fiele, sie alle wären noch jung und hätten das beste von ihrem Leben noch vor sich. Ich würde es ihnen nicht verübeln, wenn sie gingen, sie müßten es jetzt nur offen sagen. Caffier erklärte sofort im Namen der Assistentenschaft, daß selbstverständlich alle bleiben würden"* (Stoeckel 1954; Abb. 14 u. 15).

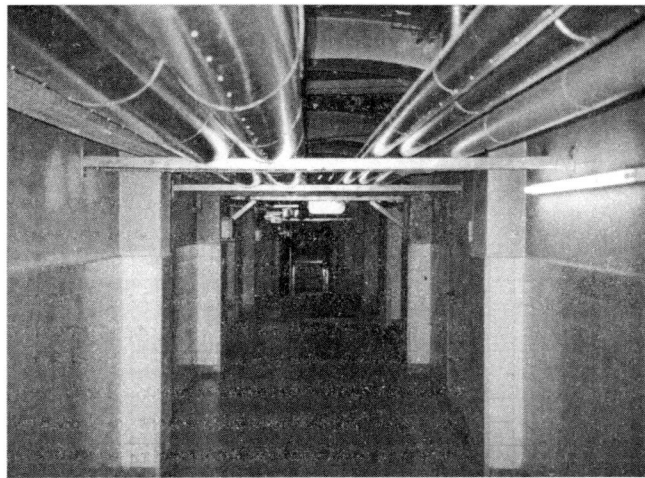 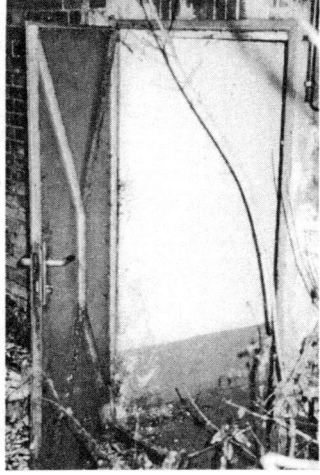

Abb. 14 (links): Versorgungsgang zum Bunker der Berliner Universitäts-Frauenklinik im Jahre 2002; *Abb. 15 (rechts)*: Tür zum Bunker, in deren Nähe mutmaßlich die Erschießung von P. Caffier und W. Breipohl durch sowjetische Soldaten stattfand

LITERATUR

1. Haffner, S.: Geschichte eines Deutschen. Die Erinnerungen 1914–1933. Deutsche Verlags-Anstalt, Stuttgart/München 2001.

2. Beevor, A. : Berlin 1945. Das Ende. C. Bertelsmann, München 2002.

3. Fest, J.: Der Untergang. Hitler und das Ende des Dritten Reiches. Alexander Fest, Berlin 2002.

4. Stoeckel, W.: Bescheinigung (Schilderung über den Tod von Prof. Dr. Paul Caffier), 16. Oktober 1945. Universitätsarchiv Humboldt-Universität zu Berlin. Personalakte Prof. Paul Caffier, UK C 2, Bd. 2.

5. Moser, U.: Von Haus zu Haus, von Flur zu Flur. Deutschland nach dem Krieg 1945–1955, in: Geo Epoche 9 (2002).

6. Stoeckel, W.: Die erste Versammlung der Betriebsgemeinschaft nach der Schlacht um Berlin im Mai 1945, in: Ansprachen von Walter Stoeckel. Thieme, Stuttgart 1952, S. 33–40.

7. Caffier, P.: Lebenslauf. BDC-Akte.

8. Caffier, P.: Verzeichnis der wissenschaftlichen Arbeiten. Universitätsarchiv Humboldt-Universität zu Berlin. Personalakte Prof. Paul Caffier, UK C 2, Bd. 2.

9. Universitätsarchiv Humboldt-Universität zu Berlin. Personalakte Prof. Paul Caffier, UK C 2, Band 1–3.

10. Reisekostenrechnung des Oberarztes Dr. Caffier vom 5.11.1934, Universitätsarchiv Humboldt-Universität zu Berlin. Personalakte Prof. Paul Caffier, UK C 2, Bd. 2.

11. Stoeckel, W.: An den Bevollmächtigten für das Sanitäts- und Gesundheitswesen. Betrifft: Übersicht über den Nachwuchs auf dem Gebiete der Gynäkologie und Geburtshilfe. 18.12.1943.

12. Universitätsarchiv Humboldt-Universität zu Berlin. Personalakte Wilhelm Breipohl. UK B 399, Band 1–3.

13. Breipohl, W.: Schreiben an den Kurator der Universität Königsberg vom 24. Mai 1942 (Bitte um Versetzung an Stoeckelsche Klinik nach Berlin). Universitätsarchiv Humboldt-Universität zu Berlin. Personalakte Dr. W. Breipohl, UK B 399, Bd. 2.

14. Reichsminister für Wissenschaft, Erziehung und Volksbildung. Schreiben an Rektor der Friedrich-Wilhelm-Universität Berlin vom 16.3.1945. Zustimmung zum Antrag auf außerplanmäßige Professur von Dozent Dr. med. habil. Wilhelm Breipohl. Universitätsarchiv Humboldt-Universität zu Berlin. Personalakte W. Breipohl, UK B 399, Bd.1.

15. Kater, M. H.: Ärzte als Hitlers Helfer. Piper, München 2002.

16. Stoeckel, W.: Berlin XV. Der zweite Weltkrieg IX (1945), in: Gelebtes Leben. Autobiographie. Als Manuskript gedruckt, Berlin 1954, . S. 179–184.

Joachim W. Dudenhausen

WILLIBALD PSCHYREMBEL

(1901–1987)

„Das Einfache und das Wesentliche einfach zu sagen, ohne es zu verkleinern" – dies ist ein typischer Pschyrembel'scher Leitsatz, wie er in die Medizingeschichte eingegangen ist. Weit über die Medizin hinaus ist Pschyrembels Name zum Begriff geworden, als „Klinisches Wörterbuch", das in der 260. Auflage vorliegt. Hinter diesem immensen Werk, das heute gleichsam losgelöst wie eine Institution wirkt, verbarg sich ein Mensch, dessen Lebenswerk im Zusammenfassen und Lehren, im Begeistern und Leiten bestand.

Zu den biographischen Daten eines arbeits- und erfolgreichen Lebens: Willibald Pschyrembel wurde als Sohn des Kaufmanns Bruno Pschyrembel (* 1870 Breslau, † 1919 Lüdenscheid) und seiner Ehefrau Cläre geb. Tweer (* 1878 London, † 1959 Berlin) am 1.1. 1901 in Berlin geboren. Er besuchte die Elementarschule und das Gymnasium in Lüdenscheid in Westfalen, er legte das Abitur als Externer in Berlin ab. Anschließend studierte er von 1920 bis 1924 Naturwissenschaften an der Friedrich-Wilhelms-Universität zu Berlin und promovierte 1924 in Physik zum Dr. phil. (Promotionsthema bei Ludwig Bernhard „Entwicklung der Elektrotechnik in Japan"). Von 1923 bis 1926 war er Lektor für Physik bei der Berliner Wissenschaftlichen Gesellschaft Urania. Nach dem humanmedizinischen Studium von 1926 bis 1932 promovierte er sodann 1935 mit einer Arbeit bei

Ferdinand Sauerbruch zum Dr. med. (Thema: „Osteomyelitis der Patella").

Erzählungen aus seinen Lehr- und Wanderjahren: *„Wegen der Wohnungsnot verfügte der Berliner Magistrat in den 20er Jahren, daß Besitzer von Luxusvillen am Stadtrand Zimmer an Studenten abgeben mußten. So wurde ich zum unfreiwilligen Mitbewohner einer großen Villa am Dämeritzsee und erhielt nicht selten Einladungen zu geselligen Abenden. Was war das für eine Stadt, dieses*

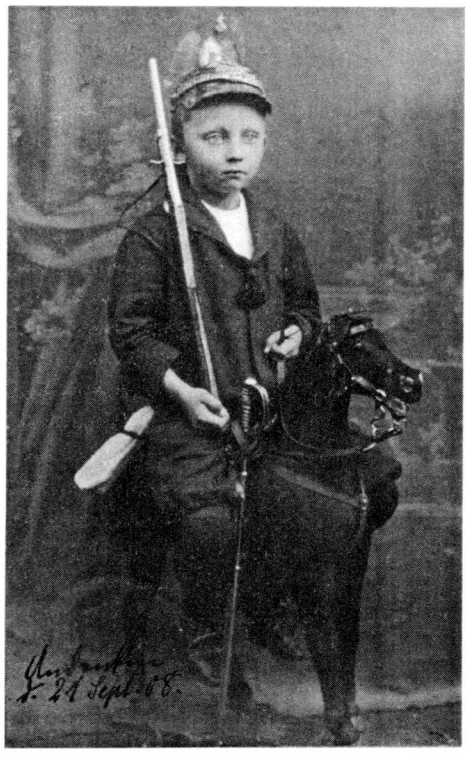

Abb. 1: Willibald Pschyrembel als „kaiserlicher Kavallerist" 1908

Berlin zur damaligen Zeit. (...) Da ist es vorgekommen, daß an einem Abend zwei, drei, ja vier Nobelpreisträger in einem Raum anzutreffen waren. Da war zum Beispiel Herr Planck, er spielte Klavier, da war Herr Einstein, er spielte recht gut Geige, da war Herr von Laue und da war auch noch manchmal Herr Nernst." An einem dieser Abende lernte Willibald Pschyrembel auch den bekannten Chirurgen August Bier kennen. Der junge Mann imponierte dem berühmten Professor, weil er so gut über Ambroise Paré, den großen französischen Wundarzt aus dem 16. Jahrhundert, Bescheid wusste. Als Professor Bier Jahre später (1932) vom Berliner Verleger und Inhaber des Walter de Gruyter-Verlages, Kurt Georg Kramm, gefragt wurde, ob er jemanden kenne, der das von Dornblüht im vorangegangenen Jahrhundert gegründete „Klinische Wöterbuch" weiterführen könne, empfahl er Willibald Pschyrembel. Er hat dieses Werk von der 19. bis zur 254. Auflage ausgebaut zu einem Standardwörterbuch, von dem 1982 das zweimillionenste Exemplar verkauft wurde.

Im August 1932 trat Pschyrembel die Stelle als Medizinalpraktikant an der Inneren Abteilung des Martin Luther-Krankenhauses in Berlin-Halensee bei Fritz Munk (1879–1950) an. Im Mai 1933 wechselte Pschyrembel zunächst als Medizinalpraktikant, dann als Assistent zur geburtshilflich-gynäkologischen Abteilung des Martin Luther-Krankenhauses unter der Leitung von Friedrich Kok (1890–1950), der seine Fachausbildung bei Erich Opitz (1871–1926) in Freiburg, bei Theodor Heynemann (1878–1951) in Hamburg und

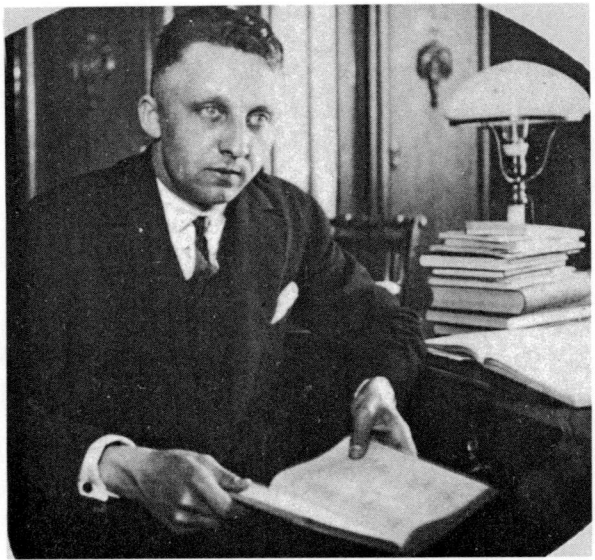

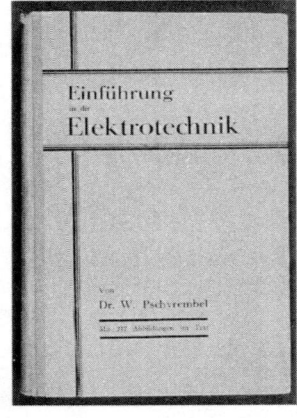 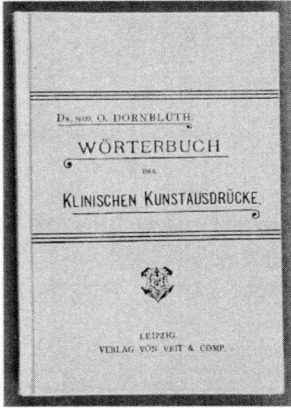

Abb. 2 (oben): Willibald Pschyrembel als Dozent der Urania 1926;
Abb. 3 (links unten): Willibald Pschyrembel: Einführung in die Elektrotechnik. Walter, Berlin 1929; Abb. 4 (rechts unten): Wörterbuch der klinischen Kunstausdrücke. 1. Auflage. Otto Dornblüth: Veit, Leipzig 1894. Reprint 1985;

bei Ludwig Nürnberger (1884–1959) erhalten hatte. Im Juli 1936 ging er als Assistent an die geburtshilflich-gynäkologische Abteilung des Paul Gerhard-Stiftes in Wedding, die unter der Leitung von Karl Vigelius, einem Schüler von Alwin Mackenrodt (1859–1925), stand.

Am 1. Dezember 1936 wurde er Oberarzt an der geburtshilflich-gynäkologischen Abteilung des Krankenhauses Berlin-Neukölln

Matthias David · Andreas D. Ebert

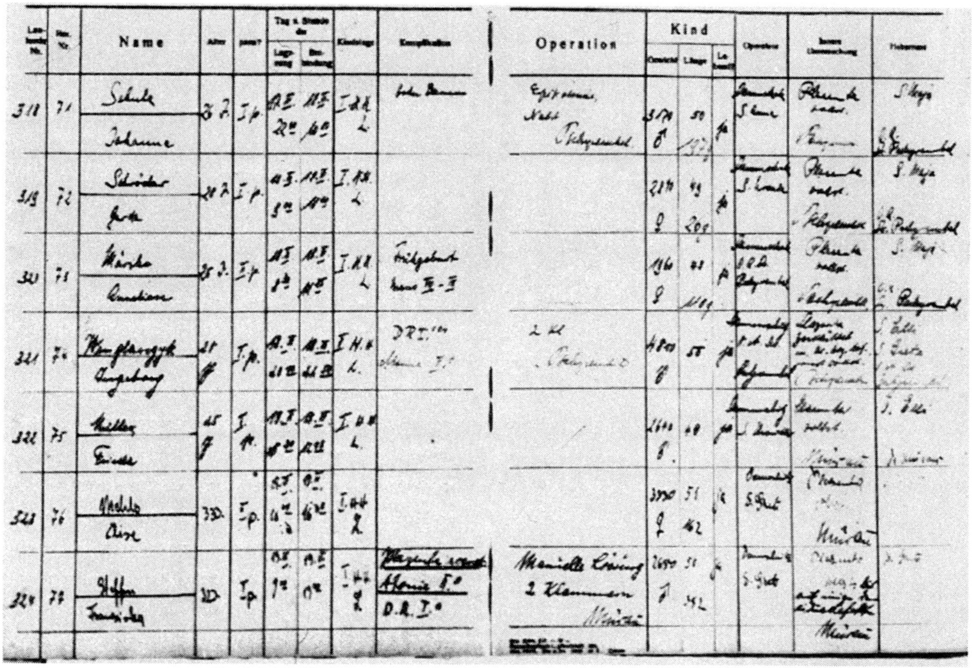

Abb. 5: Letzte Seite des Geburtenbuches der Städt. Frauenklinik Neukölln, Rudower Straße, vom Februar 1945 mit Unterschriften von Willibald Pschyrembel

in der Rudower Straße. Kurt Neumann, approbiert 1914, war erst kurz vorher als Chefarzt an dieses große kommunale Krankenhaus des südöstlichen Arbeiterbezirkes gewählt worden. Neumann gehörte der Schule von Paul Straßmann (1866–1938) an, dem Inhaber der privaten Frauenklinik in der Schumannstraße. Die Frauenklinik des Krankenhauses Neukölln befand sich auf dem Gebiet der Geburtshilfe in einer Konkurrenzsituation zur Brandenburgischen Landesfrauenklinik, die sich in Neukölln am Mariendorfer Weg befand. An der Landesfrauenklinik war 1933 als Nachfolger von Sigfried Hammerschlag (1871–1948) Benno Ottow (1888–1975) aus der Stoeckel'schen Schule getreten, der zusammen mit seiner Oberin und Oberhebamme Lungershausen und mit tatkräftiger Unterstützung der Leiterin der Reichshebammenschaft Deutscher Hebammen, Nanna Conti, das Hebammenwesen im Sinn des Nationalsozialismus reformierte. Während die Landesfrauenklinik in den Kriegsjahren ins Berliner Umfeld evakuiert wurde, lief im Städtischen Krankenhaus trotz den zunehmenden kriegsbedingten Schwierigkeiten der Betrieb der geburtshilflich-gynäkologischen Abteilung weiter.

Im September 1936 wurde Pschyrembel nach Zeithain zur Wehrmacht als Soldat einberufen. Er war von November 1936 bis Februar 1937 bei einer Sanitätsstaffel in Döberitz eingesetzt. Im Oktober 1938 absolvierte er nochmals in Döberitz eine Übung und wurde dann Assistenzarzt der Reserve. Pschyrembel wurde 1938 Mitglied des nationalsozialistischen Fliegerkorps (NSFK), was als Versuch angesehen werden kann, den Eintritt in die NSDAP zu vermeiden.

Im Juni 1945 begann er im Städtischen Krankenhaus in Friedrichshain zusammen mit den beiden Hebammen Elli Meiche und

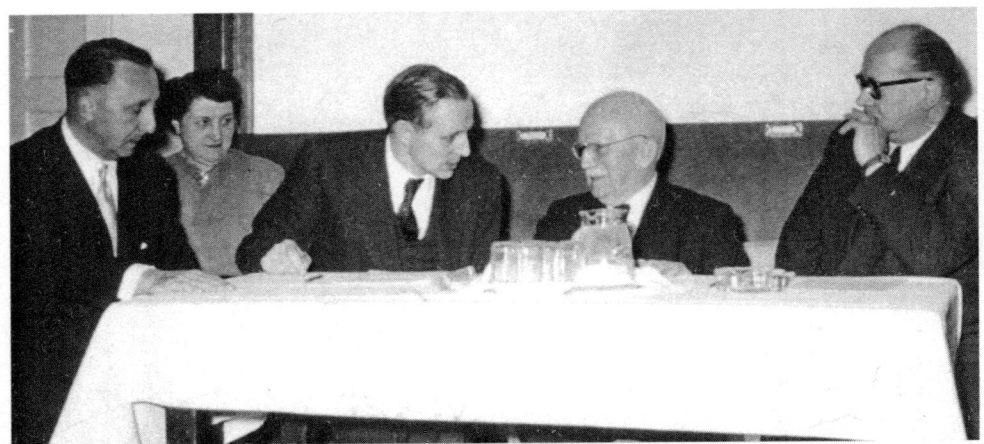

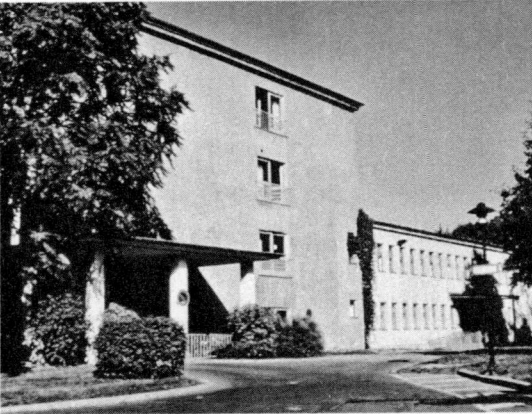
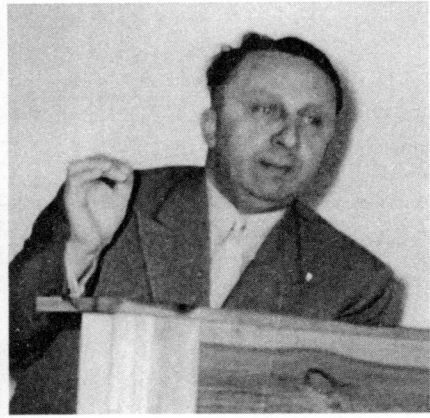

Abb. 6 (oben): Sitzung der Berliner Gynäkologischen Gesellschaft in der Universitätsfrauenklinik der Freien Universität, Pulsstraße; von links: Willibald Pschyrembel, Fräulein Alberts, Prof. Finkbeiner, Prof. Stoeckel, Prof. Kraatz; *Abb. 7 (unten links):* Frauenklinik Friedrichshain; *Abb. 8 (unten rechts):* Pschyrembel als Hochschullehrer 1956

Maja Hipp aus Neukölln eine Frauenklinik aufzubauen. Zum 1. Juli 1945 übernahm er die neu geschaffene Stelle des dirigierenden Arztes der Frauenklinik, die er gleichsam aus dem Nichts zu einer großen Frauenklinik mit 3.000 Geburten im Jahr Anfang der 1950er Jahre aufbaute. 1950 wurde der Neubau der Frauenklinik mit 200 Betten in Angriff genommen, die 1954 in Betrieb genommen werden konnte. Er richtete für den Bezirk Friedrichshain eine Schwangerenberatung ein; es gab einen poliklinischen geburtshilflichen Dienst mit einem Auto, der 24 Stunden bereit war und den Hebammen draußen zu Hilfe

kam. 1953 richtete er eine Hebammenschule mit einer für die damaligen Verhältnisse ungewöhnlichen und fortschrittlichen dreijährigen Ausbildung ein.

Im Oktober 1947 gehörte er zu den Teilnehmern der ersten wissenschaftlichen Konferenz der Gynäkologen der sowjetischen Besatzungszone unter der Leitung von Walter Stoeckel in der Universitäts-Frauenklinik der Berliner Universität in der Artilleriestraße. 1948 war er maßgeblich beteiligt an der Gründung der Berliner Gynäkologischen Gesellschaft, für deren Entwicklung in der gespaltenen Stadt er zeitweise eine prägende

Rolle spielte. In der Fachgesellschaft, die bis zum Mauerbau abwechselnd in den beiden Stadtteilen tagte, betonte
er immer wieder die Notwendigkeit zur Zusammenarbeit.
Nach dem Bau der Mauer war
eine einheitliche Fachgesellschaft nicht mehr realisierbar.
In beiden Hälften der Stadt
wurde die Fachgesellschaft
weitergeführt. In Westberlin
war Pschyrembel führend an
diesem Prozess beteiligt, der
sich durch eine besondere
Öffnung zu den Kollegen im
westlichen Teil der Bundesrepublik auszeichnete. Seine Bedeutung für die Gesellschaft
wurde durch die Verleihung
der Ehrenmitgliedschaft gewürdigt.

Im Sommer 1948 bemühte
sich die Pädagogische Fakultät der Humboldt-Universität
am Institut für Körpererzie-
hung und Hygiene Vorlesungen über „Frauenkunde" bzw.
„Biologie der Frau" durch einen Lehrauftrag an Pschyrembel – der hier an die Arbeiten
von Wilhelm Liepmann (1878
–1939) anschließen wollte –
einzurichten. Diese Bemühun-

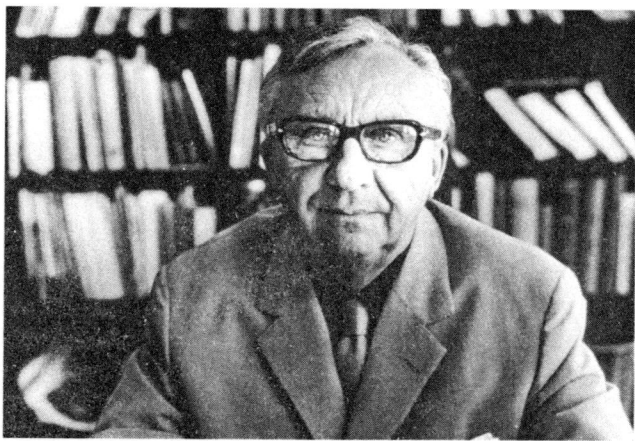

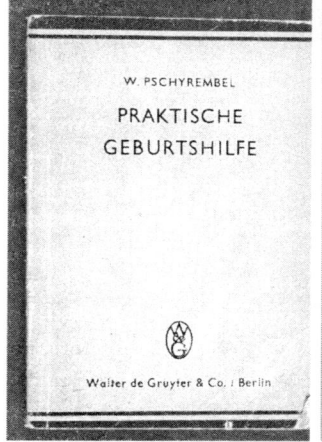
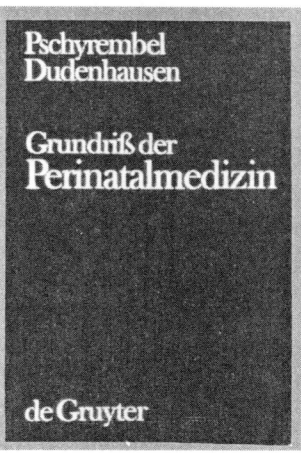

Abb. 9 (unten links): Willibald Pschyrembel: Praktische Geburtshilfe. De
Gruyter, Berlin 1947; *Abb. 10 (unten rechts):* W. Pschyrembel, J.W.
Dudenhausen: Grundriß der Perinatalmedizin.De Gruyter, Berlin 1972;
Abb. 11 (oben): Willibald Pschyrembel in seiner Wohnung in der
Rüsternallee 1970

gen scheiterten am Widerstand des Staats-
sekretariates für das Hochschulwesen. Nun
beschloss aber die Medizinische Fakultät die
Aufnahme von Pschyrembel. Der Dekan,
Theodor Brugsch (1878–1963) schrieb am 4.
Januar 1952 an das Staatssekretariat: *„Die
Medizinische Fakultät hat in ihrer Sitzung
vom 15.12.1951 beschlossen, dem Sekretari-
at vorzuschlagen, Herrn Dr. W. Pschyrembel
in Anbetracht seiner Verdienste und seiner
wissenschaftlichen Arbeit auf dem Gebiet der
Gynäkologie ohne besonderes Habilitations-*

*verfahren zum Professor mit Lehrauftrag zu be-
rufen."* Am 16. Februar 1952 erfolgte die Berufung.

Er war ein begeisterter und begeisternder
Hochschullehrer, der die Studenten der 1940er
und 1950er Jahre in seinen Bann zog.

Pschyrembel verlegte seinen Wohnsitz aus
Westberlin nicht in den anderen Teil der Stadt.
1957 wurde ihm die Leitung der geburtshilflich-gynäkologischen Abteilung des Städtischen Rudolf-Virchow- Krankenhauses angeboten, ein Angebot, das er ablehnte, da er die

Verantwortung für die von ihm aufgebaute Frauenklinik in Berlin-Friedrichshain glaubte nicht aufgeben zu dürfen. Er und seine drei Oberärzte Hoffbauer, Grammaté und Groher bildeten die Friedrichhainer Schule für Geburtshilfe und Gynäkologie, in der ganze Generationen von Ärzten, Schwestern und Hebammen geprägt wurden. In der Klinik war er kontaktfreudig und hatte eine leichte Hand. Er war kein waghalsiger Operateur, sondern ein vorsichtiger. Sein anatomiegerechtes Präparieren erklärte er ausdauernd. Bis zum Bau der Mauer in Berlin 1961 hat Pschyrembel der Fauenklinik und Hebammenlehranstalt vorgestanden, infolge der politischen Entwicklung musste er seine klinische Arbeit dort aufgeben.

Er beherrschte die Sprachen des klassischen Altertums Griechisch und Latein. Er liebte besonders auch die französische Literatur, die er nicht nur in der Originalsprache gelesen hatte, sondern bei jeder passenden Gelegenheit auch zu zitieren wusste, selbstverständlich in fließendem Französisch. Er hatte sein Dolmetscherdiplom in Paris erworben; gemeinsam mit Paul Schober gab er ein Medizinisches Wörterbuch „Französisch-Deutsch" heraus.

Den Reichtum seines immensen Wissensschatzes und seiner ärztlichen Erfahrungen konnte Willibald Pschyrembel begnadet in didaktischer Weise schriftlich vermitteln. Für die Ausbildung von Studierenden engagierte er sich stets. Er konnte in ihnen, die ihr späteres Spezialgebiet noch suchten, Begeisterung wecken. 1947 gab er seine „Praktische Geburtshilfe" erstmals heraus, die bald bei Studierenden und geburtshilflich tätigen Ärzten begeisterte Anerkennung fand und die er ab 1984 zusammen mit Joachim W. Dudenhausen bearbeitete; sie liegt nun in der 19. Auflage vor. Kernstück der „Praktischen Geburtshilfe" waren und sind die didaktisch ausgezeichneten und in ihrer Griffigkeit unnachahmlichen Anleitungen für die geburtshilfliche Praxis. Dieses „Ein-Mann-Buch" hat mit seiner originellen einheitlichen Betrachtungsweise und mit

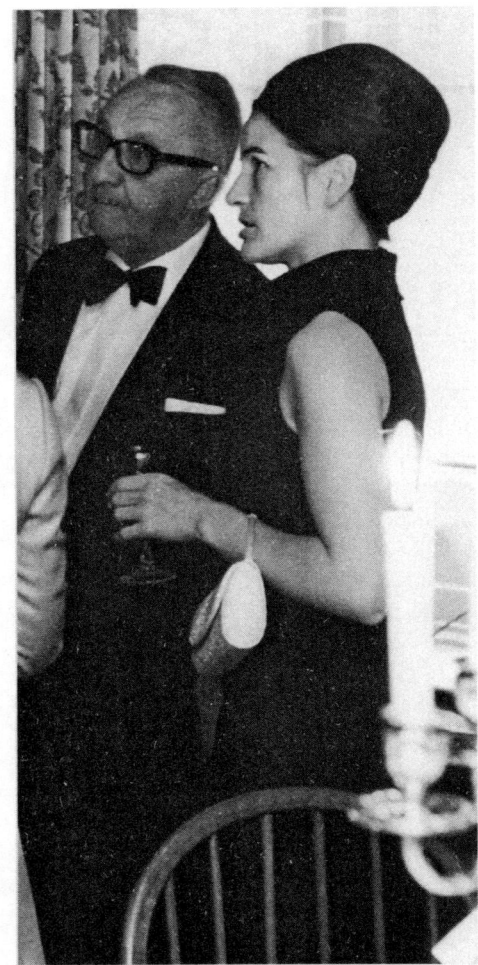

Abb. 12 (oben): Ingrid Pschyrembel und Willibald Pschyrembel 1969 bei einer Familienfeier

der aus dem reichen Erfahrungsschatz einer Einzelperson resultierenden Prägnanz seine Vorzüge vor anderweitig konzipierten Lehrbüchern bewiesen. Gerade in einer Zeit, in der die manuelle Geschicklichkeit in der Geburtshilfe nicht mehr ausreichend gepflegt wird, ist heute dieses Buch eine Aufforderung zur Übung wirklicher Entbindungskunst. 1964 vervollständigte Willibald Pschyrembel mit seiner „Praktischen Gynäkologie" sein Lehrgebäude der Frauenheilkunde. Dabei hatte er immer ein treffsicheres Gespür für Neue-

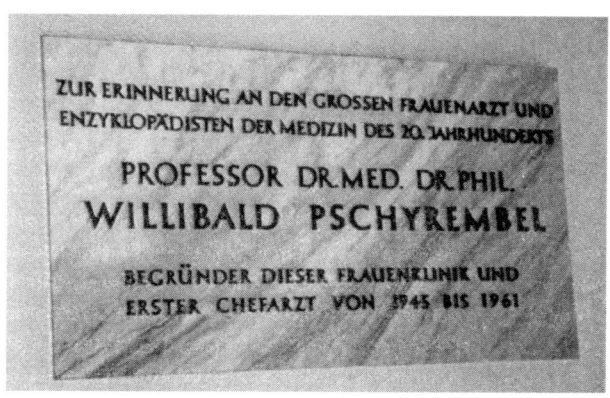

Abb. 13: Gedenktafel für Prof. Dr. med. Dr. phil. Willibald Pschyrembel in der Frauenklinik Friedrichshain

rungen im Fachgebiet. So hat er frühzeitig die Erkenntnisse der im Aufbau begriffenen Perinatalmedizin in seiner Klinik eingeführt und erstmalig in sein geburtshilfliches Lehrbuch eingebaut. Seine Lehrbücher sind mit einer Meisterschaft geschrieben, die seinem Namen einen bleibenden Platz in der medizinischen Fachwelt sichert.

Willibald Pschyrembel war lebenslang fasziniert von den Möglichkeiten der Didaktik. Die klare Sprache, der Wille zur verständlichen Erklärung, die Forderung und das beständige Bemühen um schrittweise Erläuterung auch komplizierter Zusammenhänge waren die Kernpunkte einer praxisorientierten Lehre. Die Praxisnähe einer individualisierten Medizin, das heißt, einer auf das Einzelwesen gerichteten ärztlichen Zuwendung war stets das betonte Ziel seiner Lehre. Mit seiner Besessenheit für die Lehre war Willibald Pschyrembel Vater ganzer Generationen von Geburtshelfern, Frauenärzten und Hebammen.

Mit zwei Ehen hatte er kein Glück. Mit seiner dritten Ehefrau Ingrid geb. Stiefel (1935–1997), die er 1959 heiratete, lebte Willibald Pschyrembel bis zu seinem Tode 1987 zusammen. Sie wurde Frauenärztin und war schließlich Oberärztin am Berliner Rudolf-Virchow-Krankenhaus.

Am 26.11.1987 ist Pschyrembel in Berlin gestorben, sein Grab ist auf dem Waldfriedhof Heerstraße.

Willibald Pschyrembel war ein bescheidener und warmherziger Mann, den ich wegen seiner ungewöhnlich umfassenden Bildung, wegen seines Humors, seines Realitätssinns und seiner Urteilskraft, seiner Fähigkeit zur Anteilnahme und zum klugen Rat tief verehrt habe.

Matthias David

HELMUT KRAATZ

(1902–1983)

Folgendes Gespräch, das am Mitwoch, dem 27. Januar 1960, in der Universitäts-Frauenklinik Berlin-Charlottenburg nach Ende der Sitzung der Berliner Gesellschaft für Gynäkologie und Geburtshilfe stattfand, ist überliefert: *„Höre mal, du solltest heute verhaftet werden"*, sagte Felix von Mikulicz-Radecki zu Helmut Kraatz (Abb. 1). *„Heute vormittag sind Kriminalbeamte hier gewesen, die mir mitgeteilt haben, daß sie dich, wenn du heute hierher kommst, abends mitnehmen werden, um dich einem Zwangsverhör zu unterziehen (...)."* Prof. Mikulicz-Radecki hatte jedoch bereits mit dem zuständigen Staatsanwalt telefoniert und konnte die Verhaftung verhindern.

Was war geschehen? In Tanger hatte Kraatz die schwer kranke Frau eines Hamburger Kaufmanns konsilarisch mitbetreut und zur Verlegung in eine große europäische Frauenklinik geraten. Frau Kraatz holte die Patientin, deren Ehemann jedoch den Ostsektor nicht betreten wollte, vom Flughafen Tempelhof mit einem Krankenwagen ab. Das Ganze wurde nun als „versuchter Menschenraub" interpretiert.

Der „Fall" ging durch die Westberliner Zeitungen. Westberliner Kollegen distanzierten sich von dieser Berichterstattung und die DDR-Regierung reagierte auf der Gesundheitskonferenz des Zentralkomitees der SED im Februar 1960 in Weimar mit einer Rede des stellvertretenden Gesundheitsministers, der u. a. feststellte: *„Herr Prof. Kraatz hat in diesen Tagen sicherlich mit Genugtuung feststellen können, daß alle anständigen Men-*

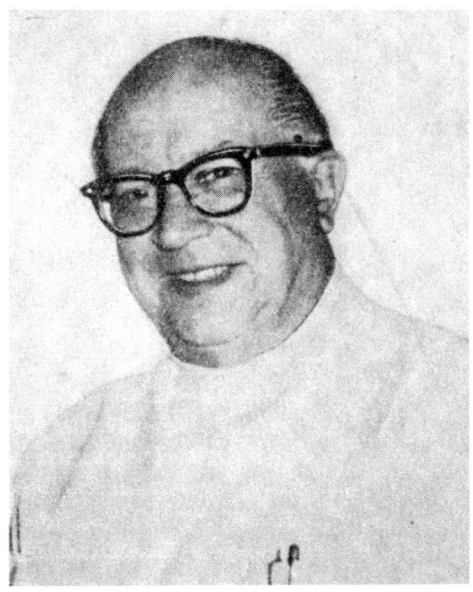

Abb. 1: Helmut Kraatz

schen und unsere Staats- und Parteiorgane hinter ihm stehen und entschlossen sind, ihn zu schützen. Die Hunde bellen, aber die Karawane zieht weiter!"

Diese Begebenheit ist nicht nur ein Zeugnis für die besondere Situation im damaligen Berlin ein Jahr vor dem Mauerbau, sie beleuchtet auch die herausragende Rolle und die besondere Bedeutung von Prof. Helmut Kraatz – einerseits auch im „Westen" als Fachkollege und Direktor einer der renommiertesten Universitäts-Frauenkliniken Deutschlands hoch angesehen, andererseits an exponierter Stelle eingebunden in das (gesundheits-)politische System der DDR. (Abb. 5)

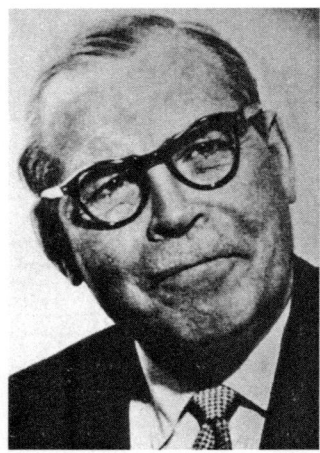
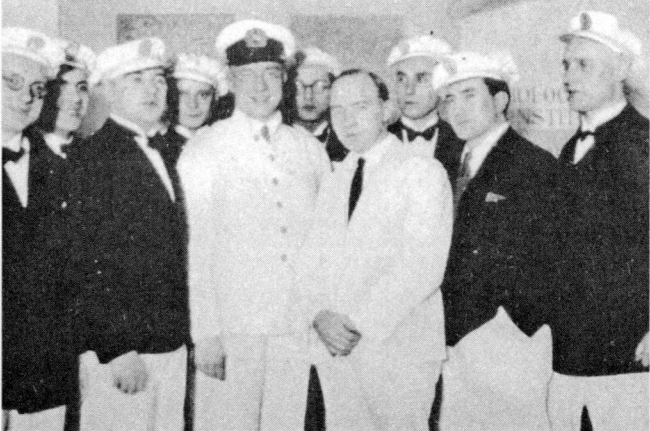

Abb. 2 (oben links): Felix von Mikulicz-Radecki; *Abb. 3 (oben rechts):* Kraatz in Schiffsarztuniform;
Abb. 4 (unten links:) Gratulation zum 70. Geburtstag durch den DDR-Gesundheitsminister F. Mecklinger (1972);
Abb. 5 (unten rechts): Verleihung des Nationalpreis (der DDR) II. Klasse durch Walter Ulbricht (1960)

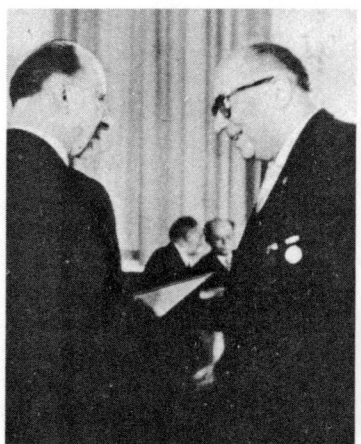
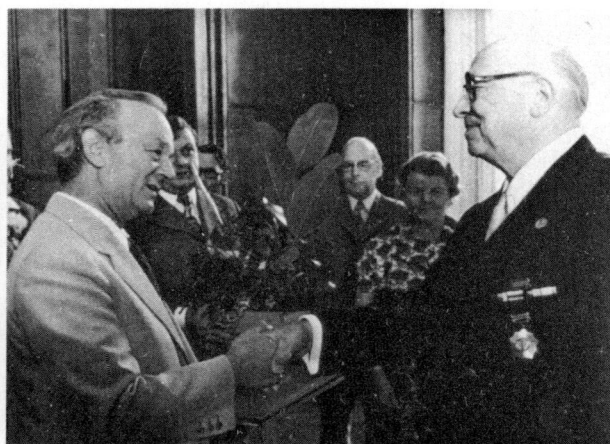

Diese Ambivalenz macht eine ausgewogene Würdigung der Persönlichkeit Helmut Kraatz' so schwierig, aber auch sehr interessant. Auch der nachfolgende Text wird nicht allen Facetten dieser Persönlichkeit gerecht werden können, es erfolgte eine – naturgemäß subjektive – Auswahl aus der Fülle des vorliegenden Materials, das im Bundesarchiv, dem Berlin Document Center, dem Archiv der Humboldt- Universität sowie in den Beständen des Instituts für Wissenschaftsgeschichte und für Geschichte der Medizin der Charité vorhanden ist. Auch persönliche Erinnerungen von Prof. W. Fischer,

Prof. G. Dellas und des ehemaligen Dekans der Charité, Prof. H. David, sind in die nachfolgende biographische Darstellung eingeflossen.

„Um Vorurteile abzubauen, dürfen sie nicht unausgesprochen bleiben", so schreibt Kraatz in seiner Autobiographie, deren Titel „Zwischen Klinik und Hörsaal" schon beschreibt, dass Professor Helmut Kraatz eben nicht nur Arzt, sondern auch Hochschullehrer war. (Kraatz 1977) Außerdem war er gesundheitspolitisch aktiv.

Man könnte ihn somit auch als „Multifunktionär" bezeichnen, wie die nachfolgende Aufzählung zeigt: Von 1961 bis 1973 war er Sekretär und 1973 bis 1975 Vorsitzender der Klasse Medizin der Akademie der Wissenschaften der DDR, 1962 bis 1980 Präsident des Rates für Planung und Koordinierung der medizinischen Wissenschaften, der das Gesundheitsministerium der DDR in medizinisch-wissenschaftlichen Fragen beraten, die medizinischen Wissenschaften koordinieren und Perspektiven und zukünftige Entwicklungen aufzeigen sollte. Neben dem Lehrstuhl für Frauenheilkunde und Geburtshilfe der Humboldt-Universität hatte er ab 1961 den Lehrstuhl für Frauenkrankheiten und Geburtshilfe der Akademie für Ärztliche Fortbildung der DDR inne. Er war Mitglied des erweiterten Vorstandes der Gesellschaft für Geschwulstsbekämpfung, Leiter der Gruppe Medizin beim Forschungsrat der DDR, Präsidiumsmitglied des Kulturbundes, Mitglied des Friedensrates der DDR und ab 1973 Mitglied des Kollegiums beim Ministerium für Gesundheitswesen (Abb. 4).

Von 1959 bis 1971 war er zudem zusammen mit Gustav Döderlein Herausgeber, ab 1972 alleiniger Chefredakteur des „Zentralblattes für Gynäkologie" (Kraatz 1972, Bauersfeld 1981).

Helmut Willi Richard Kraatz wurde am 6. August 1902 als Sohn des Bäckermeisters in zweiter Generation Wilhelm Kraatz und seiner Frau Hedwig in der Lutherstadt Wittenberg geboren. Die Eltern waren sehr musikalisch, hatten beide eine Gesangsausbildung, so dass auch Helmut Kraatz wie seine 1907 geborene Schwester Lieselotte Gesangs- und Klavierunterricht erhielt. Die Wurzeln für sein späteres besonderes Hingezogensein zu den Künsten und den Künstlern liegen somit wohl in der musischen Erziehung durch das Elternhaus.

Im Februar 1922 machte er am Melanchton-Gymnasium in Wittenberg das Abitur, studierte in Heidelberg, Halle und Berlin Medizin, legte 1928 das Staatsexamen ab und promovierte anschließend über Nierensteine. Von

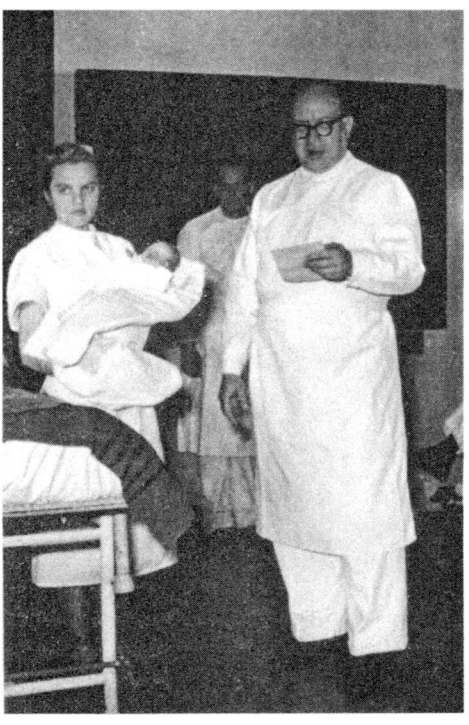

Abb. 6: Kraatz bei einer Vorlesung in den 1950er-Jahren im Hörsaal Tucholskystraße

August bis November 1929 war er Schiffsarzt auf dem Dampfer Menes der Hapag-Lloyd auf der Reise nach Niederländisch-Indien/heute Indonesien (Kraatz 1972; Abb. 3).

Ab Januar 1930 war Dr. Helmut Kraatz an der Universität-Frauenklinik unter Geheimrat Stoeckel zunächst als Assistent angestellt. Später wurde er Oberarzt. 1940 habilitierte er sich zum Thema „Der Einfluß der vaginalen Radikal-Operation auf die Harnblase". Gutachter waren der Urologe Prof. Ringleb und Prof. Stoeckel, der über die Lehrprobe seines Oberarztes an den Dekan der Medizinschen Fakultät schreibt: *„Die Studenten haben Herrn Dr. Kraatz eine rauschende Ovation gebracht, und einen Beifall, den man nur frenetisch nennen kann, (...) Kraatz versteht es, was ich schon lange wußte, und was sich bei dieser Gelegenheit wieder erneut zeigte, in vollendeter Form und in sehr lebhafter, fesselnder und*

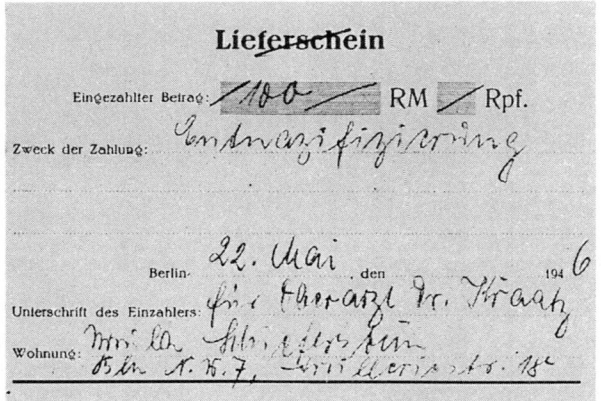

Abb. 7: Quittung für die Einzahlung von 100 Reichsmark; „Zweck der Zahlung: Entnazifizierung"

die Hörer gefangen nehmender Darstellung ein Thema außerordentlich plastisch, eindringlich (...) und abgerundet vorzutragen. Das hat er auch bei seiner Lehrprobe in vollendeter Weise verstanden und dieser Darstellung einen von ihm ausgezeichnet hergestellten Lehrfilm angeschlossen (...)" (Stoeckel 1941; Abb. 6).

Im März 1941 wurde Kraatz also zum Dozenten ernannt. Im Oktober 1941 erfolgte sein Einberufung zur Marine. Dort war er als Marinearzt bis 1944 tätig. Dann kehrte er an die Universitäts-Frauenklinik in die Berliner Artilleriestraße zurück, erlebte dort die Zerstörung und Eroberung des Klinikgeländes durch die russische Armee und leitete, als Vertreter von Stoeckel, mit Durchsetzungkraft und großem Organisationtalent den Wiederaufbau der Klinik ein. Im Februar 1948 wurde er als Dozent mit Lehrauftrag wieder eingesetzt (Abb. 7).

Im Oktober 1949 nahm er einen Ruf nach Halle an und wurde Direktor der Universitäts-Frauenklinik, am 24.12.1949 heiratet er. Am 1.9.1951 ging das Ehepaar Kraatz zurück nach Berlin, wo Helmut Kraatz Nachfolger seines von ihm verehrten Lehrers Walter Stoeckel als Direktor der Universitäts-Frauenklinik in der Tucholskystraße wurde. Er prägte über

20 Jahre die Umgestaltung und Neuprofilierung der Klinik, aber auch maßgeblich die Gynäkologie und Geburtshilfe in der gesamten DDR. 25 seiner Schüler habilitierten sich, er selbst veröffentlichte ca. 700 Publikationen. Sein besonderes Interesse galt der Karzinomchirurgie, den Sterilitätsoperationen, der operativen Geburtshilfe, vor allem aber der Urogynäkologie. Hier beschrieb er zwei eigene Operationsmethoden (Bayer 1983).

1970 wurde Prof. Kraatz emeritiert. Am 13. Juni 1983 starb er im Alter von 80 Jahren. Wenige Tage später, am 24. Juni, fand im Apollo-Saal der Deutschen Staatsoper in (Ost-)Berlin der akademische Trauerakt statt. In einem Gedenkwort heißt es *„Die Ruhe eines erfüllten Lebens hat jetzt den Platz der schöpferischen Unrast auch noch der letzten Lebensjahre eingenommen (...) Knapp einen Monat vor seinem Tod beklagte er* [Kraatz] *sich bitter (...), daß sein Körper sich gegenüber dem Geist verhielte wie ein unbotmäßiger Assistent gegenüber den berechtigten Forderungen seines Chefs"* (Klinkmann 1983).

Will man die besondere Karriere Helmut Kraatz' nachzeichnen, muss man in den 1930er Jahren beginnen. Um seines weiteren beruflichen Weges willen und wohl auch getragen von der allgemeinen Euphorie der Anfangsjahre der NS-Zeit trat Helmut Kraatz auch in verschiedene politische Organisationen ein. Er war seit November 1933 Mitglied der SA, seit dem 1. Mai 1937 der NSDAP. Da er sich offenbar politisch nicht betätigte und auch keine Parteiposten bekleidete, dürfte es sich – wie bei so vielen anderen Ärzten und „Nichtärzten" – um Beitritte aus Karrieregründen gehandelt haben (Kraatz 1937; Abb. 8).

Ein Gewährsmann teilte in Vorbereitung der Aufnahme von Dozent Kraatz in den NS-Dozentenbund dem Gaudozentenbundführer

Prof. Willing am 26. Mai 1941 mit: *„In charakterlicher Hinsicht wird Dr. Kraatz als zuverlässig und anständig beurteilt. Er ist hilfsbereit und wird von allen als guter Kamerad geschätzt. K. setzt sich rückhaltlos für die Belange der nationalsozialistischen Staates ein"* (Personalakte H. Kraatz, Universitätsarchiv Humboldt-Universität zu Berlin).

Kraatz hat aus seiner NS-Vergangenheit nie einen Hehl gemacht. Sie wird auch in seiner Autobiographie angesprochen. Er schreibt: *„Zwar wurde ich – wie so viele damals – Mitglied der NSDAP, weil ich glaubte, mit den neuen Leuten käme das versprochene geordnete Staatswesen (...). Dennoch: Das einzige, was ich mir vorwerfen könnte, wäre, daß ich nicht früher hinter die Fassade des Faschismus schaute und mich nicht gegen die Brutalitäten des Regimes wandte, als sie erkennbar wurden. Darüber zu urteilen, billige ich aber nur dem zu, der unter gleichen Bedingungen zu arbeiten und zu leben hatte"* (Kraatz 1977).

Nach dem Zusammenbruch des NS-Staates galt Kraatz als belastet. Ein Entnazifizierungsverfahren musste eingeleitet werden. Kraatz erklärte, dass er nach der Machtübernahme im Zuge der Zeit dem bis dahin abgewehrten Zwang erlegen und mit seinen Oberärzten und Mitassistenten der Aufforderung, der SA beizutreten, nachgekommen und über diese Formation dann in die NSDAP aufgenommen worden sei.

Als Zeugen im Entnazifizierungsverfahren belegten u. a. die Oberin der Charité, eine Hebamme, der bekannte Anatom Professor Stiewe und der Medizinhistoriker Prof. Diepgen, z. T. mit eidesstattlichen Versicherungen,

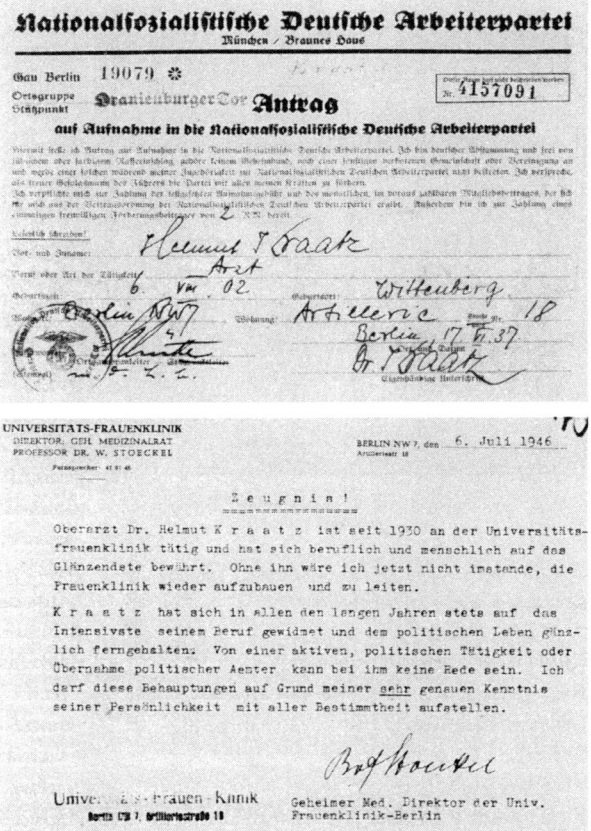

Abb. 8 (oben): Kraatz' Aufnahmeantrag in die NSDAP; *Abb. 9 (unten):* Zeugnis von Stoeckel für Kraatz vom Juli 1945

dass Kraatz sich nie aktiv im Sinne der nationalsozialistischen Ideologie betätigt habe (Diepgen 1946; Abb. 9).

Prof. Stoeckel setzte sich sehr intensiv und mehrfach schriftlich bei verschiedene Dienststellen und gegenüber dem Dekan der Humboldt-Universtiät für eine Beschleunigung des Verfahrens ein. (Stoeckel 1947) Und das zeigte Wirkung: Der Rektor der Universität schreibt am 1. Juli 1947 an den *„Herren Vorsitzenden der Entnazifizierungskommission für Ärzte"* über Kraatz: *„Er ist der einzige in der Frauenklinik und der russischen Besatzungszone zurückgebliebene ehemalige Schüler des Geheimrates Stoeckel, dessen Ruf keiner be-*

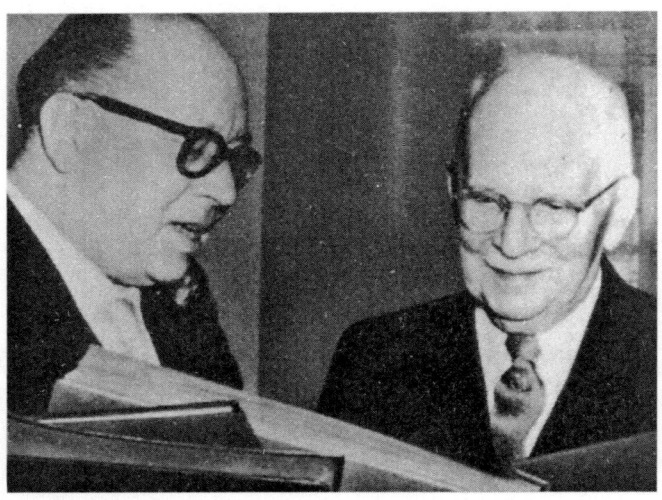

Abb. 10: W. Stoeckel und H. Kraatz um 1952

sonderen Unterstreichung bedarf. Herr Geheimrat Stoeckel legt daher besonderen Wert darauf, daß Herr Dr. Kraatz nicht nur in der Klinik verbleibt, sondern auch die volle Berechtigung erwirbt (...)" (Personalakte H. Kraatz, Universitätsarchiv Humboldt-Universität zu Berlin).

1948 wurde Kraatz zunächst wieder Dozent, später Professor mit Lehrauftrag. Auch dafür hatte sich sein Chef Stoeckel nachdrücklich eingesetzt.

Schlägt man in dem 1964 in der DDR erschienen achtbändigen „Meyers Neuen Lexikon" nach, so finden sich in Band 7 acht Zeilen über Walter Stoeckel und im Band 5 acht Zeilen über „seinen Schüler" Helmut Kraatz. drei Jahre nach Stoeckels Tod hatte sich also scheinbar die öffentliche Bedeutung beider Gynäkologen – zumindest in diesem in der DDR weit verbreiteten Standardlexikon – quantitativ nahezu angeglichen. Aber das war nicht immer so (Abb. 10).

Das Verhältnis zwischen dem aristrokratisch wirkenden Stoeckel und seinem Mitarbeiter, dem eher bodenständigen Bäckerssohn Kraatz, muss ein sehr spezielles gewesen sein. So schreibt Stoeckel 1940 zwar eine sehr wohlwollende Beurteilung im Rahmen des Habilitationsverfahrens. In den Akten des „Bevollmächtigten für das Sanitäts- und Gesundheitswesen" findet sich jedoch eine dem z. T. widersprechende Personalnotiz, denn in der Stoeckel' schen Beurteilung „betreffend Hochschullehrer-Nachwuchs" von 1943 heißt es da: „(...) Kraatz wird von mir wegen seiner großen Gewissenhaftigkeit und Zuverlässigkeit und wegen seiner ausgezeichneten klinischen und didaktischen Qualifikation besonders geschätzt, kommt deshalb nicht in Betracht, weil er wissenschaftlich nicht ganz ausreicht. Die Schreibtischarbeit liegt ihm nicht sehr. Was er bisher wissenschaftlich geliefert hat, ist wohl gut, aber ohne erkennbare Originalität. Er wäre der gegebene Mann für eine Landesfrauenklinik und Hebammenlehranstalt" (Stoeckel 1943).

Nachdem sein leitender Oberarzt Prof. Caffier von Soldaten der Roten Armee erschossen worden war und sein Lieblingsschüler von Mikulicz-Radecki zunächst als schwer nationalsozialistisch belastet nicht zur Verfügung stand, förderte der weit über 70 Jahre alte Stoeckel nach 1945 die Entnazifizierung und akademische Beförderung seines einzig verbliebenen Oberarztes und Vertreters Helmut Kraatz, dessen Führungsfähigkeiten und Organisationstalent er ja durchaus zu schätzen wusste.

Aber als Nachfolger wünschte er ihn weiterhin nicht. So schrieb Stoeckel am 20.10. 1949 an das Volksbildungsministerium der DDR: „Mikulicz wäre für die Humboldt-Universität ein Gewinn. Er ist zwar politisch erheblich belastet, es kann jedoch davon ausgegangen werden, daß er sich in seinen Äußerungen auf fachliche Dinge beschränken wird" (Personalakte Mikulicz-Radecki, Universitätsarchiv Humboldt-Universität).

Die Nominierungsliste der Fakultät vom 11.1.1950 zeigt Martius, der ablehnte, auf Platz 1, Mikulicz-Radecki auf Platz 2 und den Stoeckel-Schüler Phillip auf Platz 3. Im Archiv fand sich die bereits ausgeschriebene Berufungsurkunde für den „Zweitplazierten", aber Mikulicz-Radecki wollte dann doch nicht in die „Ostzone" kommen und lehnte ab.

Kraatz wurde indessen eine Umhabilitierung an die FU Berlin und die Leitung der Frauenklinik des Rudolf-Virchow-Krankenhauses angeboten. Er nahm aber 1949 schließlich einen Ruf an die Martin-Luther-Universität Halle-Wittenberg an. Nach der Emeritierung von Stoeckel leitete 1950/51 Professor Herbert Lax kommissarisch die Universitäts-Frauenklinik in der Tucholskystraße. Offenbar war der Einfluss des Emeritus Stoeckel dann nicht mehr so groß, jedenfalls findet sich auf der Berufungsliste vom April 1951 Prof. Schröder (Leipzig) auf Platz 1, Kraatz auf 2 und Lax auf Platz 3 – Kraatz wurde berufen (Abb. 11). Damit hatte er wahrscheinlich genauso wie fast 25 Jahre zuvor Stoeckel sein Lebensziel, nämlich Chef der – aus seiner Sicht – bedeutendsten deutschen Universitäts-Frauenklinik zu werden, erreicht.

Und er war Nachfolger des großen bewunderten Stoeckel. – Kraatz begriff sich als Bewahrer der Stoeckel'schen Schule der Gynäkologie und Geburtshilfe, wie viele seiner Mitarbeiter und Schüler immer wieder betonen. Er achtete auf das geradezu „orthodoxe Einhalten" der Stoeckel'schen Operationsmethoden, bevorzugte den vaginalen Zugangsweg und blieb in der Geburtshilfe eher konservativ.

Kraatz war vor allem und intensiv durch Stoeckel geprägt. Auch wenn das Verhältnis von Stoeckel zu Kraatz, wie bereits mehrfach betont, mindestens ambivalent war, so war er für Kraatz, wie dieser in einer Laudatio zum 80. Geburtstag Stoeckels hervorhob, *„eine*

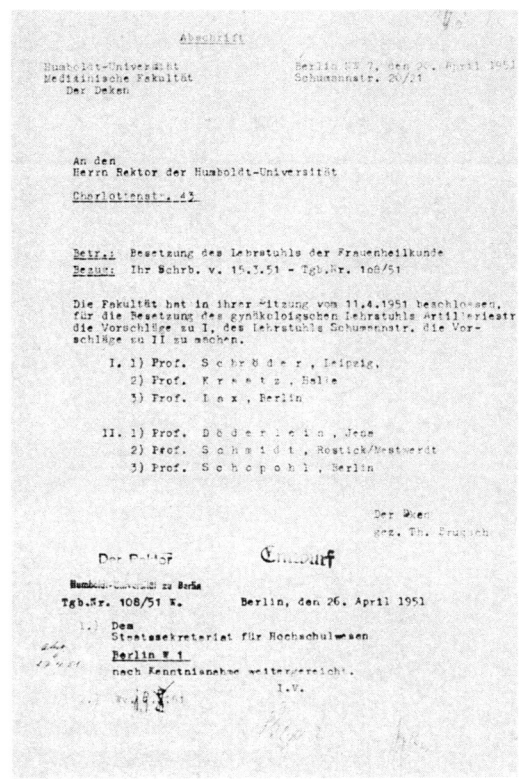

Abb. 11: Berufungsliste der Medizinischen Fakultät der Humboldt-Universität zu Berlin für die beiden Universitäts-Frauenkliniken

auf breiter Basis wirkende (...) mannhafte Persönlichkeit in einer glücklichen Mischung aus gesundem Optimismus und Idealismus, klarbewußtem Realismus und dem gelegentlich durchbrechenden Temperament des Sanguinikers (...)" (Kraatz 1951).

Ähnlich schwierig wie die Auswahl des Stoeckel-Nachfolgers gestaltete sich nahezu zwei Jahrzehnte später das Verfahren zur Neubesetzung des Lehrstuhls und Direktorats von Kraatz. Wahrscheinlich vor allem deshalb, weil Kraatz im Rahmen einer Neustrukturierung und Umprofilierung die Einrichtung von drei Lehrstühlen, nämlich für Geburtshilfe und Gynäkologie, für soziale Frauenheilkunde und für Neonatologie im Rahmen der Frauenklinik empfohlen hatte:

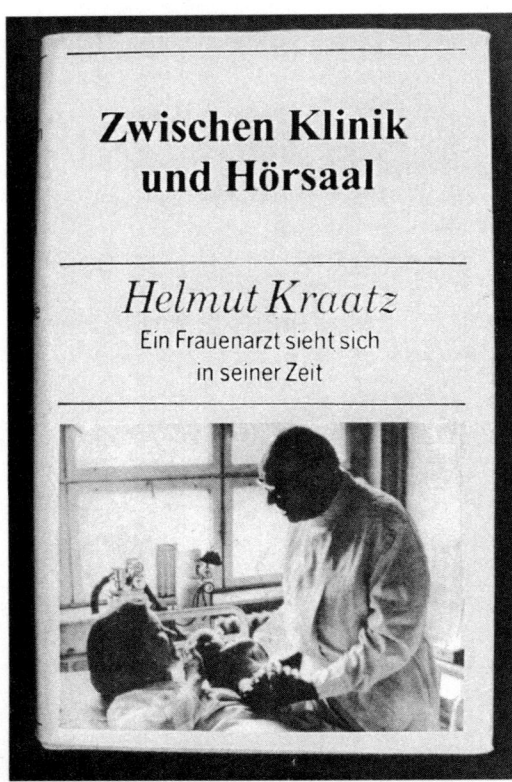

**Zwischen Klinik
und Hörsaal**

Helmut Kraatz

Ein Frauenarzt sieht sich
in seiner Zeit

Abb. *12:* Cover der Autobiographie „Zwischen Klinik und
Hörsaal" (Verlag der Nation 1977)

*„Aus der von mir vorgeschlagenen Gliede-
rung des Lehrstuhls (...) ergibt sich, was die
Geschichte der Klinik angeht, eine entschie-
dende Zäsur in ihrer Leitung. Ich war der
letzte Chef, der sich wie seine Vorgänger
Bumm und Stoeckel bemüht hat, die Klinik in
allen ihren Bereichen komplex zu leiten. Ich
bin der erste, der sich bemüht hat, entsprechend der wissenschaftlichen, didaktischen,
praktischen und gesellschaftlichen Entwicklung, der Teilung der direktoralen Verantwortung und Pflichten das Wort zu reden."*

Es würde damit also auch nie wieder einen
das ganze Fach „beherrschenden" Ordinarius geben – Kraatz wäre gleichsam der Letzte
dieser Art in der Ahnenreihe prominenter Gynäkologen an der Spitze der Universitäts-
Frauenklinik(en) in Berlin gewesen...

Der zunächst in Aussicht genommene
Nachfolger für Kraatz, Professor Kyank
aus Rostock, lehnte dieses Modell ab. Die
im September 1967 bei Erreichen der Altersgrenze bereits veranlasste Emeritierung Kraatz' wurde zurückgenommen und
mehrfach verschoben, er leitete die Klinik
schließlich bis 1970 weiter. Als auch die
Einsetzung des Kraatz-Schülers Hans Igel
(Schwerin) als Nachfolger zu scheitern
drohte, intervenierte schließlich das ZK
der SED. Der Abteilungsleiter Gesundheitspolitik Dr. Hering schrieb am 28.10.
1969 an den zuständigen Minister für
Hoch- und Fachschulwesen: *„Mir ist die
Sache politisch wie persönlich höchst pein-
lich, weil seit 2 ½ Jahren statt zielstrebiger
konzeptioneller Berufungsarbeit ein Kuh-
handel um diese berühmte Klinik getrie-
ben wird, und Kraatz, der zu den anerkannt führenden Persönlichkeiten der Wissenschaftler der DDR gehört, mit Recht
über das ganze Verfahren tief verärgert ist."*

H. Igel übernahm schließlich 1970 die
Klinik, die beiden anderen Lehrstühle
wurden mit Frau Professor Rapoport (Neonatologie) und Professor Tossetti (Soziale
Gynäkologie) besetzt.

Nach seiner Emeritierung begann Kraatz
die Arbeit an seinen Lebenserinnerungen. Am
12. Oktober 1972 fand ein Gespräch im Verlag der Nation statt, in dessen Verlauf sich
Kraatz auch mit der Mitarbeit von Eugen
Prehm, den man als Koautor seiner Lebenserinnerungen bezeichnen muss, einverstanden
erklärte. Die Memoiren „Zwischen Klinik und
Hörsaal" erschienen schließlich 1977, erleb-
ten insgesamt sieben Auflagen und waren mit
ca. 150.000 Exemplaren ein relativ weit verbreitetes und viel gelesenes Buch in der DDR
(Kraatz 1977, Bomke 1993; Abb. 12).

Prehm schildert die Zusammenarbeit mit
Kraatz so: *„Das wichtigste Arbeitsinstrument
war das Tonband (...). In 14-tägigen Zusam-
menkünften erzählte Kraatz – immer wieder
durch Fragen angeregt – wichtige und ihm be-*

deutsame Lebenssituationen (...). Darauf aufbauend schrieben der Professor und ich erste Entwürfe, die überarbeitet, präzisiert wurden." Zur schwierigen Buchtitelauswahl schreibt Pehm: „*Prof. Kraatz war damit nie recht einverstanden, da er sein Leben nicht auf ‚Klinik und Hörsaal' eingeschränkt wissen wollte. Es mangelte eigentlich an einer treffenderen Formulierung, um die Vielfalt des Lebens auszudrücken. Das ‚Zwischen Klinik und Hörsaal' sollte dies einbeziehen (...)*" (Bomke 1993).

Enttäuscht zeigte sich Kraatz über die schleppende Fertigstellung des Buches. 1977 schrieb er an seinen „Sekretär" und Vertrauten Dr. Brunk: „*Je mehr ich in meinen Memoiren lese, um so mehr gewinne ich den Eindruck, daß meine schriftlichen Unterlagen und Bandbesprechungen bis in die jüngste Zeit liegengeblieben sind und nun ‚holter die polter' überarbeitet werden (...). Ich bitte Sie daher bei der von Ihnen erbetenen Beurteilung hart ins Gericht zu gehen. Ich fürchte, daß der Verlag dann zwar sein Versprechen, zu meinem Geburtstag* [dem 75.] *ein! Exemplar fertig zu haben, nicht wird halten können. Aber was soll's? Lieber eine Enttäuschung mehr, als unqualifizierten Quatsch?*" (Kraatz 1978; Abb. 13).

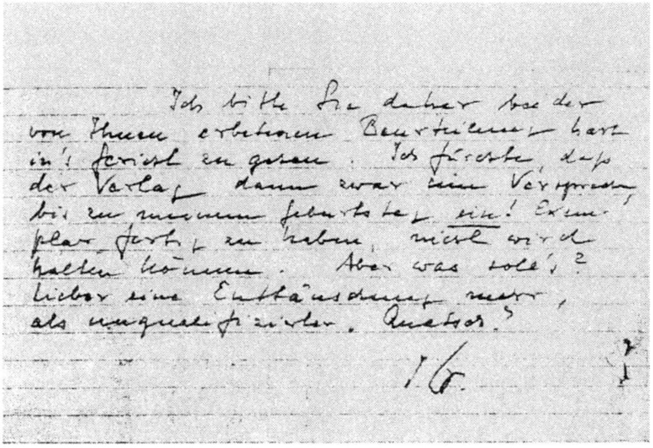
Ich bitte Sie daher bei der
von Ihnen erbetenen Beurteilung hart
ins Gericht zu gehen. Ich fürchte, daß
der Verlag dann zwar sein Versprechen,
bis zu meinem Geburtstag ein! Exemplar fertig zu haben, nicht wird
halten können. Aber was soll's?
Lieber eine Enttäuschung mehr,
als unqualifizierter Quatsch?

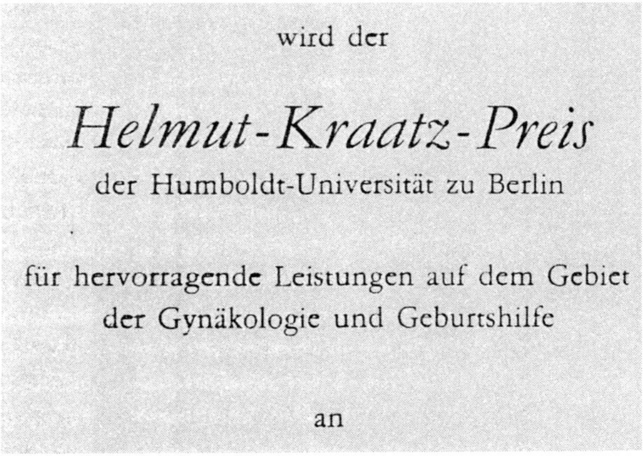
wird der

Helmut-Kraatz-Preis

der Humboldt-Universität zu Berlin

für hervorragende Leistungen auf dem Gebiet der Gynäkologie und Geburtshilfe

an

Abb. *13 (oben):* Handschriftliche Notiz an seinen „Sekretär" Dr. Brunk zum Fortgang der Autobiographie; *Abb. 14 (unten):* Ausschnitt aus der Urkunde zur Verleihung des Kraatz-Preises

Brunk war es auch, der als Testamentsvollstrecker für die Richtigkeit einer Abschrift der von Prof. Kraatz hinterlassenen Darlegungen zum „Helmut-Kraatz-Preis" zeichnete: „*Als Prämie für eine Stiftung, die das Gedenken an mich wachhalten soll, sehe ich 100.000 (Mark) vor, deren Zinsen alle zwei Jahre für denjenigen Gynäkologen auszuzahlen sind, der die besten Voraussetzungen für den Aufbau einer modernen Klinik, die Organisation und die Anwendung der neuesten Forschungsergebnisse in der Praxis zu schaffen vermocht hat. Als Gutachtergremium schlage ich vor a) den Vorsitzenden der Gesellschaft für Gynäkolgie und Geburtshilfe der DDR, b) den Ordinarius der Universitäts-Frauenklinik Berlin, c) den Ordinarius der Universitäs-Frauenklinik Halle, d) den Vorsitzenden der Berliner Gesellschaft für Gynäkologie und Geburtshilfe. Bei Stimmengleichheit soll der Vorsitzende der DDR-Gesellschaft entscheiden.*" Und so geschah es. Die Preisordnung wurde etwas modifiziert und 1984 konnte der erste Kraatz-Preis „für

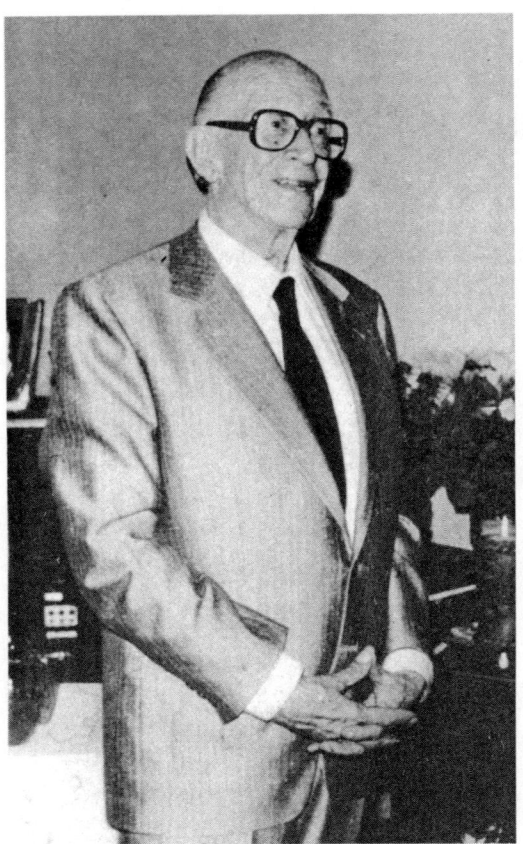

Abb. *15:* Helmut Kraatz bei der Feier zu seinem 80. Geburtstag am 6.8.1982

hervorragende Leistungen auf dem Gebiet der Gynäkologie und Geburtshilfe" an Prof. Wolfgang Fischer/Berlin vergeben werden (Abb. 14). Insgesamt gab es sechs Preisträger, zuletzt erhielt die Auszeichnung auf einer feierlichen Sitzung der Berliner Gesellschaft für Gynäkologie und Geburtshilfe am 7.11.1990 im großen Hörsaal des Hochhauses der Charité/Campus Mitte Prof. Rainer Bollmann.

Seitdem ruht die Vergabe. Eine neue Preisordnung müsste erstellt, manches umgeschrieben werden. Der Meinungsbildungsprozess der Medizinischen Fakultät der Charité bezüglich der Zukunft dieses Preises zieht sich leider schon über Jahre hin, ohne zu einem Resultat zu kommen. Es wäre eine schöne Würdigung des Lebenswerkes von Helmut Kraatz, wenn es diesen Preis wieder geben würde, in dessen Vergabe die Gesellschaft für Geburtshilfe und Gynäkologie in Berlin, deren „Ost-Sektions"-Vorsitzender Kraatz lange Zeit war, dann ja eingebunden werden müsste.

„Gestatten Sie mir noch ein paar Worte besinnlichen Ausklanges", so Kraatz 1955 in einer Rede, *„wir leben heute sowieso in einem Hetztempo. Nichts kann ruhig wachsen und heranreifen. Alles muß schnell zu Ende gebracht werden, selbst das kürzeste Referat (...)"* (Kraatz 1955). – Auch wenn, wie anfangs bereits angemerkt, nur ein Teil des vorliegenden Materials von und über Helmut Kraatz ausgebreitet werden konnte und manche Weggefährten, Schüler und Klinikmitarbeiter aus ihrer Sicht vielleicht einiges mehr, anderes gar nicht hervorgehoben hätten, so ist doch zu hoffen, dass dem Leser eine durchaus faszinierende Persönlichkeit vor Augen geführt werden konnte: Der Arzt, Hochschullehrer, Rhetoriker und – wenn man so will – Gesundheitspolitiker Helmut Kraatz (Abb. 15).

LITERATUR

1. Kraatz, H.: Zwischen Klinik und Hörsaal. Ein Frauenarzt sieht sich in seiner Zeit. Verlag der Nation, Berlin 1977.

2. Kraatz, H.: Lebenslauf 1.3.1972. Akte Bundesarchiv.

3. Bauersfeld, C.-A.: Ordinarien und Oberärzte der Universitätsfrauenklinik am Bereich Medizin der Humboldt-Universität (Charité) Berlin von Mai 1945–August 1981. Diplomarbeit zur Erlangung des akad. Grades Diplom-Mediziner. Berlin 1981.

4. Stoeckel, W.: Brief an den Dekan der Medizinischen Fakultät der Humboldt-Universität zu Berlin, Prof. Kreuz, 27. Januar 1941, betreffend Lehrprobe Dr. Kraatz. Personalakte H. Kraatz. Universitätsarchiv der Humboldt-Universität zu Berlin, Bd. 1.

5. Bayer, H.: Nachruf H. Kraatz. Charité-Annalen, Neue Folgen 2 (1983), S. 29. Akademie-Verlag, Berlin 1983.

6. Klinkmann, H.: Gedenkworte anläßlich der akademischen Trauerfeier für Helmut Kraatz am 24. Juni 1983. Charité-Annalen, Neue Folgen 2 (1983), S. 46–47. Akademie-Verlag, Berlin 1983.

7. Kraatz, H. Antrag auf Aufnahme in die Nationalsozialistische Deutsche Arbeiterpartei vom 17.6.1937. BDC-Akte.

8. Diepgen, P.: Eidesstattliche Versicherung. 9. Juli 1946. Personalakte H. Kraatz. Universitätsarchiv der Humboldt-Universität zu Berlin, Bd. 4.

9. Stoeckel, W.: Brief an Rektor der Humboldt-Universität zu Berlin, Prof. Stroux, 26.1.1947. Betreffend Beschleunigung des Entnazifizierungsverfahrens Dozent Kraatz. Personalakte H. Kraatz. Archiv der Humboldt-Universität zu Berlin, Bd. 1.

10. Rektor der Universität Berlin an den Herrn Vorsitzenden der Entnazifizierungskommission für Ärzte vom 1.7.1947. BDC, DQ1, 1369016.

11. Meyers Neues Lexikon in 8 Bänden. Bibliographisches Institut Leipzig 1964.

12. Stoeckel, W.: Betr. Hochschullehrer-Nachwuchs. An den Bevollmächtigen für das Sanitäts- und Gesundheitswesen. Personalnotizen v. 18.12.1943. Bundesarchiv Berlin.

13. Stoeckel, W.: Einschätzung F. v. Mikulicz-Radecki. Brief v. 20.10.1949. Universitätsarchiv Personalakte von Prof. Dr. med. von Mikulicz-Radecki – nach 1945.

14. Kraatz, H.: Geheimrat Professor Walter Stoeckel 80 Jahre, in: Zeitschr. ärztl. Fortbildung 45 (1951), S. 227.

15. Hering, W.: Brief Abteilung Gesundheitspolitik des ZK der SED an den Minister für Hoch- und Fachschulwesen, Prof. Gießmann, betreffend Berufungsfragen im Medizinischen Bereich vom 28. Okt. 1969. Personalakte H. Kraatz. Universitätsarchiv der Humboldt- Universität zu Berlin, Bd. 4.

16. Wiezorek: Abteilung Medizin an den Minister für Hoch- und Fachschulwesen, Prof. Gießmann. Stellungnahme zum Brief von Gen. Dr. Hering. Personalakte H. Kraatz. Universitätsarchiv der Humboldt-Universität zu Berlin, Bd. 4.

17. Großmann, P.: Brief des Direktors des Bereichs Medizin (Charité) der Humboldt-Universität zu Berlin an den Staatssekretär des Ministeriums für Hoch- und Fachschulwesen, Prof. Böhme, vom 5. Januar 1970, betreffend 3 Lehrstühle Frauenklinik. Personalakte H. Kraatz. Universitätsarchiv der Humboldt-Universität zu Berlin, Bd. 4.

18. Bomke, H.: Vergangenheit im Spiegel autobiographischen Schreibens. Deutscher Studien Verlag, Weinheim 1993.

19. Kraatz, H.: Handschriftlicher Brief an Dr. Brunk 1978 (?). Akten Bundesarchiv.

20. Abschrift der von Prof. Kraatz hinterlassenen Darlegungen zum „Helmut-Kraatz-Preis" (Dr. Brunk 30.11.1983).

21. Ordnung zur Verleihung des Helmut-Kraatz-Preises der Humboldt-Universität zu Berlin. 1.3.1984.

22. Kraatz, H.: Kritische Stellungnahme zu den Indikationen und der Methodik der vaginalen geburtshilflichen Operationen. Beiheft der Zeitschrift „Das Deutsche Gesundheitswesen", S. 3–52. Volk u. Gesundheit, Berlin 1955.

Andreas D. Ebert

Chronik der Gesellschaft für Geburtshilfe und Gynäkologie in Berlin (GGGB) 1844–2007

„Die Gesellschaft für Geburtshülfe und Gynäkologie entstand aus der Vereinigung

I. Der Gesellschaft für Geburtshülfe (am 18. Februar 1844 von Carl Mayer mit August Bartels, Bernhardt Erbkam, August Gierse, August F. Hammer, Heinrich Friedrich Münnich, Moritz Nagel, August Friedrich Gottlieb Paetsch, Ludwig Ruge, Joseph Herrmann Schmidt, Gustav Wegscheider gestiftet) und

II. Der Gesellschaft für Gynäkologie (am 9. Dezember 1873 von Eduard Martin mit Adolph August Awater, Dr. Benicke, Dr. Boecker, Carl Otto Adolph Ebell, Heinrich Fasbender, Greulich, Carl Adolph Max Jaquet, H. Lewy, Max Löhlein, Marotzky, August Martin, Dr. Menger, Dr. Paalzow, Hermann Rabl-Rückhard, Dr. Richter, Carl Ruge I, Paul Ruge, Dr. Thun, Dr. Witte gestiftet)

Die Vereinigung der Gesellschaften wurde am 9. Mai 1876 unter Carl Schröder, dem ersten Vorsitzenden, herbeigeführt (...)“ (1)

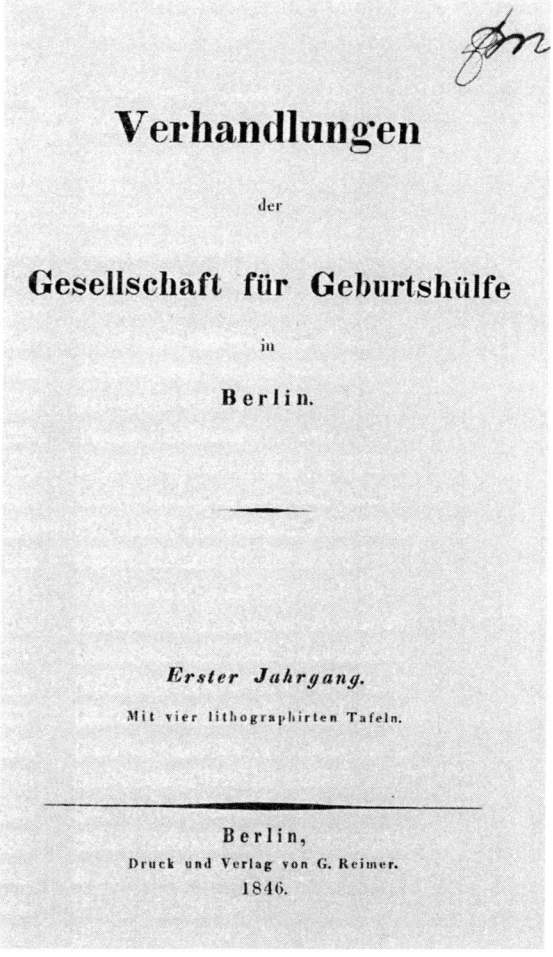

Abb. 1: Titelblatt der „Verhandlungen" mit dem Eigentumsvermerk von Carl Mayer (rechts oben – „CM")

I. Die Vorsitzenden der Gesellschaft seit ihrer Gründung (2)

Gesellschaft für Geburtshilfe

1844 – 1851 .... C. Mayer
1851 – 1852 .... E. Bartels
1853 – 1868 .... C. Mayer
1868 – 1873 .... E. Martin
1874 – 1876 .... G. Wegscheider

Gesellschaft für Gynäkologie

1873 – 1875 .... E. Martin

Gesellschaft für Geburtshilfe und Gynäkologie

1876 – 1880 .... C. Schröder	1910 – 1911 .... P. Bröse
1880 – 1881 .... A. Gusserow	1912 – 1913 .... E. Bumm
1881 – 1882 .... C. Schröder	1914 – 1916 .... K. Franz
1882 – 1883 .... A. Gusserow	1917 – 1918 .... A. Mackenrodt
1883 – 1887 .... C. Schröder	1919 – 1921 .... E. Bumm
1887 – 1888 .... R. v. Olshausen	1921 – 1923 .... K. Franz
1888 – 1889 .... A. Gusserow	1924 – 1925 .... R. Schaeffer
1889 – 1891 .... R. v. Olshausen	1925 – 1926 .... P. Straßmann
1891 – 1892 .... A. Gusserow	1927 – 1928 .... S. Hammerschlag
1892 – 1893 .... M. Jaquet	1928 – 1930 .... W. Stoeckel
1893 – 1894 .... R. v. Olshausen	1930 – 1931 .... S. Hammerschlag
1894 – 1895 .... M. Jaquet	1931 – 1933 .... G. Wagner
1896 – 1897 .... A. Martin	1933 – 1935 .... W. Stoeckel
1898 – 1899 .... P. Ruge	1936 – 1937 .... G. Wagner
1899 – 1900 .... E. Odebrecht	1938 – 1941 .... K.-O. v. Stuckrad
1900 – 1901 .... M. Jaquet	1942 – 1944 .... C. Ruge
1901 – 1902 .... W. Schülein	1947 – 1953 .... W. Stoeckel
1902– 1903 .... W. Freund	1954 – 1956 .... H. Kraatz
1904 – 1905 .... E. Bumm	1956 – 1958 .... F. v. Mikulicz-Radecki
1906 – 1907 .... C. Keller	1959 – 1960 .... W. Pschyrembel
1908 – 1909 .... G. Orthmann	1961 .... H. Lax

Ostberliner Gesellschaft

1962 – 1963 .... H. Kraatz
1964 – 1965 .... L. Waldeyer
1966 – 1967 .... W. Mosler
1968 – 1970 .... H. Pockrandt
1971 – 1972 .... H. Igel
1973 – 1974 .... S. Mach

Westberliner Gesellschaft

1961 – 1964 .... H. Lax
1964 – 1967 .... W. Pschyrembel
1967 – 1970 .... G. Hörmann
1970 – 1973 .... H. W. Boschann
1973 – 1976 .... P. Ligdas
1976 – 1979 .... F. Lübke

1975 – 1977 .... H. Bayer	1979 – 1982 .... G. Martius
1978 – 1979 .... K. Tosetti	1982 – 1985 .... G. Scholtes
1980 – 1984 .... H. Lau	1985 – 1988 .... D. Griebner
1985 – 1991 .... W. Fischer	1989 – 1991 .... H. Weitzel

Gesellschaft für Geburtshilfe und Gynäkologie in Berlin

1991 .... H. Weitzel	2000 – 2003 .... K. Vetter
1991 – 1994 .... J. Hammerstein	2003 – 2006 .... H. Kentenich
1994 – 1997 .... W. Lichtenegger	2006 – 2009 .... J.– U. Blohmer
1997 – 2000 .... D. Lamm	

II. Wichtige Ereignisse in der Geschichte der Gesellschaft

13.2.1844	Gründung der „Gesellschaft für Geburtshülfe in Berlin" I. Vorsitzender: Carl Wilhelm Mayer.
1844–1855	Die Verhandlungen der Gesellschaft für Geburtshülfe erscheinen als eigenständige Publikation im Verlag von G. Reimer in Berlin (Abb 1).
13.2.1869	Feier zum 25-jährigen Bestehen der Gesellschaft Festrede von Eduard Arnold Martin.
1855–1869	Die Verhandlungen der Gesellschaft erscheinen in der „Monatsschrift für Geburtskunde und Frauenkrankheiten".
25.1.1870	Die Gesellschaft beschließt, dass ihre Verhandlungen wieder in einem eigenständigen Publikationsorgan erscheinen werden. Das Journal erhält den Titel „Beiträge zur Geburtshülfe und Gynäkologie, herausgegeben von der Gesellschaft für Geburtshülfe in Berlin" und erscheint im Verlag August Hirschwald. Der erste, jährlich neu zu wählende Redaktionsausschuss bestand aus Dr. Otto Ferdinand von Haselberg, Dr. Louis Mayer und Dr. Heinrich Fasbender.
9.12.1873	Gründung der „Gesellschaft für Gynäkologie in Berlin" I. Vorsitzender: E. A. Martin.
9.5.1876	Vereinigung beider Gesellschaften – Gründung der „Gesellschaft für Geburtshülfe und Gynäkologie in Berlin". I. Vorsitzender: Carl Schröder.
9.5.1894	Feier des 50-jährigen Stiftungsfestes der Gesellschaft im Berliner Langenbeck-Haus mit internationaler Beteiligung unter Leitung von A. Gusserow und M. Jaquet.
1905	Zum 70. Geburtstag von Robert v. Olshausen gibt die Gesellschaft die Festschrift „Die Mitarbeit der Gesellschaft für Geburtshülfe und Gynäkologie zu Berlin an dem Fortschritt der Wissenschaft in den Jahren 1894–1904" heraus.

12.1.1906	„Auf Vorschlag des Vorstandes wird sodann beschlossen, entsprechend dem Vorgange chirurgischer und anderer wissenschaftlicher Gesellschaften künftighin weibliche approbierte Ärzte als ordentliche Mitglieder aufzunehmen".
23.2.1906	Die Gesellschaft führte offiziell die immerwährende Mitgliedschaft ein. Erstes immerwährendes Mitglied wird Heinrich Straßmann.
März 1906	Nach der Geschäftsordnung finden die Sitzungen nun an jedem 2. und 4. Freitag im Monat, abends 8.00–9.30 Uhr, und das Stiftungsfest jährlich am 9. Mai statt.
1914–1917	Unregelmäßige Sitzungen in den Kriegsjahren.
1.6.1934	Sitzung zum 90. Geburtstag der Gesellschaft im Hörsaal der Universitäts-Frauenklinik in der Artilleriestraße unter Leitung von W. Stoeckel.
1941	Walter Stoeckel wird nach Robert v. Olshausen und Adolf Gusserow (1894) zum dritten Ehrenvorsitzenden der Gesellschaft ernannt.
25.6.1943	Letzte Sitzung vor Kriegsende – Laudatio von C. Ruge jun. zum 148. Geburtstag des Gründers der Gesellschaft C. Mayer.
1943–1945	Die Gesellschaft stellt ihre Tätigkeit ein.
1944	Die „Zeitschrift für Geburtshülfe und Gynäkologie", das Organ der Gesellschaft, stellt mit dem ersten Heft des Bandes 127 ihr Erscheinen ein: „(...) Auf Anordnung der Reichspressekammer tritt aus kriegsbedingten Gründen (...) eine Pause im Erscheinen der Zeitschrift für Geburtshülfe und Gynäkologie ein. Die Wiederaufnahme des Erscheinens der Zeitschrift wird rechtzeitig bekanntgegeben (...)"
Januar 1946	Erste nichtöffentliche Nachkriegs-Sitzung in der Universitäts-Frauenklinik Artilleriestraße.
1947	Die „Zeitschrift für Geburtshülfe und Gynäkologie" erscheint mit Band 127 (die fehlenden Seiten wurden als „ausgefallen" bezeichnet) und firmiert ab 1950 als „Zeitschrift für Geburtshilfe und Gynäkologie".
21.1.1948	Neugründung der Gesellschaft als „Wissenschaftliche Gesellschaft für Geburtshilfe und Gynäkologie bei der Universität Berlin" unter Walter Stoeckel mit anfänglich abwechselnden Tagungen in den Hörsälen Artillerie- (später Tucholsky-) bzw. Pulsstraße.
1956	Die Gesellschaft heißt wieder „Gesellschaft für Geburtshilfe und Gynäkologie in Berlin".
23.6.1961	Letzte gemeinsame Sitzung in der Tucholskystraße.
13.8.1961	Bau der Berliner Mauer.
19.1.1962	Erste Sitzung der Westberliner Gesellschaft.
6.7.1962	Erste Sitzung der Ostberliner Gesellschaft als Gemeinschaftstagung mit den Wissenschaftlichen Gesellschaften für Geburtshilfe und Gynäkologie an den Universitäten Greifswald und Rostock.

26.9.1969	Jubiläumssitzung zum 125. Jahrestag der Gesellschaft in Ostberlin.
1973	Umbennenung der Ostberliner Gesellschaft in „Gesellschaft für Geburtshilfe und Gynäkologie der Hauptstadt der DDR Berlin und der Bezirke Potsdam und Frankfurt/Oder".
ab1973	Die Sitzungsberichte der Gesellschaft, bis dahin fast gleichlautend im „Zentralblatt für Gynäkologie" und in der „Geburtshilfe und Frauenheilkunde" publiziert, werden nun separat in Ost und West in den jeweiligen Zeitschriften abgedruckt.
bis 1989	Beide Teile der Gesellschaft halten verschiedene wissenschaftliche Gemeinschafts- und Festsitzungen ab, ernennen eigene Ehrenmitglieder und publizieren getrennt. Offizielle Kontakte bestehen de facto nicht.
9.11.1989	Fall der Berliner Mauer.
28.3.1990	Erste gemeinsame Sitzung der Ost- und Westberliner Gesellschaften.
6.3.1991	Wiedervereinigung der Gesellschaft; I. Vorsitzender: H. K. Weitzel.
Oktober 1991	Wahl eines gemeinsamen Vorstandes; I. Vorsitzender: J. Hammerstein. Die Gesellschaft erhält im Kaiserin-Friedrich-Haus in Berlin-Mitte ein eigenes Büro und hält ihre Tagungen in dem Hörsaal des Hauses ab.
Mai 1994	1994 Die Gesellschaft feiert das 150. Gründungsjubiläum mit einem wissenschaftlichen Kongress und einem Empfang in der Berliner Marienkirche. Unter Federführung von A. D. Ebert und H. K. Weitzel wird die Festschrift „Die Berliner Gesellschaft für Geburtshilfe und Gynäkologie 1844–1994" herausgegeben, an der zahlreiche Berliner Autoren mitgearbeitet haben und die fortan den Referenten der wissenschaftlichen Sitzungen als Gastgeschenk überreicht wird.
2004–2006	Prof. Klaus Vetter, Mitglied und ehemaliger Vorsitzender der Berliner Gesellschaft, ist Präsident der Deutschen Gesellschaft für Gynäkologie und Geburtshilfe (DGGG).
2006/2007	Die Gesellschaft für Gynäkologie und Geburtshilfe in Berlin verfügt über einen eigenen Auftritt im Internet: *www.ggg-b.de.* Die Gesellschaft beauftragt aus Anlass des Jubiläums der Gründung der Gesellschaft in ihrer aktuellen Form (1876–2006) M. David und A. D. Ebert mit der Erarbeitung des Buches „Berühmte Frauenärzte in Berlin", das 2007 erscheint.

LITERATUR

1. Beiträge zur Geburtshülfe und Gynäkologie, herausgegeben von der Gesellschaft für Geburtshülfe. I. Band, 3. Heft 1872. Die mit einem „Dr." versehenen Mitglieder sind nach 1869 in die Gesellschaft aufgenommen worden.

2. Ebert A. D., Weitzel, H.-K. (Hrsg.): Die Berliner Gesellschaft für Geburtshilfe und Gynäkologie 1844–1994. Berlin/ New York 1994.

Verhandlungen

der

Gesellschaft für Geburtshülfe

in

Berlin.

Erster Jahrgang.

Mit vier lithographirten Tafeln.

Berlin,
Druck und Verlag von G. Reimer.
1846.

Statuten der am 13. Februar 1844 gestifteten Gesellschaft für Geburtshülfe in Berlin.

---

§. 1.

Der Zweck der Gesellschaft für Geburtshülfe ist Beförderung der geburtshülflichen Wissenschaft und Kunst und des kollegialischen Verhältnisses unter den Geburtshelfern.

§. 2.

Die Gesellschaft wird sich zur Erreichung dieses Zweckes alle vier Wochen, am zweiten Dienstag eines jeden Monats Abends sieben Uhr versammeln.

§. 3.

In diesen Versammlungen ist die Zeit von 7 bis 9 Uhr ausschliefslich den Zwecken der Gesellschaft gewidmet. Die Verhandlungen beginnen präcise 7 Uhr und umfassen

1) Angelegenheiten der Geburtshülfe, namentlich Mittheilungen eigener und fremder Erfahrungen und Ansichten aus dem Gebiete der Geburtskunde, der Frauen- und Kinderkrankheiten,
2) Angelegenheiten der Gesellschaft.

§. 4.

Die Gesellschaft wählt einen Präsidenten, einen Vice-Präsidenten, einen Secretair und einen Kassenführer.

2

§. 5.

Diese Wahlen sind auf ein Jahr gültig, doch können dieselben Mitglieder wieder gewählt werden.

§. 6.

Der Präsident, und in dessen Abwesenheit der Vice-Präsident, hat in den Versammlungen die Ordnung zu handhaben, die Reihenfolge der Verhandlungen überhaupt, so wie der ihm vorher angekündigten Vorträge zu bestimmen, die etwa eintretenden Diskussionen zu leiten; er kann nöthigenfalls durch den Hammer zur Ruhe auffordern; auch wird er die ihm gemachten Vorschläge neuer Mitglieder mittheilen und die Wahlen gemeinschaftlich mit dem Secretair vornehmen lassen. Bei allen Gelegenheiten, wo in den Versammlungen über irgend einen Gegenstand abgestimmt wird, soll bei stattfindender Gleichheit der Stimmen sein Votum den Ausschlag geben.

§. 7.

Der Secretair führt in jeder Sitzung ein Protokoll, in welchem kurz und bündig der Inhalt der Vorträge, etwaige Beschlüsse, die Namen der anwesenden Mitglieder, der Gäste und der Neu-Aufgenommenen angegeben wird. Dieses Protokoll wird zu Anfang der jedesmaligen nächstfolgenden Sitzung von demselben vorgelesen.

§. 8.

Der Kassenführer zieht die Beiträge der Mitglieder ein, leistet die nöthigen Zahlungen und führt darüber genaue Rechnung, die er nebst den Belägen in der Januars-Versammlung der Gesellschaft vorlegen muſs.

§. 9.

Sollte es in der Folge wünschenswerth erscheinen, einzelne Vorträge oder Auszüge aus den Verhandlungen öffentlich bekannt zu machen, oder vielleicht gar ein eignes geburtshülfliches Journal zu gründen, so übernimmt ein dazu erwähltes Mitglied die Redaction.

§. 10.

Die Akten der Gesellschaft, so wie die derselben etwa

3

zugehenden Abhandlungen, Werke u. s. w. bleiben im Ver-
wahrsam des Präsidenten.

§. 11.

Die Gesellschaft besteht aus
ordentlichen,
auswärtigen oder korrespondirenden, und
Ehren - Mitgliedern.

§. 12.

Zu ordentlichen Mitgliedern können nur Geburtshelfer Berlins, welche promovirte Doktoren sind, aufgenommen werden.

§. 13.

Als auswärtige Mitglieder werden ebenfalls nur Geburtshelfer, welche promovirte Doktoren sind, aufgenommen.

§. 14.

Zu Ehren - Mitgliedern können auch Doktoren der Medizin, welche nicht Geburtshelfer sind, selbst ausgezeichnete
Nicht - Aerzte vorgeschlagen werden, wenn sie sich ein besonderes Verdienst um die Geburtshülfe erworben haben.

§. 15.

Der Vorschlag der neuen ordentlichen sowohl, als der
auswärtigen und Ehren-Mitglieder geschieht durch den Präsidenten öffentlich in den Versammlungen. Die Wahl erfolgt
durch geheimes Abstimmen, bei welchem wenigstens $\frac{2}{3}$ der
Stimmen bejahend ausfallen müssen, widrigenfalls der Vorge-
schlagene nicht aufgenommen wird. Bei der vorzunehmenden
Wahl müssen wenigstens $\frac{3}{4}$ der Mitglieder anwesend sein, oder
durch *pro cura* sich vertreten lassen.

§. 16.

Es ist wünschenswerth, dafs die zu ordentlichen Mitgliedern vorgeschlagenen Aerzte, wenn sie nicht allen Mitgliedern
persönlich bekannt sind, wenigstens einmal, aber nicht öfter
als dreimal, als Gäste in der Gesellschaft erscheinen und von
dem Vorschlagenden vorgestellt werden.

§. 17.

Bei allen Beschlüssen, welche über die Statuten oder an-

1 *

4

dere in der Gesellschaft zur Abstimmung kommende wichtige
Debatten gefafst werden sollen, ist Stimmen-Mehrheit aller
Mitglieder nothwendig.

§. 18.

Am 13. Februar jeden Jahres feiert die Gesellschaft ihr
Stiftungsfest, und es können bei dieser Feier nach Belieben
Gäste mitgebracht werden.

§. 19.

Auswärtige Geburtshelfer, auswärtige Aerzte oder Natur-
forscher können jederzeit als Gäste eingeführt werden; — auswärtige und Ehren-Mitglieder können die Versammlungen besuchen, so oft es ihnen beliebt. Vorträge und Mittheilungen
derselben werden jederzeit mit Dank angenommen werden.

§. 20.

Es wird erwartet, dafs die Mitglieder immer regelmäfsig
in den Versammlungen erscheinen, nicht durch Zuspätkommen
stören und für interessante Vorträge sorgen werden.

§. 21.

Jedes ordentliche Mitglied zahlt zwei Thaler Eintrittsgeld
und sechs Thaler jährlichen Beitrag in vierteljährlichen Raten
praenumerando, wovon die Kosten für das Versammlungs-
Local und andere Ausgaben der Gesellschaft bestritten werden.

§. 22.

Sollte es aus irgend einem Grunde wünschenswerth erscheinen, ein Mitglied auszuschliefsen, so kann dies nur nach
einer, in aufserordentlicher Versammlung erfolgten geheimen
Abstimmung geschehen. Wenn $\frac{3}{4}$ der Stimmen für die Aus-
schliefsung sind, so erfolgt dieselbe, ohne dafs dem Ausge-
schlossenen irgend ein Anspruch an die Gesellschaft zusteht.

§. 23.

Jährlich in der Januars-Versammlung wird Kassen-Revision
vorgenommen, dem Kassenführer Decharge ertheilt und die
Statuten werden zur Prüfung und eventuellen Abänderung
vorgelegt.

§. 24.

Die Mitglieder verpflichten sich durch ihre Namens-Un-

5

terschrift vorstehende Statuten so lange zu befolgen, bis etwa in dem einen oder dem andern Punkte eine Abänderung beschlossen worden ist.

Bestätigt durch das Reskript des Ministeriums der Geistlichen-, Unterrichts- und Medicinal-Angelegenheiten vom 6. November 1844.

Die Stifter der Gesellschaft:

Dr. *C. Mayer.* Dr. *Schmidt.* Dr. *Bartels.* Dr. *Erbkam.*
Dr. *Hammer.* Dr. *Münnich.* Dr. *Nagel.* Dr. *Paetsch.*
Dr. *Ruge.* Dr. *Wegscheider.*

NACHWORT

Die Beiträge des vorliegenden Buches basieren zum großen Teil auf Vorträgen, die die Autoren in den letzten Jahren auf den Sitzungen der Gesellschaft für Gynäkologie und Geburtshilfe in Berlin (GGGB) gehalten haben. Einige dieser Vorträge wurden als Kurzfassungen bereits andernorts publiziert. Für dieses Buch wurden die Beiträge jedoch gründlich überarbeitet, neu gestaltet und erweitert sowie mit zahlreichen Abbildungen versehen.

Nachdem bereits 1994 anlässlich des 150-jährigen Bestehens dieser ältesten wissenschaftlichen Fachgesellschaft Berlins von Andreas D. Ebert und Hans K. Weitzel ein Buch über die Vorsitzenden der GGGB herausgegeben worden war, sollte nunmehr eine weitere aktuelle bzw. aktualisierte Publikation erarbeitet werden, die sich der Geschichte der GGGB widmet.

Die Idee dazu stammt von Heribert Kentenich, der von 2002–2006 Vorsitzender der GGGB war. Die Hauptautoren (Matthias David und Andreas D. Ebert) nahmen den Auftrag des Vorstandes der GGGB gern an und baten zusätzlich Joachim W. Dudenhausen und Manfred Stürzbecher, je einen Beitrag für das Buch zu schreiben.

Die Herstellung des Buches beim Mabuse Verlag / Frankfurt am Main wurde großzügig von der GGGB finanziert.

Die Fertigstellung dieses Buches war uns neben der täglichen klinischen und wissenschaftlichen Tätigkeit eine freudige Herausforderung.

Wir beschäftigen uns beide schon längere Zeit mit (medizin-)historischen Themen und sind deshalb immer wieder erstaunt, wie gering das Interesse jüngerer Kollegen an den Traditionen unseres Faches ist. Man muss fast schon eine „Geschichtslosigkeit" nachfolgender Generationen befürchten – und sich über die Ursachen dieser Entwicklung im Klaren sein.

Dabei ist es zweifelsohne wichtig und keine Frage des Lebensalters, etwas darüber zu wissen, wo die Wurzeln unseres Faches liegen, wer bestimmte Operationen, Handgriffe oder Instrument erfand, auf wen Eigennamen zurückgehen usw. Nur wenn man weiß, woher man kommt, kann man ahnen, wohin wir gehen.

K. Bergdolt hat bereits 1998 in seinem im „Deutschen Ärzteblatt" publizierten Artikel „Warum Medizingeschichte?" die Situation sehr treffend charakterisiert: *„Historische Erkenntnisse spielten – so eine weitverbreitete Meinung – in der modernen medizinischen Forschung, etwa in der Molekularbiologie oder im Genlabor, aber auch im klinisch ärztlichen Alltag (...) keine Rolle. (...) Der ökonomische Druck trägt zweifellos dazu bei, daß historische, philosophische, ethische und religiöse Fragen an Universitätskliniken, dort wo auch auf hohem Niveau geforscht und geheilt werden soll, wo aber auch Menschen leiden, sich ängstigen, hoffen ihr Leben überdenken, Grenzsituationen durchschreiten und sterben, eine eher marginale Rolle spielen."*

Vielleicht kann unsere Zusammenstellung ein wenig dazu beitragen, mehr Sensibilität für die geistige Stellung unseres Faches zu entwickeln oder auch darüber nachzudenken, wie man sich selbst in bestimmten Situationen verhalten hätte. – Ein großer Teil der Biographien der in diesem Buch vorgestellten prominenten Frauenärzte tangierte ja mehr oder weniger stark die Jahre der nationalsozialistischen Herrschaft in Deutschland. Die Frage „Wie verhielten sich die Protagonisten im Dritten Reich?" musste daher immer wieder aufs Neue gestellt und mit der bewertenden Position des „spätgeborenen" Autors abgeglichen werden.

Im besten Falle zeigt nicht zuletzt auch die Bewertung der verschiedenen Lebensläufe, dass (Medizin-)Geschichte, indem sie das Vergangene im Gedächtnis bewahrt, etwas zur Deutung der Gegenwart leisten kann. Oder ist es die Gegenwart, die uns die Vergangenheit immer wieder neu deuten lässt?

Dazu schrieb Johann Gustav Droysen bereits vor 125 Jahren in seinem „Grundriss der Historik": *„Die Beobachtung der Gegenwart lehrt uns, wie jede Tatsache von anderen Gesichtspunkten aus anders aufgefaßt, erzählt, in Zusammenhang gestellt wird, wie jede Handlung – im privaten Leben nicht minder als im öffentliche – die verschiedenartigsten Deutungen erfährt. Der vorsichtig Urteilende wird Mühe haben, aus der Fülle so verschiedener Angaben ein nur einigermaßen sicheres und festes Bild des Geschehenen, des Gewollten zu gewinnen. Wird das Urteil nach hundert Jahren aus der schon geminderten Masse von Materialien sicherer zu finden sein? Führt die Quellenkritik zu mehr als zu einer Herstellung einstmaliger Auffasungen? Führt sie zur ‚reinen Tatsache'?"* (Droysen 1881).

Wir haben uns auch immer wieder bewusst gemacht, dass ja nur scheinbar die Fakten für sich stehen. Letztlich entscheidet jedoch der Historiker, welche Daten er in welcher Reihenfolge und in welchen Zusammenhängen sprechen lässt. Schon der Geschichtsschreiber, der (Auto-)Biograph, der Autor einer Laudatio oder der Verfasser eines Nachrufs schreibt mit seiner natürlich subjektiven Sicht der Dinge nur das nieder, was er für wichtig hält (Feld 2005).

Wir hoffen, dass wir all diese (medizin-)historischen Fallstricke ausreichend beachtet haben und sie nicht dazu führen werden, der geneigten Leserin und dem geneigten Leser das Interesse an der spannenden Thematik dieses Buches zu nehmen!

LITERATUR

1. Klaus Bergdolt: Warum Medizingeschichte?, in: Deutsches Ärzteblatt 95 (1998) A-812–816.

2. Johann Gustav Droysen: Grundriss der Historik. M. Niemeyer Verlag, Halle/Saale 1925 (Nachrdruck von 1881).

3. Michael Feld: Paracelsus ist tot. Ein Plädoyer für die jüngste Medizingeschichte, in: Deutsches Ärzteblatt 102 (2005) A-2696–2698.

Matthias David · Andreas D. Ebert

DANKSAGUNG

Insbesondere die Mitarbeiterinnen und Mitarbeiter zahlreicher Archive in Berlin und anderen Städten der Bundesrepublik haben dazu beigetragen, dass wir auf viele schriftliche und bildliche Dokumente zurückgreifen und sie in unserem Buch als wesentliche Quelle verwenden können.

Stellvertretend für viele andere, die uns mit Hinweisen, persönlichen Erinnerungen, Fotos usw. bei der Erstellung dieses Buches geholfen haben, möchten wir drei „Quellen" erwähnen, denen unser besonderer Dank gilt.

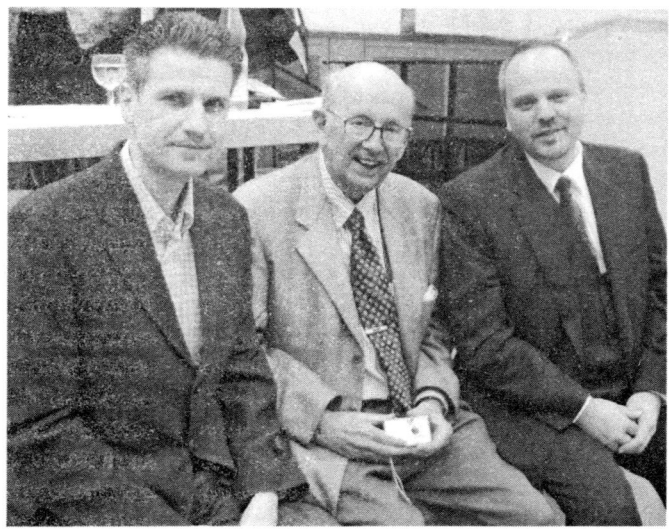

A. D. Ebert (rechts), W.P. Straßmann (Mitte) und M. David (links) im Berliner Centrum Judaicum (Juni 2006)

Zunächst sei an Frau Margarete Anders erinnert, die leider im Januar 2006 in ihrem 102. Lebensjahr verstorben ist. Frau Anders war nicht nur lange Jahre leitende OP-Schwester in der Berliner Universitäts-Frauenklinik, sie war Professor Walter Stoeckel auch in besonderer Weise verbunden. Wir haben in zahlreichen interessanten Gesprächen viel über ihren Chef und die damalige Situation an der Klinik erfahren. Auch viele Abbildungen aus ihrem privaten Fotoalbum durften wir für unsere Vorträge (und dieses Buch) verwenden.

Besonders danken möchten wir auch Professor Wolfgang Paul Straßmann, East Lansing/USA, dem Sohn von Erwin Straßmann, der uns zahlreiche Dokumente aus dem Nachlass seines Vaters und seines Großvaters Professor Paul Straßmann überlassen hat. Bei seinen Besuchen in Berlin in den letzten Jahren hatten wir die Gelegenheit, ihn persönlich näher kennen zu lernen, und es ist eine Freundschaft entstanden, die nun auch darin mündete, dass unsere medizinhistorischen Arbeiten zu *einer* Quelle für sein sehr lesenswertes Buch „Die Straßmanns. Schicksale einer deutsch-jüdischen Familie über zwei Jahrhunderte" (2006) wurden.

Schließlich gilt unser Dank den Familien Breipohl und Caffier, die uns zahlreiche persönliche Dokumente zur Verfügung gestellt haben. Es war eine Ehre, zu einem, von Prof. W. Hardt (Berlin) initiierten Treffen dieser beiden, durch ein tragisches Schicksal verbundenen Familien in der alten Universitäts-Frauenklinik in der Berliner Tucholskystraße (ehem. Artilleriestraße) beitragen zu dürfen.

Es war eine besondere, letztlich befreiende Verarbeitung von Zeit- und Familiengeschichte, für die medizinhistorische Recherchen eine nahezu praktische Bedeutung hatten.

„ZUKUNFT IST HERKUNFT"
(H.-G. Gadamer)

Matthias David · Andreas D. Ebert

Namensverzeichnis

Matthias David · Andreas D. Ebert